Clinical Nurse Specialist Role and Practice

An International Perspective

国际护理临床实践

原　著　［美］Janet S. Fulton

　　　　　［美］Vincent W. Holly

主　审　尚少梅　付　卫

主　译　李葆华

中国科学技术出版社

·北 京·

图书在版编目（CIP）数据

国际护理临床实践 /（美）珍妮特·S. 富尔顿 (Janet S. Fulton) 等原著；李葆华主译 .
— 北京：中国科学技术出版社，2024.9

ISBN 978-7-5236-0454-0

Ⅰ . ①国… Ⅱ . ①珍… ②李… Ⅲ . ①护理学 Ⅳ . ①R47

中国国家版本馆 CIP 数据核字 (2024) 第 039824 号

著作权合同登记号：01-2023-3500

First published in English under the title
Clinical Nurse Specialist Role and Practice: An International Perspective
edited by Janet S. Fulton, Vincent W. Holly
Copyright © Springer Nature Switzerland AG 2021
This edition has been translated and published under licence from Springer Nature Switzerland AG.
All rights reserved.

策划编辑	宗俊琳　郭仕薪
责任编辑	王　微
文字编辑	李琳珂　张凤娇
装帧设计	佳木水轩
责任印制	徐　飞

出　　版	中国科学技术出版社
发　　行	中国科学技术出版社有限公司
地　　址	北京市海淀区中关村南大街 16 号
邮　　编	100081
发行电话	010-62173865
传　　真	010-62179148
网　　址	http://www.cspbooks.com.cn

开　　本	710mm×1000mm　1/16
字　　数	301 千字
印　　张	18
版　　次	2024 年 9 月第 1 版
印　　次	2024 年 9 月第 1 次印刷
印　　刷	北京博海升彩色印刷有限公司
书　　号	ISBN 978-7-5236-0454-0/R·3158
定　　价	169.00 元

译者名单

主　审　尚少梅　付　卫
主　译　李葆华
副主译　童素梅　胡晋平　周玉洁　王攀峰　苏春燕
译　者　（以姓氏笔画为序）
　　　　于　淼　马雪倩　王　欣　王　璟　王晶玭　车　颖　冯春燕
　　　　朱　薇　刘　君　刘　悦　刘东晖　刘金莲　刘育岐　刘春霞
　　　　刘聪颖　李　凡　杨　敏　张文慧　张四维　张婧暄　张鹤立
　　　　陈芷谦　金姬延　周晓姝　赵　艳　胡娴静　贾　珊　唐溶崧
　　　　曹琳琳　鄢　嫣　魏豫东

内容提要

　　本书引进自 Springer 出版社，是一部全面聚焦临床护理专家培养与发展的实用著作，在回顾临床护理专家发展历史的同时，还增加了新近研究、临床进展和管理要素等内容。著者从全球的宏观视角分析了不同国家地区及护理文化背景下临床护理专家的发展趋势，以及在医疗环境高速发展的今天所面临的挑战与机遇，以期尽可能地为护理人员提供专业发展支持，亦可为临床护理专家的岗位建设与持续发展提供有价值的参考与经验分享。

译者前言

在全球各地，护士都致力于服务公众健康、减少疾病带来的伤害与痛苦、改善患者转归、提高生活质量。随着公众对健康需求的增加，护士角色的不断发展，临床护理专家成为当前备受护理界关注的群体。这个群体具备高水平专业知识和临床决策能力，不仅能为患者提供高质量的专业护理服务，还能提升护理团队的工作效益，为护理学科的发展贡献巨大力量。

我国医疗事业的发展对护理学科，特别是护理临床实践提出了更高要求，加强临床护理专家培养和增加其岗位设置已成为推进临床高质量护理发展的重点工作。一批能处理复杂护理问题、具备专业化技能的临床护理专家对促进大众健康非常有益。我国临床护理专家角色和实践的探索，需要实现角色多样化和实践多元化，其实践工作的快速发展，需要我们了解世界各国在本领域内所做的探索，并借鉴经验。

目前，国内可参考的临床护理专家相关图书多为英文版本，缺乏经典中文译著和原创著作。因此，我们对具备国际化视角的经典著作 *Clinical Nurse Specialist Role and Practice: An International Perspective* 进行了翻译。该书由国际护士理事会监督撰写，由全球护理专家共同完成，书中详细介绍了北美洲、欧洲、亚洲、非洲、大洋洲等地区临床护理专家的角色与实践工作，内容翔实。相信该书中文版能为致力于护理学科发展，特别是临床护理专家岗位探索的同仁拓展视野，能促使大家更好地开展工作。

本书由北京大学护理学院尚少梅院长、北京大学第三医院付卫院长担任主审，北京大学第三医院护理部李葆华主任领衔，组织北京大学第三医院的多位同事完成了书稿的翻译、审订等工作。在此由衷感谢为本书出版付出辛勤努力和汗水的各位译者及工作人员。

"人之知识，若登梯然。进一级，则所见愈广。"衷心希望该书中文版能对国内护理同仁有所启发，为推动我国临床护理专家角色和实践的发展做出贡献。

若您在阅读之时，有改进意见，欢迎随时与我们沟通联系！

北京大学第三医院护理部主任　李葆华

原书前言

在世界各地，护理作为一种职业，都会受到国家、地方/区域、政策、政治、规范和传统的影响。但无论在任何国家，护士的职业使命都是一致的，即致力于所服务的公众健康和福祉。所有的护士，无论她/他的教育经历、职称或专业资历如何，都致力于这一相同使命。作为护士，我们努力通过预防或减慢疾病进展，缓解症状，改善身体和认知功能，并最大限度地提升患者生活质量，以确保人们得到照顾和获得舒适。护理干预在科学基础上具有普遍性，在应用上更具独特性。

为了满足公众对护理干预的复杂需求，护理专业不断更新发展，也在加强培养临床护理专家，以便使其在更高水平和更广范围内执业。高级实践护士的角色在一些国家已经确立，而其他国家或在不断发展中或仍处在发展初期。这些高级实践护士拥有专业的知识和熟练的技能，可以进行复杂问题的决策。高级实践护士最初是普通的注册护士，为获得执业授权，他们需要拥有研究生学历和其他必要的证书。在那些没有护理研究生学历的地方，过渡项目正在填补通识教育和高级实践教育之间的空白。

临床护理专家是高级实践护士所包含的几种角色之一。其他高级实践护士角色包括执业护士、麻醉护士，以及一些国家的助产护士（取决于教育准备和实践范围）。少数国家和地区，包括澳大利亚、英国和中国香港，使用"临床护理顾问"的称谓来代表与临床护理专家一致的实践角色。我们认识到，国际护士理事会定义的"临床护理专家"是指在某一专业领域知识水平超过全科医生并被授权在此领域执业的护士，他们有丰富的临床经验，并完成了专门的课程和（或）在职培训。而专科护士是发展临床专科护士高级角色的一个重要步骤。

2000 年，国际护士理事会为高级实践护士创建了一个特殊的兴趣小组——国际执业护士 / 高级实践护士网络，使不同角色的高级实践护士有机会建立联系，进行合作，共同进步，临床护理专家也参与到这个联系网络中。高级实践护士角色有一个共同的核心，这个核心是由实践所在的国家创造的。本书探讨了北美洲、欧洲、亚洲、非洲、大洋洲等 10 余个不同国家临床护理专家的实践能力、教育资格、资格认证和监管。第 1 章简要介绍了这一角色。第 2 章探讨了概念模型和框架，并解释了临床护理专家角色和实践的作用。第 3 章探讨了临床护理专家的核心胜任力的全球差异性和共同点。第 4 章探讨了研究生水平的临床护理专家教育，包括学术项目的认证机制。第 5 章之后则探讨了以下国家的临床护理专家，包括美国、加拿大、英国、爱尔兰、芬兰、法国、德国、日本、中国、土耳其、沙特阿拉伯、尼日利亚、澳大利亚和新西兰。每一章都介绍了临床护理专家角色的简要历史、定义、实践的概念化 / 实践能力、教育要求和资格认证。此外，本书还讨论了临床护理工作中的各种挑战和机遇，分享了各国临床护理专家的实践案例。

本书的每位著者都竭尽全力将大量的信息提炼成一个简明、实用的章节，并提供了他们对本国临床护理专家角色的理解和实践总结，这可能会引起本国护士的讨论。因此，我们认为本书是一个契机，不仅可以增加国家之间，还能增加国家内部的对话。但受限于多种原因，本书未能深入了解每个国家、国家内部管辖范围内的教育系统和护理法规。显然，每个国家教育系统和认证机制都是独特的。通常情况下，语言不同但含义却相似。为了帮助读者了解临床护理专家角色和实践的相似性，我们创建了几个表格来总结信息。在本书的最后，我们预测了临床护理专家实践的挑战和机遇，希望能给予大家思想上的启迪。

我们提醒您注意，本书的内容是在 2020 年国际护士理事会 *Guidelines on Advanced Practice Nursing* 发布之前编写的。这些指南为定义高级实践护理与构建临床护理专家和执业护士的实践提供了一般原则。随着护理定义的更新和发展，为了完善高级实践护士角色，国际护士理事会指南提供了改进方向。在查看章节内容时，请考虑这些指南。

高级实践护士角色的出现是护理专业履行社会使命、满足公众对护理服务需求的重要且必要的举措。在推进发展高级角色的过程中，我们应该承认所有护士为所服务人群的健康所做出的重要贡献，支持所有级别和不同护理角色的同事，并为更多护士寻求发展途径，提供教育机会。

Janet S. Fulton
Indianapolis, IN, USA

Vincent W. Holly
Bloomington, IN, USA

目　录

第四篇　亚　洲

第五篇　非洲与大洋洲

第一篇　总体考量

General Considerations

第1章　临床护理专家角色的全球视野

Global View of the Clinical Nurse Specialist Role

Garrett K. Chan　Vincent W. Holly　著

摘　要

临床护理专家（CNS）是相较于一般注册护士获得了更有深度和广度的知识、技能和能力的高级实践护士。在全球范围内，对临床护理专家的角色和实践有不同的描述。在美国和加拿大使用"临床护理专家"一词，而在其他国家，这个角色可能被称为"临床护理顾问"。虽然称谓不断变化，但临床护理专家的核心标准一直是高于学士学位的高级护理水平。临床护理专家的实践重点是管理复杂和弱势的患者/人群，为护士和跨专业的工作人员提供教育和技术支持，并在医疗保健系统中改革和创新，以改善患者/人群的预后结果。为了在许多国家和环境中充分发挥临床护理专家的作用，全球各国均需要教育和监管支持。不同国家的普遍关注点包括确保称谓权保护、确定实践范围、确定核心实践能力、建立教育要求和课程、获得专业认证、获得实践监管的权力。实际情况是，各国对共同关注点的重视程度有所差异。我们的共同目标是持续努力确保公众获得临床护理专家的服务，力求临床护理专家角色能够成功融入专业的医疗卫生体系，为全球人民的健康和福祉做出贡献。

关键词

临床护理专家，CNS，高级实践护士，护理专家，专科护士，临床专家

一、背景

临床护理专家（clinical nurse specialist，CNS）是四个高级实践护士角色之一，旨在为专科人群提供先进的护理服务。其他高级护理角色包括开业护士（nurse practitioner，NP）、助产士护士和麻醉护士。在全球范围内，高级护理实践被公认为超越了全科注册护士实践，是从高于学士学位的教育中获得先进的知识和技能的护理实践。高级护理实践是护理实践的自然演变和延伸，其独特的角色代表了比全科注册护士更有深度和广度。高级护理实践角色的不同认可程度，取决于国家和监管机构不同的执业范围。

临床护理专家持有护理研究生学历，为毕业担任临床护理专家的高级角色做好准备。在没有护理研究生学历的国家，过渡项目正在缩小全科教育和高级实践教育之间的差距。2020 年，国际护士理事会（International Council of Nurses，ICN）高级护理实践指南为护理教育从全科护士到专科护士再到临床护理专家提供了一条建议路径。

临床护理专家实践的基础是针对复杂患者和弱势人群的直接护理。临床护理专家实践不仅包括高级临床实践，还包括通过提供专业教育、个人指导和主导专业领域的循证实践来推进护理，以改善临床结果。此外，临床护理专家的实践包括解决系统的组织结构和操作程序，以消除障碍，提高对患者 / 弱势人群的护理质量。关于临床护理专家实践的示例见表 1–1。

一些国家建立了先进的实践角色，而其他国家还在不断发展和出现。

表 1–1　专科护理类型（**National Association of Clinical Nurse Specialists，2019**）

专科领域	人群示例
发育年龄组	新生儿、儿童、老年人
疾病 / 病理	糖尿病、癌症、结核病
临床问题	疼痛、伤口、压力
提供照护场所	重症监护室、急诊室、外科手术室
护理类型	康复训练、姑息治疗

虽然许多国家使用"临床护理专家"这个称谓，但一些国家使用其他称谓作为与临床护理专家相匹配的实践角色。其他国家的称谓包括认证护理专家（日本）、高级专家（沙特阿拉伯）、护理顾问（澳大利亚、沙特阿拉伯）、护理专家或专科护士（中国）。这些不同的称谓反映的是一个需要接受全科护士之外的高级教育的角色，并指定了具有专家级别知识、处理复杂问题能力和娴熟技能的高级护士。发展临床护理专家的国家正在寻求将称谓、教育、能力和监管标准化。无论称谓如何，所有的角色都应该有高级的教育准备，超出注册护士水平，并专注于护理实践的一个专业领域。临床护理专家角色的发展水平在全球范围内是不同的，有些地方这些角色可能只是刚刚出现，有些地方可能通过教育标准、称谓保护和公认的监管权力而进行更加成熟的角色确立。

二、临床护理专家角色和实践的历史

其实，临床护理专家的角色在一个正式的定义或称谓被应用之前就已经发展起来了。本书讨论了不同国家的临床护理专家实践，说明了角色在不同的时间线是遵循不同的路径在演变。在美国，"专家临床护士"的概念出现在 20 世纪 40 年代，并进一步优化。到 1965 年，当时 Hildegard Peplau 首次使用了"临床护理专家"这个称谓。她描述了临床护理专家是在护理复杂的患者方面具有专业知识和先进实践经验的护士。Peplau 建议其至少接受硕士水平的护理研究生教育（Peplau，2003）。创造临床护理专家角色的动力是几个关于护理的全国性研究，最重要的是 1948 年的 Brown 报告（Brown，1948）。该报告指出，在护理教育中缺乏科学的原则，以及在护理实践中发展深入的临床专业知识的机会有限。护理领导建议护理需要专业护士在床边来领导护理实践的发展。护理知识正在变得专业化，而临床护理专家是护理专业对在临床实践中提供领导作用的回应。对护士专家领导临床实践的需求在今天仍然存在。这是因为一些国家继续发展临床护理专家角色，而一些国家正处于临床护理专家角色的起步阶段。

临床护理专家的角色是为了响应社会对改善护理的需求而出现的。从下一篇开始，每一章都介绍了一种临床护理专家在代表性国家的发展情况，其中有很多在开始时都没有建立正式的框架。后来，各国都认识到有

必要建立一个实践框架。目前，一些国家正在制订实践护士的角色定义和
模式。

一些国家认为，20世纪90年代末和21世纪初是建立临床护理专家角
色的集中时期。2001年，爱尔兰国家护理和助产专业发展委员会出版了
临床护理专家的释义、核心功能和为护士成为临床护理专家建立的路径框
架。日本在1987年首次提到了临床护理专家的作用。1996年，日本开始
对其进行认证，并命名为"认证护理专家"。1998年开始对临床护理专家
硕士水平的教育项目进行认证。2007年，日本认证护理专家协会成立。新
西兰在20世纪70年代引入了这个角色，到90年代末，这个角色开始激增。
在1998年，部长级特别工作组的报告强调了临床护理专家的作用及其对
患者预后的影响。该报告建议承认和认可临床护理专家的角色，以及他们
应俱有与称谓一致的特殊能力。临床护理专家的作用在今天继续扩大。

其他国家在21世纪初开始发展这一角色，并正在确立这一角色。芬
兰在2001年首次确立了临床护理专家的角色，并在过去5年中实现了快
速增长。虽然临床护理专家的角色没有受到称谓的保护或监管，但开发临
床护理专家能力的工作正在顺利进行中，为角色和实践实施框架提供指
导。中国卫生部于2005年概述了中国护理发展规划。这个计划启动了临
床护理专家的发展。2007年，中国卫健委明确了临床护理专家培训项目的
标准，包括培训的时间长短、内容和评估标准。下一步还需建立能力、法
规标准和称谓。

三、高级实践护士和临床护理专家的定义

临床护理专家没有一个全球性的定义。然而，当比较不同的组织 [如
国际护士理事会、国家护理委员会理事会（National Council of State Boards
of Nursing，NCSBN）] 和国家（如加拿大、芬兰、英国、美国）的定义时，
相似性是很明显的。这其中的一些定义涉及所有的高级护理实践角色，而
不是特指临床护理专家。

国际护士理事会将临床护理专家描述为"拥有高级护理知识和技能、
教育水平高于全科或专科护士、在复杂的临床工作中能做出最佳决策并运
用系统方法在医疗卫生组织中做出最佳护理贡献的护士"（ICN，2020）。

此外，国际护士理事会执业护士 / 高级实践护士网络（Nurse

Practitioner/Advanced Practice Nurse Network，NP/APNN）将高级实践护士
（advanced practice nurse，APN）定义为：

> 已获得专业的知识基础、解决复杂问题的决策技能和临床技
> 能的注册护士，其特点取决于获得执业资格的环境和（或）国家。
> 硕士学位为推荐的准入门槛（ICN，2008）。

美国已经开始普遍使用"高级实践注册护士"（advanced practice registered nurse，APRN）一词，指定高级实践护士首先是一名注册护士。NCSBN 作为一个独立的护理监管机构组织，将 APRN 视为符合以下标准的护士。

1. 完成了一个被认可的研究生级 APRN 角色基础教育项目。

2. 在角色和人群方面拥有国家认证。

3. 获得了为患者提供直接护理的高级临床知识和技能。

4. 与注册护士相比，具有更深更广的知识、更复杂的技能和干预措施，以及更大的角色自主权。

5. 承担促进和（或）维持健康，以及评估、诊断和管理患者问题的责任，包括药物和非药物干预的使用和处方。

6. 临床经验足够丰富。

7. 持有四种 APRN 角色之一的 APRN 执业执照：认证注册护士麻醉师（certified registered nurse anesthetist，CRNA）、认证护士助产士（certified nurse-midwife，CNM）、临床护理专家、认证执业护士（certified nurse practitioner，CNP）（NCSBN，2008）。

这些定义很重要，其阐述了 APN 护理实践的工作范畴是比普通注册护士更广，并在法律认可或国家区域认证层面上拥有更多的自主权限。在美国，临床护理专家的定义应该符合为所有 APRN 建立的标准，就像所有的高级护理角色一样。

国家具体的临床护理专家定义通常与这些定义相一致。例如，加拿大护士协会（Canadian Nurses Association，CNA）将临床护理专家视为"拥有护理研究生学历并在临床专业中具有高水平专业知识的注册护士"（Canadian Nurses Association，2014）。加拿大的临床护理专家实践被描述

为三个影响领域/层次：患者或客户、护士和实践场所中的跨专业团队，以及组织/系统。

芬兰对临床护理专家的功能性定义如下（见第9章）。

临床护理专家是经验丰富的拥有硕士或博士学位的注册护士，其实践重点是高级临床护理。该角色的目的是支持医疗保健组织实现规划目标，确保和提高患者护理的质量和有效性，促进循证实践和学术活动的融合。临床护理专家角色领域是先进的临床实践和实践发展、咨询和员工教育、转型领导和学术活动。该角色通过直接和间接的循证护理来最大化地积极影响患者护理、护理专业、组织、学术和团体。

在第7章，Leary将苏格兰的临床护理专家定义为：

临床护理专家是指注册的护理专业人员，他们获得了额外的知识、技能和经验，以及在临床专科获得的专业和（或）学术认可的注册后资格（如果有的话）。他们在高级水平上执业，可能只负责护理事件或特定的客户/小组。

在美国，全国临床护理专家协会（National Association of Clinical Nurse Specialists，NACNS）将临床护理专家定义为（NACNS，2019）：

1.临床护理专家是获得护理研究生（硕士或博士学位）的注册护士。他们具有独特和先进的能力，满足医疗保健系统提高医疗质量和降低成本的需求。他/她们提供直接的患者护理，包括评估、诊断和管理患者的卫生保健问题。

2.临床护理专家实践的本质是先进的诊断和干预方面的临床专业知识，以预防、补救或减轻症状，以及促进特定的专科人群的健康。

3.临床护理专家实践是转化先进的临床专业知识、专家知识、解决复杂问题的决策技能和扩展实践所需的临床能力，来直接提供和影响护理个人和（或）团体的结局。

4.临床护理专家的实践还可以通过专业设计和实施的护理干预措施来动员和改变系统（如卫生保健机构和系统、政治系统及公共和专业组织）。

所有临床护理专家角色的定义都包含两个标准：第一是高级正规教育（推荐在研究生水平）；第二是护理专业领域的专业知识。这些标准是临床护理专家角色准备的基础。

Fulton 和 Holly（ICN，2020）总结描述了临床护理专家实践的特征，具体如下。

- 临床护理专家是具有研究生水平（硕士或博士学位）的专业护士。
- 临床护理专家能在不同的发展年龄、临床环境、疾病/医学亚专科、护理类型或问题类型的专业护理实践领域提供直接的临床护理。
- 针对特定人群的临床实践包括促进健康、降低风险、管理与疾病相关的症状和功能问题。
- 临床护理专家为患者和家属提供直接护理，可能包括疾病的诊断和治疗。
- 临床护理专家实践的是以患者/家庭为中心的护理，强调健康和优势，而不是疾病或缺陷。
- 临床护理专家通过领导和支持护士提供有科学基础、循证的护理来影响护理实践结果。
- 临床护理专家对医疗保健提供系统的改进实施方案（间接护理），并将高质量的研究证据转化为临床实践，以改善临床和财政结果。
- 临床护理专家通过研究为实践搜集知识。
- 临床护理专家设计并实施评估和解决特定人群常见问题的研究项目和护理项目。

四、临床护理专家实践的实质领域

在美国，全国临床护理专家协会开发了一个整合了三个实践领域的核心临床护理专家能力的组织框架（NACNS，2019）。这些领域被称为三个影响领域：直接的患者/家庭护理、护士/护理实践、组织/系统

（NACNS，2019）。直接的患者/家庭护理领域的专家护理实践包括评估、诊断和治疗疾病。此外，临床护理专家通过先进的临床专业知识、倡导、咨询、协作、学术和领导来支持和影响其他护士和保健人员的实践（NACNS，2019）。临床护理专家通过影响系统/组织层面的决策，消除障碍，促进质量、安全、创新和循证护理来影响结果。

2006年，NACNS委托Lewandowski和Ademle通过对评估已报道的临床护理专家实践领域相关结果的文献进行广泛的回顾性研究，从而检查临床护理专家实践。研究结果表明，临床护理专家实践的实质性领域集中在管理复杂和弱势人群的护理、教育和支持跨学科工作人员、促进医疗保健系统的变革和创新等护理专业领域（Lewandowski和Ademle，2009）。

文献中发现的这些实质性的临床护理专家实践领域与加拿大、芬兰和美国的定义一致。这些定义很重要，因为它们区分了临床护理专家与其他APN角色的实践和作用。第一，临床护理专家在护理专业领域接受教育和实践，包括但不限于重症护理、姑息治疗或肿瘤学等。第二，描述了临床护理专家所照顾的患者类型，即复杂和弱势的患者。第三，清楚地阐明了临床护理专家的实践超越了对个体患者的护理，其实践包括跨专业人员的教育和促进医疗保健系统的变化和创新，因为最佳护理需要从跨专业的角度提供，而不是在某个学科的孤岛上。这些活动对于改善医疗保健系统以帮助患者群体实现他们的健康目标也至关重要。

本书强调国家和地区的实质性实践领域相似（表1-2）。临床护理专家的影响主要表现在直接的患者护理中。大多数国家解释说，临床护理专家实践的基础是照顾复杂和弱势的患者群体。在为复杂和弱势的患者提供咨询的同时，临床护理专家对临床护士进行指导和培训，使其成为临床护理专家，进一步扩展为领导力。一些作者提到了临床护理专家运营的诊所，而其他作者则解释了临床护理专家对循证实践的实施、提高安全性和质量、做出政策决策的影响。

五、扩大护理实践，满足患者的需求

护理的实践和科学是一个充满活力和不断变化的专业。从19世纪50年代克里米亚战争期间Florence Nightingale在部队医院的现代护理开始，到90年代的纽约市内Henry街庇护所上门护理服务（Henry Street

表 1-2　按国家和地区划分的临床护理专家的角色描述

国家 / 地区	注册护士准备	全科后的专科教育	称　谓	实践领域
澳大利亚	是	一些州要求获得研究生资格；其他州建议但不强制要求获得研究生资格	•临床护理专家 •临床护理顾问	• 直接和全面照护 • 系统支持 • 教育 • 研究和质量 • 领导能力
加拿大	是	硕士的准备，但缺乏称谓保护，所以一些护士虽然使用临床护理专家的称谓，但可能不是硕士	临床护理专家	• 患者 / 客户 • 护士 / 专业团队 • 组织 / 系统
中国	是	提供护理专业硕士以外的教育和培训	•专科护士 •临床护理专家	• 直接患者护理 • 护士 / 教育 • 研究 / 临床领导
芬兰	是	硕士或博士学位	临床护理专家	• 直接患者护理 • 组织 / 学术 • 角色领域：高级临床实践和实践发展、咨询和员工教育、转型领导和学术活动
法国	是，成为高级实践护士前应至少有 3 年注册护士经历	硕士学位，被指定的认证领域	高级实践护士称谓保护	• 自 2018 年起： －患有慢性病的患者 －血液学与肿瘤学 －肾脏疾病、透析、肾移植 • 自 2019 年起： －精神病学和心理健康
德国	是	超越基本护理的教育和培训	高级实践护士	直接的患者护理 －护士 / 医疗保健工作人员、组织

（续表）

国家 / 地区	注册护士准备	全科后的专科教育	称　谓	实践领域
爱尔兰	是	正式确认的注册后教育	临床护理专家	• 患者 / 客户 • 员工 • 服务 / 医疗 • 核心概念：以客户为对象、宣传、教育和培训、审计和研究、咨询
日本	是	硕士学位	认证护理专家	• 个体 / 家庭 / 群体 • 护士 / 医疗卫生人员 • 组织 / 教育 / 研究
新西兰	是	没有要求，但是卫生部强烈建议研究生教育	• 临床护理专家 • 护理专家 • 专科临床护士	• 患者 / 家庭 • 护理人事 / 护理标准 • 系统 / 组织
尼日利亚	是	• 医院为基础的路径 　－高级专科教育 • 学校为基础的路径 　－硕士或博士学位 • 任务转化基础的路径 　－服务专科人群的高级技能	临床护理专家	• 直接患者护理 • 护士 • 组织
沙特阿拉伯	是	硕士	• 临床护理专家 • 临床专家	• 直接患者护理 • 护士 / 职工 • 组织 / 诊所
土耳其	是	• 研究生教育 • 硕士和博士项目	专科护士	• 直接患者护理 • 护士 • 组织 / 机构
英国	不是	尚未建立，建议本科学历	临床护理专家	• 患者 / 家庭 • 护理人员

（续表）

国家 / 地区	注册护 士准备	全科后的专科教育	称　谓	实践领域
美国	是	硕士或博士学位	临床护理专家 称谓保护	• 患者 / 家庭 • 护士 / 护理 • 系统 / 组织

Settlement Visiting Nurses），护士就把他们的工作奉献给没有得到良好服务和衰弱的患者。护士通常照顾那些无法负担医生费用的患者。因此，护士通过对患者进行身体和健康检查、评估其社区的生活条件、诊断疾病原因和常见疾病、开处方和非药物治疗干预、制订护理计划，为这些人群提供护理。这项早期工作强调了护理的自主范围，并注重一种整体护理方法，包括环境条件、家庭和社会因素、文化因素、与身体和疾病有关的问题。在这些实践中，护士与医生合作，共同管理复杂病情，有时使用医生发起的"长期处方"进行药物干预和治疗，有时没有（Keeling，2007）。常备医嘱是由当地医学会批准的，在有医生照顾患者之前，或者在主治医生没有留下具体医嘱时，可以使用常备医嘱（Foley，1913）。

在护理实践中，疾病诊断和治疗干预处方的扩展推动了高级实践注册护士的建立，特别是在 20 世纪 60 年代初，临床护理专家和 1965 年高级执业护士（advanced nurse practitioners，ANP）的角色设立。医疗和护理的业务范围在多个护理领域重叠，包括疾病诊断、处方，以及与患者及家属一起制订个性化的护理计划。这种护理方式可以在两个专业角色之间共享，特别是对于高级实践护士来说。

许多内容被认为是扩展了护理实践或 APN 实践，是护理工作能否恢复整体护理的历史根源，整体护理可以包括疾病诊断和开具药物及非药物干预的处方。

像其他 APN 一样，临床护理专家实践确实延伸到了医学领域，因为在直接照顾患者方面获得了新的能力（图 1-1），一些临床护理专家投入了大量的时间集中在直接患者护理中，使用诊断和开具处方的能力。在美国，21% 的受访临床护理专家拥有处方权（National Association of Clinical Nurse Specialists，2017）。然而，临床护理专家实践通过能力提高来推进和扩展护理领域，以满足护理行业对临床护理专家的需求，正如最初在 20 世纪 60 年代所描述的那样，使自己与众不同。如图 1-1 所示，护理工作自主范围包括注册护士执照范围内的工作内容。相互依赖的实践是指医生和护士共同承担护理责任的领域，如医生开出静脉注射药物，护士自主决定静脉注射器的放置和插入，设备类型和维护，包括临床护理专家在内的 APN 可以扩展到医疗领域，并通过获得扩大执业授权范围而自主执业，这通常涉及疾病诊断、开具药物和预约诊断性测试。这和临床护理专家角色定位的最初理由一致，许多临床护理专家通过在扩大的自主领域内来推进护理实践，并集中精力解决可由护理人员自主干预的护理问题。

当代与 APN 自主执业有关的问题，在过去的几十年间经历了不同的形式，如独立评估和管理患者病情的能力、开具治疗措施的处方权、疾病的临床诊断、获得医院执业权限以获得 APN 级别的执业权力等，并根据辩论发生的地点（或国家）继续成为饱含分歧的领域（Schober，2016）。

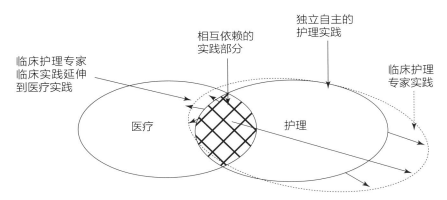

▲ 图 1-1　医疗实践、护理实践与临床护理专家实践的关系（**National Association of Clinical Nurse Specialists，2019**）

六、临床护理专家职责中的监管保护

清楚地了解当地或国家的法律、法规、条例和护理的界定，对于临床护理专家的实践或学术机构创建临床护理专家项目非常重要。这些法律机制构成了临床护理专家作为高级护士的法定执业范围。执业范围是一个法律框架，它描述了谁在法律上被授权提供什么服务并获得报酬（如果提供了报酬），为谁提供，以及在什么情况下提供（Schober，2016）。临床护理专家对建立或推进现有实践的努力可以在地方层面上作为示范项目开始。然而，它应采用战略性努力，在区域或国家层面推进项目，建立实践的权威性和合法性（Schober，2017）。

作为一名临床护理专家，其执业权力由专业和法律规定决定。专业监管由职业的护理和认证机构决定。在不同级别的护理工作中，专业护理组织确立了护士执业范围和标准，从注册护士到APN。护理组织制订适合该角色的能力，并建议教育课程满足这些能力的要求。对临床护理专家的专业监管包括确认和正式认证/颁发临床护理专家执业证书的规则和政策。各种护理组织对临床护理专家职业证书、项目认证和教育提出建议。尽管这些建议被认真对待并用来规范实践，但护理组织并没有决定实践的法律权力。

法律监管是在政府层面上进行的。民事或政府立法决定了临床护理专家的执业能力，基于公认的政策，确定涉及实践的范围和标准、许可证、头衔保护、教育准备和实践的边界。法律法规的功能是使角色合法化，保护公众，并监督个体医疗保健专业人员的实践和行为（Schober，2016）。如前所述的语言范本对高级实践护士和临床护理专家的定义可以作为各国在临床护理专家高级实践的法律认可中积极努力的实践范围语言。

七、全球临床护理专家的实践展望

在全球范围内推进临床护理专家的角色，需要护理领导者了解当地和国际的标准、习俗和法律机制，以支持或阻碍具体的临床护理专家教育和常规APN教育和实践。产权保护、执业范围、能力、教育课程、专业认证或政府注册等问题因国家而异，甚至在国家的管辖范围内不同地方也有不同。Schober提供了各种框架和工具，供护理领导者创建APN角色或推进APN权力时考虑（Schober，2017）。涵盖的主题包括行动规划、社会和医疗保健政策的理论、基于证据的政策决定、政治和国家有效变革的案例。建立一个战略性计划对于创造渐进的积极变化至关重要。

了解地方或国家对APN角色的理解和潜在的紧张关系也很重要，因为对护理实践扩展并没有得到普遍的理解或接受。临床护理专家的实践包含了对个人和家庭的直接护理之外的责任，这使得人们对实践重点颇有争议。深思熟虑的对话促进了大家对高级护理的共同理解和每个 APN 角色的独特贡献，包括临床护理专家角色，对于推动护理实践成为促进公共健康和福祉的力量至关重要。

有一个原则仍然是正确的，那就是护士团结起来时比分成小团体时更强大。为所有 APN 创建一个组织，尤其是一个国家或地区的 APN 数量较少时，可以帮助建立身份认同，共享资源，并作为一个群体可以在更大的护理学科中获得认可。然而，在与其他 APN 合作时，必须承认和尊重每个 APN 角色的独特贡献，避免将所有 APN 角色混为一谈。在专业组织内建立标准、准则和策略来推进临床护理专家角色发展，可以创造必要的可持续力量，为患者、护士和医疗机构服务，提高护理质量和患者预后。

结论

临床护理专家是高级实践护士这一包容性称谓下的一个角色，应该在教育上做好准备，并按照所有 APN 的最低要求进行实践。临床护理专家角色与其他 APN 角色的核心区别包括基于专业的实践，专注于复杂和弱势的患者和人群，教育和支持跨专业的工作人员，并制造变革和进行创新。根据当地或区域人口的医疗保健需求，需要临床护理专家的护理来改善该社区成员的健康状况。另外，建立一个清晰的理解、整合护理和公众角色的路径对临床护理专家的成功至关重要。

参考文献

[1] Brown EL (1948) Nursing for the future. Russell Sage Foundation, New York, NY.

[2] Canadian Nurses Association (2014) Pan-Canadian core competencies for the clinical nurse specialist. https://www.cna-aiic.ca/-/media/cna/fles/en/clinical_nurse_specialists_convention_handout_e. pdf?la=en&hash=E9DE6CADB7C0260D9CD969121DA79EB408B8466F. Accessed 29 July 2019.

[3] Foley E (1913) Department of visiting nursing and social welfare. Am J Nurs 13(6):451-455.

[4] International Council of Nurses (2020) International Council of Nurses Guidelines on advanced practice nursing 2020. International Council of Nurses, Geneva.

[5] International Council of Nurses (ICN) (2008) The scope of practice, standards and competencies of the advanced practice nurse, ICN regulation series. ICN, Geneva.

[6] Keeling AW (2007) Nursing and the privilege of prescription, 1893-2000. The Ohio State University Press, Columbus, OH.

[7] Lewandowski W, Adamle K (2009) Substantive areas of clinical nurse specialist practice. A comprehensive review of the literature. Clin Nurse Spec 23(2):73-90.

[8] National Association of Clinical Nurse Specialists (2017) 2016 clinical nurse specialists census. https://nacns.org/professional-resources/practice-and-cns-role/cns-census/. Accessed 2 July 2019.

[9] National Association of Clinical Nurse Specialists (2019) NACNS statement on clinical nurse specialist practice and education. 3rd edn.

[10] National Council of State Boards of Nursing (NCSBN) (2008) Consensus model for APRN regulation: Licensure, accreditation, certifcation & education. https://www.ncsbn.org/ Consensus_Model_for_APRN_Regulation_July_2008.pdf. Accessed 25 July 2018.

[11] Peplau H (2003) Specialization in professional nursing. Clin Nurse Spec 17(1):3-9.

[12] Schober M (2016) Introduction to advanced nursing practice. An international focus. Springer International Publishing, Switzerland.

[13] Schober M (2017) Strategic planning for advanced nursing practice. Springer International Publishing, Switzerland.

第 2 章　临床护理专家角色与实践的概念模型

Conceptual Models for Clinical Nurse Specialist Role and Practice

Janet S. Fulton　著

摘　要

一个模型或框架对于实现临床护理专家（CNS）角色的一致性、可持续性，以及支持 CNS 作为医疗服务系统中独特和合法的医疗专家的发展至关重要。模型可以描述 CNS 的实践，CNS 的角色结构，或作为 CNS 实践的监管权力。对 CNS 角色结果的模型解释描述了角色的要素、特征，以及这些元素之间的关系。CNS 实践模式是一个过程模型，表明构成实践的各要素之间的相互关系，包括实践领域、实践能力和预期结果。过程模型解释了实践能力和临床结果之间的关系。监管模式解释了执业的权力，包括法律要求和相关的执业范围。解释 CNS 角色和实践的现有模式是有限的。目前的许多模式是为解释高级护理实践而开发的，并不主要针对角色。本章讨论了现有的模型和框架对解释 CNS 角色和实践的可用性。需要多种模型深入了解 CNS 角色的特征和 CNS 的核心实践能力。没有一个模型是完美的，最好的模型是一个能解释感兴趣现象的模型。

关键词

临床护理专家，高级实践护士，概念模型，概念框架，实践领域，实践能力，实践结局

一、背景

临床护理专家（CNS）角色的演变源于 20 世纪中期的努力，即把护理教育转移到高等学术机构，并从以学徒为基础的医院培训计划中分离出来（Fulton，2014）。以大学为基础的课程将理论和科学知识引入护理课程，确保毕业生在护理实践中运用临床诊断并做出正确的判断。护理教育的重点慢慢地从执行他人（主要是医生）指导的任务转向基于科学原则的自主决策。这一重点的转移使护理领导者认识到需要一个有先进知识和临床经验的护士，能够为患者和家属提供直接护理，同时作为临床环境中的领导者促进卓越的护理实践。纽约医学院护理研究生院的第一任院长 Frances Reiter（1966）将专家级的临床护士描述为所有层面护理实践的主治医生。这位临床专家会在提供临床护理服务的同时，运用判断力来评估问题，确定护理的优先次序，并选择最佳的护理措施来实现治疗目标。此外，护理专家将促进护理质量，并消除在提供护理服务中的系统层面障碍（Reiter，1966）。大约在同一时间，美国护理大联盟（National League for Nursing，NLN）正在萌生培养具有临床特长护士的想法，促进新知识和先进的临床方法在持续发展的专科护理领域应用（NLN，1958）。通过这些努力，美国开始出现研究生教育，并建立临床护理专家的角色。从一开始，临床护理专家就被定义是具有研究生学历（学士后）的护士，并在某一专业领域具有深厚的知识和临床经验（Fulton，2014）。在这之后的几十年里，已经有数百篇关于临床护理专家角色和实践的文章发表，并显示出其在许多不同的专业实践和不同的卫生系统中描述的临床护理专家作用的显著一致性。

临床护理专家是护理学中几个高级临床实践角色之一。其他普遍认可的高级临床实践角色包括执业护士、助产护士和麻醉护士，但高级实践的名称因国家而异。临床护理专家角色和实践的概念化已经以模型和框架的形式发表。本章探讨了临床护理专家实践模型和框架，探讨作为高级实践护士应用于临床护理专家的高级临床实践模型。本章主要学习目标如下。

1. 讨论临床护理专家角色和实践的核心概念及模型的目的。

2. 探讨临床护理专家实践和高级临床实践的对应模型和框架。

3. 讨论提升临床护理专家作用和实践的模型在未来所面临的挑战、机遇和方向。

本章所讨论的模型是作为不同类型模型代表而展示的，这并不是对所有已发表的临床护理专家或高级实践模型和框架的详尽讨论。请读者考虑其他可用的模式和框架，以便在个别国家医疗系统的背景下，指导临床护理专家的角色发展、教育、实践和监管。

二、概念模型的目的

概念是存在头脑中的抽象观念，是一种表征，是从特定事例中概括出来的与事物有关思想的心理构造。概念模型是在结构化知识的合理方案中对相关概念的描述。在术语使用中，概念模型和概念框架可以互换使用。模型中的概念可以沿着从高度抽象到非常具体的连续存在。在一门学科中，概念模型用来解释其所感兴趣的现象。没有最好的概念模型，同一现象的多个模型可以为解释和研究某一现象提供不同的方法。

元范式提供了对一个研究领域内重要概念的总体性理解。护理模式应包括护理元范式中的中心概念，即人类、环境、健康和护理。在过去的40年里，护士进行的大部分学术工作都涉及这四个概念（Hicks，2014）。虽然没有一种最好的方式来分析临床专科护理或高级护理等现象，但不断发展的概念模型通过确保实践和实践期望之间的一致性，使患者、护士、其他服务提供者和利益相关者受益。模式帮助高级实践护士阐明专业角色和实践内容，用于组织有关角色能力的知识学习，并促进有关角色、实践和相关结果的知识发展。模型可以显示高级临床角色（临床护理专家、执业护士、助产士和麻醉护士）与其他高级或专业角色（教育者、管理者和研究者）的区别。模型还可以帮助区分高级临床角色的一种类型和另一种类型，并区分高级临床角色与全科护士。

三、临床护理专家的特征

国际护士理事会将高级实践护士定义为"已经获得专家级知识基础、解决复杂问题的决策技能和临床能力，并能扩大实践的注册护士，其特点是由她/他获得执业资格的背景和（或）国家形成的"（ICN，2019）。其他专业护理组织和政府机构也公布了临床护理专家的定义和描述，这些定义和描述有相似之处（American Nurses Association，2013；American Association of Critical-Care Nurse，2014；Canadian Nurses Association，

2019；National Association of Clinical Nurse Specialists，2019；European Specialist Nurses Organizations，2015）。现有的定义、实践期望及临床护理专家角色的相关特征的综合情况如下。

临床护理专家的执业范围在专业知识、角色功能、掌握程度和责任感方面超越了普通护士，反映了护理和健康知识的核心体系。除了向患者及其家属提供专业的直接护理外，临床护理专家还通过教学、指导、咨询和确保护理实践以证据为基础，在推进护理实践方面发挥领导作用。临床护理专家通过评估疾病模式、技术进步、环境条件和政治影响来解释公众对护理服务的需求。临床护理专家有助于确保本行业履行其社会职责，为公众提供高质量、高成本效益及最先进的护理服务。以下特征描述了临床护理专家的作用和实践。

- 临床护理专家是具有通才准备的专业护士（注册护士），并在正式的学习（硕士或博士后）计划中拥有额外的研究生水平（学士后）准备。
- 临床护理专家是在一个专业的护理实践领域提供直接的临床护理的专家临床医生。专业实践受到科学发展和公众对需要深入知识和技能的限定领域的护理服务需求的影响。专业领域的实践可能是成熟或新兴的，可按发展年龄或性别（如儿科、老年病学、女性健康）、临床环境（如重症监护、急诊）、疾病/病理生理状态（如肿瘤学、糖尿病）、护理类型（如咨询、姑息治疗、康复）或症状（如疼痛、伤口、失禁）进行分类。
- 针对特定人群的临床实践包括促进健康、降低风险、管理疾病相关症状和功能问题。
- 临床护理专家为患者和家属提供直接护理，可能包括疾病的诊断和治疗。
- 临床护理专家实行以患者/家庭为中心的护理，强调优势和健康而不是疾病和缺陷。
- 临床护理专家通过领导和支持护士提供有科学依据、以证据为基础的护理来影响护理实践结果。
- 临床护理专家在医疗服务系统中实施改进，并将高质量的研究和其他证据转化为临床实践，以改善临床和财政成果。
- 临床护理专家参与研究工作，为实践创造知识。

- 临床护理专家设计、实施和评估护理计划和研究计划，以解决特殊人群的共同问题。
- 临床护理专家在各种各样的医疗环境中工作，如医院、社区诊所、学校、心理健康机构和职业健康诊所等。临床护理专家以满足公众需求的方式和地点进行执业。

四、模型和框架的组成

一个模型或框架对于实现临床护理专家角色的一致性、可持续性，以及支持临床护理专家作为医疗服务系统中一个独特和合法的医疗专家的发展至关重要。模型应包含临床护理专家角色的定义，为实践和结果之间的关系提供解释，并反映出与护理学中人类、护理、健康和环境的元范式相一致的实践。没有一种模式可以轻易地包含所有的元素，而且目前已经提出多种框架描述一般的高级实践角色，特别是临床护理专家的角色。模型可以描述临床护理专家角色的一个或多个中心概念，如临床护理专家实践、临床护理专家角色结构或实践的监管权力。许多现有的模型和框架的独有目的往往没有被说明，综合模型经常因为试图解释临床护理专家作用的所有特点和层面而缺乏清晰度和重点。

需要单独的模型和框架来解释临床护理专家的角色结构、临床护理专家实践和监管权威。解释临床护理专家角色结构的模型描述了角色的要素、特征，以及这些要素之间的关系。临床护理专家的实践模式是一个过程模型，表明构成实践的各要素之间的相互关系，包括实践领域、实践能力和预期结果。过程模型展示了执业能力和临床结果之间的关系。监管模式解释了执业的法律要求和相关的执业范围。多种模式将提供对临床护理专家更深入的角色理解和实践。

了解临床护理专家作为高级实践角色与临床护理专家实践之间的区别是开发有用模型和框架的先决条件。角色是一套独特的功能，通过教育、培训或其他要求获得必要的知识和技能。对于临床护理专家的角色，一个先决条件是接受过基本的全科护理注册护士教育以外的正规教育。护理研究生教育包括所有高级实践角色的共同内容。然而，每个角色（临床护理专家、执业护士、助产士、麻醉护士）都有独特的课程，旨在使毕业生在该特定角色中发挥作用。

　　实践是应用基于角色的知识和技能，向患者、家庭、团体或社区提供护理的行为，以达到预期结果。能力是对预期行动的展现，代表了角色特定知识和技能的应用。实践涉及护理实施过程：评估、诊断、计划、干预和评价从事角色具备的独特能力。临床护理专家实践的模型应该证明实践能力和实践结果之间的联系。

　　监管模型描述了实践所需的证书、在执业范围内的权力、其他先决条件或持续要求。证书是验证角色能力成就的机制，可以包括学术学位、专业证书、临床培训认证、专业培训或其他用于验证角色能力的文件。监管模式应规定所需的证书和持有证书的人有权执业的权限范围。如果许可证是由政府机构或机关颁发的，则许可证是指定执业范围的一种机制。

　　多年来，已经开发了多个模型和框架来解释临床护理专家和高级护理实践（Spross，2015；Arslanian-Engoren，2019）。模型通常按域进行组织，这些领域是具有类似概念、知识、活动或结果的领域。域区分了内容的广义区域。临床护理专家的实践被概念化为发生在三个不同的相互影响的领域，包括患者（直接护理）、护士/护理实践和系统/组织（NACNS，2019）。每个领域内的知识、技能和活动都是相似和相关的。在其他模式中，能力是按领域组织的。Hamric 和 Tracy（2019）描述的高级护理实践的七项核心能力是：直接临床实践能力、指导和培训、咨询、循证实践、领导力、协作、伦理决策。每个能力领域都能获取类似的知识、技能和活动。

　　实质性的实践领域也被用来描述临床护理专家实践领域。从 Lewandowski 和 Adamle（2009）的文献回顾中得出的临床护理专家的三个实质性领域是：对管理复杂和脆弱人群护理、教育和支持跨学科的工作人员，以及促进医疗系统内的变革和创新。实质性实践领域与实践领域相似，可以互换使用，但实质性实践领域可能更精确，传达的信息更具体。

　　能力是在确定的背景下实际执行一项技能，并涉及批判性思维、知识、技术和人际交往技能的应用。专业组织为角色和专业实践制订能力范围。专业能力声明指导课程开发和学生教育经历。具备能力意味着有能力和实力履行职能，并实现预期的结果（Cowan 等，2005）。

　　实践的范围是在法律承认的范围内独立行动，在法律承认的范围内使用判断和确定行动。执业范围是由政府机构授予的，并使用法律机制（如许可证）进行监管。临床护理专家就像所有高级实践护士一样，都是具有执照的注册护士，在自主的护理范围内，使用独立的判断来诊断和治疗适合护理干预的问题。高级执业护士执照扩展了注册护士执照之外的执业范围。立法机构确定了法规（法律）中的实践范围，并使用许可机制来规范法律范围内的实践。

五、批判 APRN 模型的两个范例

为了更好地理解模型的不同目的，以及在模型和框架中各种使用领域和能力，我们讨论了两种高级护理实践的模型。Hamric 高级护理实践模型，最初是为了解释临床护理专家的角色（Hamric 和 Spross，1989），多年来逐渐扩展到解释全部高级护理实践的角色（Hamric 和 Tracy，2019）。图形被设计为四个大的同心圆，模型主要是一个结构模型，包括对执业权限的标准。如图 2-1 所示，左侧展示的是 Hamric 模型。该模型的第一圈（最里面的一圈），代表了高级护理实践角色的主要标准，包括研究生教育、专业认证和以患者/家庭为中心的实践。该模型的第二和第三圈代表的是七个实践能力。第二圈是能力，即直接临床实践。第三圈是核心能力，包括指导和培训、咨询、循证实践、领导力、协作和伦理决策。模型的第四圈，即最外层的圆圈，代表了影响高级护理实践的职业和环境因素之间的

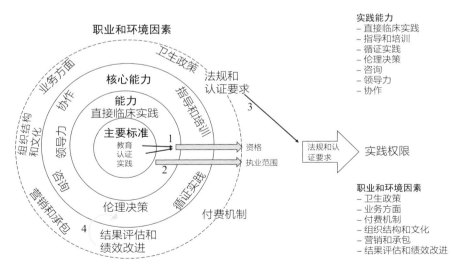

▲ 图 2-1　批判高级护理实践的 Hamric 模型（Hamric 和 Tracy，2019）

流动边界，包括法规和认证要求、业务方面、卫生政策、付费机制、市场营销和承包、组织结构和文化，以及结果评估和绩效改进。这些环境因素创造了一个环境，造就高级实践，并作为维持实践的一部分进行管理（Hamric 和 Tracy，2019）。

Hamric 模型的评论：最内层的圈被认为是高级护理实践角色的基本标准，包括实践、教育和认证所需的证书，以及以患者和家庭为中心的实践范围。证书和实践范围是实践授权模型的要素。除此之外，外环是影响实践的环境因素，包括法规和认证要求。所有与法规要求一致的要素都可以放在一个单独、从机构到实践授权的模型中，该模型可以扩展以提供更清晰的解释，如图 2-1 中第 1~3 圈所示。

该专业负责满足社会对护理服务的需求。也许公众对护理的需求应该是首要或核心因素。将实践授权确定为主要标准就将监管权力放在了高级实践的核心承接位置，这会削弱行业对社会任务的责任。该专业首先要识别需求，然后倡导政府权威在一定范围内实践，以满足公众需求。由公众需求塑造的实践授权是拓展护理工作的最后一步。更恰当的顺序应该是：①公众需求；②培养护士的教育和培训项目；③监管机构提供所需的服务。

最里面的圆圈代表实践授权，模型的第二圈和第三圈定义了胜任力领域。除了以直接临床实践为中心外，胜任力领域没有加权，并且对于每个高级实践角色来说都足够广泛，以便在与职能角色一致的领域内创建胜任力说明。事实上，这些胜任力领域可以在专业护理组织和政府声明制订的许多高级护理实践专业胜任力标准中找到（American Nurses Association，2013；American Association of Critical-Care Nurse，2014；Canadian Nurses Association，2019；National Association of Clinical Nurse Specialists，2019；European Specialist Nurses Organizations，2015；United Kingdom，Department of Health，2015）。

职业和环境之间的流动外部边界包括影响和塑造高级实践的因素。外部因素和实践胜任力之间的区别尚不清楚。结果评估和绩效改进可以说是高级实践的必备能力，如图 2-1 中第 4 圈所示。同样，也有待商榷有多少其他外部因素可以被视为高级实践的核心胜任力，以及在多大程度上可以被视为高级实践的核心胜任力。管理报销和付费机制、营销和承包，以及参与制定卫生政策，可以说是高级实践护士的重要胜任力。Hamric 模型经过多年的修改，是基于深思熟虑的想法，但研究有局限。它主要是一个结构模型，将高级护理实践的要素结合在一起。随着时间的推移，它已经扩展到解释所有高级实践角色，同时也限制了它解释任何一个角色的胜任力。

与 Hamric 结构模型不同，Brown（1998）框架是一个将实践胜任力与结果联系起来的过程模型。Brown 将该模型描述为一个广泛、全面的高级护理实践框架，其包括四个主要要素：角色合法性、高级护理实践、结果和实践环境（Brown，1998）。如图 2-2 所示，左侧描绘了原始的 Brown 模型。角色合法性包括了研究生教育、认证和执照。箭头①描绘了研究生教育和临床胜任力获得之间的联系，箭头②描述了角色合法性作为高级实践前提的必要性。在实践权限框中，要素包括资格证书、教育、认证和执照等。在高级护理实践框中，实践范围和胜任力与高级临床实践、管理医疗环境和专业人士参与医疗保健的讨论三个领域相匹配。结果被定义为这三个领域实践的结果。患者结果是个性化的健康结果。医疗环境的成果包括改善医疗服务的可行性、提供多样化的医疗服务、降低成本。专业护理成果反映了高级实践护士个人的职业提升机会。该框架将实践与临床结果

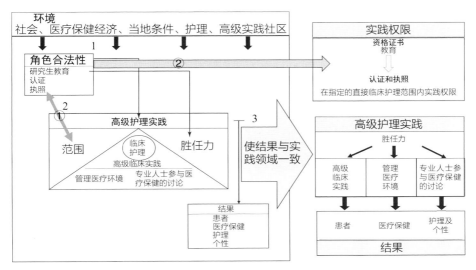

▲ 图 2-2　高级护理实践 Brown（1998）框架的批判

联系起来。此外，该模型描述了在社会、医疗保健经济、当地条件和高级护理实践社区的更大环境影响下的高级护理实践。

Brown框架的评论：Brown框架和Hamric模型一样，在模型中均包括了实践权限，代表了角色合法性。该模型还包括了实践范围作为高级实践的要素。范围被定义为专业化、扩展、自治和责任制。每个执照都包含一个法律权限范围，在该范围内，执照持有人可以自主行事并承担责任。角色合法性要素最好放在一个单独的执业权限模型中，以研究生教育和认证作为凭证，从而获得在指定范围内执业的许可证。图2-2展示了将角色合法性和实践范围移动到一个单独的模型，如图2-2中1和2所示。

在Brown框架里，胜任力包括核心胜任力和角色胜任力。核心胜任力是对患者和家属的专业性指导和咨询，研究评论、利用和行为技能，以及与他人合作的技能。角色胜任力包括专业领域的临床、诊断和管理经验，以及组织管理的不同专业领域。在临床实践、医疗环境和专业参与三个临床护理领域实践的胜任力会在四个领域产生结果。作为一种实践模型，结果可以更好地与各自的实践领域相一致如图2-2中3所示。与Hamric模型一样，Brown框架代表了深思熟虑的想法，但缺乏经验支持。自最初发布以来，Brown一直没有更新或修订该模型。

对这两个模型的回顾和评论表明了区分解释结构、实践和监管机构的模型、实践领域和实践胜任力领域的重要性。这两个模型都包括了实践权限监管，它最好用独立模型来解释。需要进行进一步研究以证明临床护理专家和其他高级实践角色的价值。同时，模型需要将实践胜任力与临床结果联系起来。识别和验证实践结果将明确公众期望，从而明确需要实践权限的理由。

六、临床护理专家角色和实践的概念模型和框架

临床护理专家角色的概念模型和框架描述了临床护理专家角色的要素、特征和领域。结构模型的示例如图2-3所示。该模型被NACNS（2004）采用，该模型将临床护理专家角色的结构描述为三个相互作用的实践领域，而这三个领域是嵌入在专业实践知识、专业技能和专业实践标准中的。直接护理是中心领域；另外两个领域，护士/护理实践标准和组织/系统，在直接护理领域内重叠。这三个领域被称为影响力领域，构成

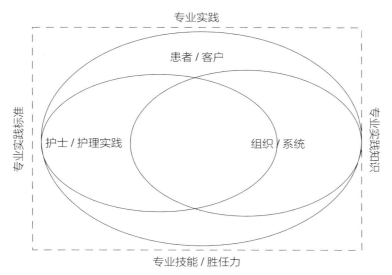

▲ 图 2-3　临床护理专家实践概念化为三个相互作用领域的核心实践胜任力，并以专业实践知识、技能和实践标准为指导

了临床护理专家实践胜任力的组织框架（NACNS，2004）。这三个影响领域中的每一个都包括实践胜任力陈述，而实践胜任力描述是由评估、诊断、结果识别、计划、干预和评价构成的。每个领域都包括与实践胜任力相一致的结果。

　　NACNS（2019）对该模型进行了修订，囊括了临床护理专家实践的更大背景，包括了医疗环境、社会需求、医疗政策和跨专业合作。实践领域的名称从"领域影响"改为"领域作用"，同时保留了以直接护理为中心的另外两个相互作用的领域。一个领域的实践与其他领域相互作用，因此每个领域的临床护理专家实践对于全面实践实施具有协同作用（NACNS，2019）。作为一个模型，它将实践领域定义为解释角色表现、各领域之间的关系、各领域所在的背景元素。作为一个结构模型，它不能解释实践的过程，也不能将实践与结果联系起来。如图 2-4 所示，修订后的模型描述了领域外的临床护理专家胜任力。然而，随附的解释保留了按领域组织的胜任力结构，该结构存在于影响范围内而非外部，包括相关结果（NACNS，2019）。将胜任力置于领域之外是对叙述性解释的不准确表述。

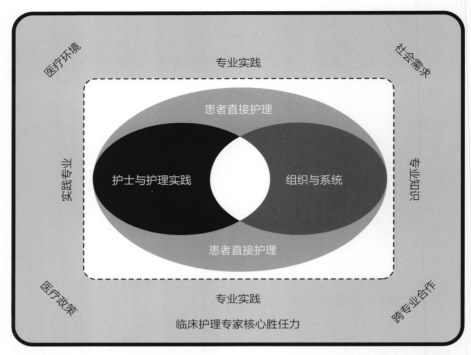

▲ 图 2-4 临床护理专家实践概念化为在受社会需求、医疗政策、医疗环境和跨专业合作影响的更大环境中发生的，在三个相互作用领域、按照专业知识和标准进行的实践（**NACNS，2019**）

解释实践的框架描述了实践胜任力和实践结果之间的关系。这些模型结合了实践胜任力发生的过程和互动，使干预、治疗或改变成为可能。实践模型解释了指定实践领域和整个实践范围内的实践胜任力和实践结果之间的联系。

Boyle（1996）开发了一个描述临床护理专家实践胜任力和结果之间关系的模型。Boyle 模型认可直接护理、护理人员和医疗团队 / 系统这三个领域的直接和间接实践。直接护理的定义是直接向患者和家属提供符合专业实践标准的专业内的临床护理专家服务。该模型还指出了临床护理专家实践对卫生系统人员的直接和间接影响，并将间接影响确定为临床护理专家实践的结果，因为临床护理专家能够通过系统级干预改善结果。图 2-5 是对 Boyle 模型的修订版，该模型描述了三个领域间临床护理专家实践胜任

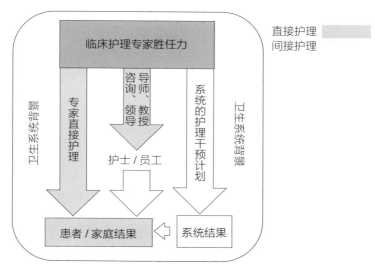

▲ 图 2-5　临床护理专家实践模型展示了在医疗系统内发生的三个领域的直接和间接实践胜任力及结果

力之间的关系，以及在特定的医疗环境或背景中对患者和家庭结果的最终影响。

　　新模型将实践胜任力和实践结果联系起来，具有足够的特异性，可用于支持有关临床护理专家角色和实践的研究，尽管原始 Boyle 模型和修订模型均未经实证验证。NACNS 实践胜任力及其相关结果已经过验证（Baldwin 等，2007，2009；Fulton 等，2015），为临床护理专家角色的完善提供了有效性检验结果。

　　解释实践权限的理论框架以承认护士职业权利和责任的社会契约为基础，并包括公共问责机制。这些框架描述了实践要求和相关实践范围之间的关系。在美国，如图 2-6 所示的 APRN 监管模型（2008）是一个解释实践权限的理论框架。该框架由国家护理界的代表制订，通过确定符合高级实践权限的角色和相关的实践范围，解决了高级实践护士认证和执业权限的可变性。可以认证的高级实践角色包括临床护理专家、执业护士、助产士和麻醉护士。这些角色的实践范围包括新生儿、儿科、成人 / 老年、覆盖全生命周期的家庭、性别健康（男性或女性）、精神 / 心理健康。在这种模型下，超出特定人群的专业实践不受监管，导

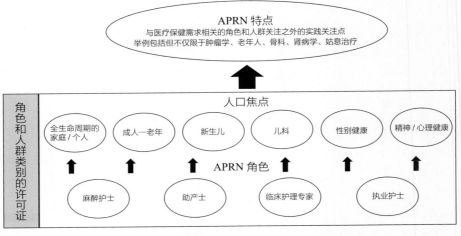

▲ 图 2-6　高级实践注册护士（APRN）监管模型

致专业教育与毕业生实践脱节，给临床护理专家课程中的专业教育带来挑战。

在美国，护理实践在州一级受到监管，该模型为所有 50 个州的高级实践认可提出了一种方法，每个州都有不同的规则和要求。该模型规定了教育准备、教育项目认证、专业护理认证和监管制度的所有权的要求。对于临床护理专家来说，最重要的收获是临床护理专家作为高级实践的作用得到了普遍认可。正如可以预见的那样，到目前为止，在 50 个州进行的广泛努力取得了不同程度的成功。该模型的一个显著缺点是，专科人群仅限于六个，排除了其他同样具有需求的专科患者群体。

肿瘤学和重症监护学两个专科群体未纳入到模型中，这两个专业都代表着复杂、弱势的患者人群，并拥有支持实践的大量科学证据。这些专科拥有各自的知识和技能基础，可以轻松支持研究生教育，并为特定人群中的实践范围培养高级实践护士。该模型还排除了母婴专科人群，这导致护理这一弱势群体的高级实践护士数量下降。因此，该模型虽然为美国 50 个州的监管提供了一些清晰的方法，但也因过于狭窄的规定性而受到批评。任何监管模型都面临着一个挑战，那就是在先决条件和实践范围之间找到正确的平衡，使护理能够应对社会对护理服务的现有需求和不断变化的需求（Fulton，2019）。

七、不同的临床护理专家实践

许多早期临床护理专家结构模型的一个缺点是未能对临床护理专家高级实践的胜任力领域进行分级，导致普通护理和高级护理实践之间几乎没有区别。Hamric 早期（1989）将临床护理专家实践胜任力领域定义为临床医生、教育家、顾问和研究人员，被称为"子角色"，而这并不是临床护理专家实践所独有的。所有护士都被要求作为临床医生、教育工作者、顾问和研究人员执业。这些领域的实践深度、范围和相关成果取决于职能作用和相应的学术准备和临床培训。例如，预备学士学位的护士和硕士学位、护理实践博士（Doctor of Nursing Practice，DNP）学位和研究博士学位（PhD）的护士同样都从事研究活动，尽管他们的水平不同，预期结果也不同。

Culkin（1984）模型的目的是区分高级护理实践和常规专业实践，该模型基于护理的定义，即诊断和治疗人类对实际或潜在健康问题的反应。假设人群反应以正态分布存在，该模型认为，普通护士比高级实践护士应对的人群反应范围更窄。与新手护士相比，专家型普通护士可能擅长于更广泛范围的干预，但无法在高级实践角色涵盖的更广泛范围内进行干预，更大范围的人群反应依赖于理论和科学方面的研究生阶段的准备，以支持专业经验之外的问题解决。该模型是理论性的，有讨论的例子支持，但缺乏经验验证。

Fenton 和 Brykczynski（1993）对 Benner（1984）的实践领域的改编就是一个基于研究的模块示例，该模块区分了临床护理专家和执业护士高级实践角色的实践胜任力。Benner（1984）描述了七个实践领域，并将这些领域内的实践胜任力确定为从新手到新临床医生再到实践领域专家的连续统一体。Benner 的工作是对普通护士进行访谈的结果，虽然其中包括专家实践，但并没有描述高级实践。Fenton（1985）对临床护理专家及其工作进行了人类学研究。当将研究结果与 Benner 的领域进行比较时，Fenton 为现有领域确定了几个额外的临床护理专家特定的高级实践胜任力，并将一个新领域"咨询"添加到临床护理专家的实践领域。同样，Brykczynski（1989）进行了一项自然主义研究，以提供经验丰富的执业护士的背景描述，并建议对 Benner 的领域和胜任力进行修改，以反映执业护士的实践情况。对比独立研究的结果，Fenton 和 Brykczynski（1993）创建了一个模型，将临床护理专家实践与执业护士实践区分开来，并将两者与普通护士实践区分开来。

比较独立研究的结果，Fenton 和 Brykczynski 的合作证明，高级实践可以是多维度的，既有重叠的，也有不同的角色胜任力。执业护士实践与临床护理专家实践相比，执业护士更强调在初级保健环境中对患者健康和疾病状态的管理，临床护理专家实践更强调与员工就患者倡导、向他人解释护理责任、角色扮演护理实践进行咨询。Bryant Lukosius（图 2-7）通过高级护理实践角色统一体模型进一步阐明了这两个角色之间的本质区别，强调了临床护理专家实践如何通过专业发展、临床领导力、教育和研究更注重支持临床改善，而执业护士实践更注重直接患者护理。该模型还指出，执业护士实践在不断扩展的过程中超出了初始注册护士执照的范围，需要额外的授权才能进行实践。

高级实践护士统一体模型：区分 NP 和 CNS 角色

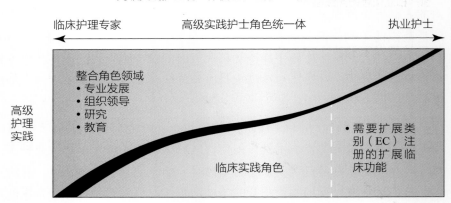

▲ 图 2-7　高级护理实践角色的统一体

CNS. 临床护理专家；NP. 执业护士（引自 Bryant-Lukosius, D. (2004 & 2008). The continuum of advanced practice nursing roles. Unpublished document.）

临床护理专家实践被视为护理领域历史进程上的产物，扩展了传统护理的边界，但很少强调实践的额外权限。相比之下，包括执业护士在内的其他高级实践角色一直在将护理实践扩展到历史上已被确定的医师实践的领域，这往往导致医师对实践权限监管产生相当大的抵触。图 2-8 描述了

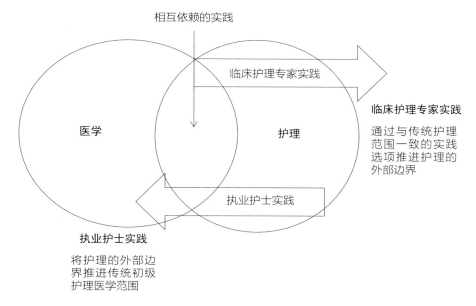

▲ 图 2-8　描述临床护理专家和执业护士实践的模型，从不同方向扩展护理实践，包括相互依赖的实践领域

临床护理专家和执业护士角色的不同侧重点，执业护士角色更多地扩展到传统医疗实践中。图中还包括一个重叠的实践领域，该领域被确定为相互依赖的实践，代表两个医疗提供者在提供整体治疗时相互依赖的护理。例如，静脉注射器械的插入可能完全取决于护士对器械选择和放置的自主判断，以输注医疗处方的静脉输液和药物。随着医疗实践变得越来越跨专业，需要模型来区分护理实践、医疗和其他实践。

　　临床护理专家实践主要存在于传统的护理范围内，因此，在不同的国家和文化中更容易适应角色。无论国家的护理存在任何界限，都需要创新和改善护士提供的护理，更新护理实践标准，并在医疗体系内努力促进最佳实践，消除护理障碍。临床护理专家角色可以支持护士在任何环境、系统或文化背景下提供安全、优质、创新的护理服务。

八、挑战与机遇

　　多年来，科学发展提高了诊断技术的精准度，促进了新药品的研发，避免常规和复杂的外科手术继发感染并促进快速康复。护理实践也在不断改变，以跟上科学发展和专业治疗的步伐。然而，无论何处进行护理实践，都需要护理专家来为患者和家庭提供照护，确定人群的需求，并引领和促进护理实践的进一步发展。因此，临床护理专家的角色在护理专业中应运而生。

临床护理专家面临持续的挑战。临床护理专家实践很大程度上隶属于传统护理实践领域。很多全科护理实践的内容不被公众所了解，其效果也未被充分记录。同样，相较于执业护士在提供初级保健方面具有较高的认知度，临床护理专家的护理实践如同普通护理实践一样，常常不被公众所了解。传统上被认为是医学的护理，以及在较小程度上相对独立的专科护理，较更为传统的促进健康和舒适的护理具有更高的知名度。例如，针对糖尿病患者，指导患者自我管理血糖的护士，在医疗系统里或者与其他医务人员相比，更不被了解。同样，糖尿病护理领域的临床护理专家，通过设计基于循证的教育指南和文化调适的材料资源来指导护士，他们的工作更不被公众所认知（Fulton 等，2019）。许多护理实践本身是无形的，而临床护理专家实践是在此基础上更高级别的护理实践，因此诠释临床护理专家实践具有挑战。因此，亟须一种可以揭示临床护理专家实践结果的研究模型。

现有的关于临床护理专家角色的模型和框架缺乏经验支持。许多模型是由领导层开发，用于指导角色的发展和实践。然而，研究者经常在没有验证模型本身有效性的情况下，对模型语言进行重置。研究人员常常要求临床护理专家明确或量化护理实践中"某个时刻护士角色"的护理行为，而不考虑将护理行为与护理结局相联系，以及这些行为应与临床护理专家实践水平相匹配。此外，目前所有用于描述高级实践角色的模型均未能体现到不同护理角色和实践的细微差别。广义模型缺少特异性，而这种特异性是抓取阐述临床护理专家角色和护理结局所需的足量、详细数据所必需的。

因此，需要额外的概念性工作来区分临床护理专家与其他高级实践者在角色和实践中的差别。了解每个角色独特的知识、技能和贡献将有助于促进高级实践护士之间更好的协调与合作。临床护理专家将是一个更强大的职业，更有能力在全球范围内提高医疗和促进健康。我们对于自身的概念认知将会变为现实。为此，更清楚地定义临床护理专家角色和实践内容是首要问题。

参考文献

[1] American Association of Critical-Care Nurses (2014) AACN scope and standards for acute care clinical nurse specialist practice. American Association of Critical-Care Nurses, Aliso Viejo, CA.

[2] American Nurses Association (2013) Nursing scope and standards of practice, 3rd edn. American Nurses Association, Silver Spring, MD.

[3] Arslanian-Engoren C (2019) Chapter 2. Conceptualizations of advanced practice nursing. In: Tracy MF, O'Grady ET (eds) Advanced practice nursing: an integrative approach. Elsevier, St. Louis, MO, pp 25-60.

[4] Baldwin KM, Lyon BL, Clark AP, Fulton JS, Davidson S, Dayhoff N (2007) Developing clinical nurse specialist practice competencies. Clin Nurse Spec 21(6):297-302.

[5] Baldwin KM, Clark AP, Fulton JS, Mayo A (2009) Validation of the NACNS clinical nurse specialist core competencies through a national survey. J Nurs Scholar 41(2):193-201.

[6] Benner P (1984) From novice to expert: excellence and power in clinical nursing practice. AddisonWesley, Menlo Park, CA.

[7] Boyle DM (1996) Chapter 14. The clinical nurse specialist. In: Hamric AB, Spross JA, Hanson CM (eds) Advanced nursing practice: an integrative approach. W.B. Saunders, Philadelphia, PA, pp 299-336.

[8] Brown SJ (1998) A framework for advanced practice nursing. J Prof Nurs 14(3):157-164.

[9] Brykczynski KA (1989) An interpretive study describing the clinical judgment of nurse practitioners. Sch Inq Nurs Pract 3:75-104.

[10] Canadian Nurses Association (2019) Clinical nurse specialists. https://www.cna-aiic.ca/en/nursing-practice/the-practice-of-nursing/advanced-nursing-practice/clinical-nurse-specialists. Accessed 16 Dec 2019.

[11] Consensus Model for APRN Regulation: Licensure, Accreditation, Certifcation & Education. 2008. https://www.ncsbn.org/Consensus_Model_for_APRN_Regulation_July_2008.pdf. Accessed 16 Dec 2019.

[12] Cowan DT, Norman I, Coopamah VP (2005) Competence in nursing practice: a controversial concept—a focused review of the literature. Nurse Educ Today 25(5):355-362.

[13] Culkin JD (1984) A model for advanced nursing practice. J Nurs Adm 14(1):24-30.

[14] European Specialist Nurses Organizations (2015) Competences of the clinical nurse specialist (CNS): common plinth of competences for the common training framework of each specialty. http://www.esno.org/assets/harmonise-common_training_framework.pdf. Accessed 17 Dec 2019.

[15] Fenton MV (1985) Identifying competencies of clinical nurse specialists. J Nurs Adm 15(12):31-37.

[16] Fenton MV, Brykczynski KA (1993) Qualitative distinctions and similarities in the practice of

clinical nurse specialits and nurse practitioners. J Prof Nurs 9(6):313-326.

[17] Fulton JS (2014) Chapter 1. Evolution of the clinical nurse specialist role and practice in the United States. In: Fulton JS, Lyon BL, Goudreau KA (eds) Foundations of clinical nurse specialist practice. Springer Company, New York, NY, pp 1-15.

[18] Fulton JS (2019) Fulfiling our social mandate. Clin Nurse Spec 33(2):61-62.

[19] Fulton JS, Mayo A, Walker J, Urden L (2015) Core practice outcomes for clinical nurse specialists: a revalidation study. J Prof Nurs 32(4):271-282.

[20] Fulton JS, Mayo A, Walker J, Urden LD (2019) Description of work processes used by clinical nurse specialists to improve patient outcomes. Nurs Outlook 67(5):511-522.

[21] Hamric AB, Spross JA (1989) The clinical nurse specialist in theory and practice, 2nd edn. W.B. Saunders Co., Philadelphia, PA.

[22] Hamric AB, Tracy MF (2019) Chapter 3. A defnition of advanced practice nursing. In: Tracy MF, O'Grady ET (eds) Advanced practice nursing: an integrative approach. Elsevier, St. Louis, MO, pp 61-79.

[23] Hicks FD (2014) Chapter 3. Philosophical underpinnings of advanced nursing practice: a synthesizing framework for clinical nurse specialist practice. In: Fulton JS, Lyon BL, Goudreau KA (eds) Foundations of clinical nurse specialist practice. Springer Company, New York, NY, pp 33-39.

[24] International Council of Nurses (ICN) Nurse Practitioner: Advanced Practice Nurse Network (2019) Defnition and characteristics of the role. https://international.aanp.org/Practice/APNRoles. Accessed 16 Dec 2019.

[25] Lewandowski W, Adamle K (2009) Substantive areas of clinical nurse specialist practice. A comprehensive review of the literature. Clin Nurse Spec 23(2):73-90.

[26] National Association of Clinical Nurse Specialists (2004) Statement on clinical nurse specialist practice and education, 2nd edn. Author, Harrisburg, PA.

[27] National Association of Clinical Nurse Specialists (2019) Statement on clinical nurse specialist practice and education, 3rd edn. Author, Reston, VA.

[28] National League for Nursing (NLN) (1958) Report of the National Working Conference: education of the clinical specialist in psychiatric nursing. Author, New York, NY.

[29] Reiter F (1966) The nurse-clinician. Am J Nurs 66:274-280.

[30] Spross JA (2015) Chapter 2. Conceptualizations of advanced practice nursing. In: Hamirc AB, Hanson CM, Tracy MF, O'Grady ET (eds) Advanced practice nursing: An integrativeapproach. Elsevier, St. Louis, MO, pp 27-66.

第 3 章　临床护理专家的核心胜任力

Core Clinical Nurse Specialist Practice Competencies

Jane A. Walker　著

摘　要

许多国际组织已经制订了专业实践标准和胜任力，以指导临床护理专家（CNS）的实践、教育和资格认证。胜任力还涉及安全从事其职业所需的知识、技能和判断能力。本章的重点包括回顾和审查胜任力的定义、目的及其在护理实践中的应用，与 CNS 实践相关的胜任力演变，国际中与高级护理实践相关的 CNS 实践概念的异同，已公开的 CNS 胜任力比较，以及审查 CNS 实践的研究主题与已公开胜任力的关系。无论采用何种方法开发，CNS 实践的胜任力和范围基本都是一致的。共同的核心胜任力领域包括直接护理、研究和循证实践、质量改进、教育和教学、沟通、咨询、协作、领导力和政策制定。已发表的研究报道支持了这些胜任力领域的存在。尽管关于 CNS 是否被认为是高级实践护士在国际上仍存在差异，但胜任力和实践范围实际上是稳定的，可以在国际上清晰一致地阐明 CNS 角色。

关键词

临床护理专家，胜任力，临床胜任力，临床护理专家实践，认证，资质

一、历史回顾

1953 年，国际护士理事会发布了第一份行为规范，最新版本于 2012

年发布，涉及胜任力和标准的多个方面（ICN，2012）。具体而言，ICN 要求专业护士有责任维持个人胜任力；当承担责任或委派他人工作时，需考虑自身和他人的胜任力；有"确定和实施公认的实践和教育标准"的主要责任（ICN，2012：3）。因此，护士在确定执业标准和相关胜任力的过程中负有专业责任。

在过去的几十年里，各种国际护理组织和政府机构已经编写并发布了专业标准和胜任力。这些文件在不同水平的护理教育及护理实践角色中指导了护理实践，包括高级实践护士（Canadian Nurses Association，2019；International Council of Nurses，2019；National Association of Clinical Nurse Specialists，2019；Royal College of Nursing，2018a）。这些胜任力声明有助于规范高级实践护士（包括临床护理专家）的实践范围、知识和技能。

除了规范实践之外，已发布的胜任力还可以为认识世界各地临床护理专家实践的异同提供一个框架。在阅读与临床护理专家实践相关的出版物或出版手稿时，这些认识也可以在语境下帮助我们更清晰地理解文本内容。同样，对胜任力陈述的理解可能对正在开发或修订临床护理专家胜任力相关文件的组织有用。

然而，尽管存在胜任力的声明，但由于国际上对于临床护理专家的定义、教育要求、实践范围、将临床护理专家实践归类为高级护理实践与否仍然存在差异，临床护理专家的角色混淆始终存在（Dury，2014；ICN，2019；King，2017；Stasa，2014）。本章的目的是探索胜任力的定义和目的，描述胜任力如何在护理实践中应用，回顾临床护理专家实践中胜任力的演变，审查国际上临床护理专家实践与高级护理实践概念化的异同，比较已发表的临床护理专家胜任力异同，并将临床护理专家实践的研究主题与胜任力联系起来。

二、胜任力的定义

在国际上，能力和胜任力的定义非常相似。例如，美国护士协会（American Nurses Association，ANA）（2015）将胜任力定义为"综合知识、技能、能力和判断的预期表现水平"。同样，ICN（2009）将胜任力定义为"个人在日常实践或工作表现中对知识、技能和判断的有效运用"。

已公开的胜任力可用于多种目的。其一，清楚地阐明专业角色和实践范围。上述胜任力描述了与各自护理角色对应的知识和技能，从而勾勒出对角色的期望。明确定义角色期望后，认证机构可以使用公布的胜任力作为实践监管的基础（APRN Consensus Work Group，2008；ICN，2019）。其二，胜任力被用作制订护理教育课程和评估教育成果的指南（Fulton，2009）。例如，国际和美国国家护理教育认证机构要求项目证明毕业生在毕业时达到项目特定胜任力的程度（ACEN，2017；CCNE，2018；ICN，2019）。

三、临床护理专家胜任力的演变

20 世纪 60 年代，临床护理专家胜任力领域首次出现在文献中（Fulton，2014）。根据这些早期出版物，角色 / 胜任力领域侧重于基于综合生物行为科学的实践、角色塑造、质量改进、咨询、职工与患者教育、群体动力、人际沟通能力、跨专业团队合作 / 协作、变革推动、研究和调查，以及通过创造性实践改善患者结局（Fulton，2014）。此后 10 年里，许多作者陆续发表了描述临床护理专家角色和胜任力的文章。然而，在这段时期内，临床护理专家的角色与 Fulton 于 2014 年提出的相似。

1998 年，美国的 NACNS 发布了第一份由护理协会撰写的临床护理专家胜任力公文（Fulton，2014；NACNS，1998）。这些胜任力整合了早期临床护理专家胜任力实践的概念，使用三个影响因素的框架，包括患者 / 客户、护士和护理实践、组织和系统（Fulton，2014）。通过综合三个方面的胜任力，可以根据各自的背景整体地描述胜任力，而不是单独描述某一方面的护理技能。因此，在细化地描述护理实践期望的同时，可以对临床护理专家实践胜任力进行更全面的概念化描述（Fulton，2014；NACNS，1998）。此外，1998 年 NACNS 提出的胜任力和后续更新的胜任力，侧重于独立于专业的核心胜任力。Fulton（2014）指出，重要的是要将角色的概念从专业中分离出来，因为专业关注于专业知识，并且医疗卫生专业是不断发展的一门专业。关注于角色，才有可能谱写出跨越专业边界的核心胜任力，并应用于临床护理专家专业实践，而不论专业或背景如何（Fulton，2014）。

自那时起，1998 年版的 NACNS 胜任力更新了数次（NACNS，2004，2019），其他国际组织也发布了临床护理专家的专业胜任力（Canadian Nurses Association，2019；European Specialist Nurses Organizations，2015；

ICN，2019）。国际上确立临床护理专家的角色及其胜任力的工作仍在继续（ICN，2019；Jokiniemi，2018）。

四、临床护理专家和高级护理实践

在讨论国际临床护理专家胜任力的异同之前，要先讨论临床护理专家实践是否属于高级护理实践。需要注意的是，本文仅是一个国际样例，并不能以偏概全。近期，ICN（2019）发布了高级护理实践指南。在指南中，ICN将高级执业护士定义为"通过继续的研究生教育（至少硕士学位）获得高级护理实践的专家知识基础、解决复杂问题的决策技能和临床胜任力的全科或专科护士"。ICN还将临床护理专家和执业护士视为最常见的高级实践护士（2019）。在美国，临床护理专家、执业护士、执业护理麻醉师和护理助产师都被公认为高级实践护士（APRN Consensus Work Group，2008）。与之相似，在加拿大，临床护理专家和执业护士被认作高级实践护士（Canadian Nurses Association，2019）。最后，在欧洲（European Specialist Nurses Organizations，2015），日本（Kondo，2013）和爱尔兰共和国（ICN，2019），临床护理专家实践都被视为高级实践。

澳大利亚和英国有相同的高级护理实践和临床护理专家角色概念。例如，出于监管目的，澳大利亚护理和助产委员会（Nursing and Midwifery Board of Australia，NMBA）认可两类高级实践："高级护理实践"和"高级执业护理"。高级护理实践是指注册护士或执业护士在通科或某一专业领域的更高水平。因此，高级护理实践并不基于一种角色，而是指一种实践水平（NMBA，2016）。高级执业护理仅指执业护士的实践（NMBA，2016）。

在澳大利亚，护理角色的定义还处在研究阶段。例如，Gardner等（2017）对护理实践进行了一项大型全国性横断面研究，并使用聚类分析确定了七个不同的护理类别。他们的分析揭示了执业护士的群体特点，即具有显著的高级实践水平。该分析还揭示了高级执业护士是由多个高级护理职称组成，其中包括了临床护理专家（Gardner等，2017）。

经英格兰、北爱尔兰、苏格兰和威尔士卫生部门同意，英国也在使用并非基于角色的总括术语"高级护理实践"（RCN，2018a）。例如，英国皇家护理学院将高级实践定义为"一种实践水平，而不是一种实践类型"

（RCN，2018b：6）。RCN认可了处于发展中的各种高级护理角色，包括临床护理专家，其具备硕士水平，以及高级实践核心的技能和专业知识，包括临床/直接护理、领导力和协作实践、质量提升与实践发展、发展自我及他人（RCN，2018b）。因此，从事高级护理工作的护士无论其角色如何，都会根据四个核心进行实践。值得注意的是，四个核心的名称在英国的四个不同地区之间可能有所不同，但在概念上相似。

此外，英国正致力于对多种类型的医疗保健提供者的高级临床实践进行概念化（NHS Health Education England，2017）。在这个概念框架内，重点是推进适用于多种专业的核心实践。临床护理专家将可以在这个多专业综合体下进行实践。

基于前面的讨论可以看出，作为高级实践，临床护理专家实践在术语和概念上存在国际差异。此外，通过角色定义高级实践存在的差异，或将高级实践定义为高层知识、技能和专业知识，这在总体上可能会导致对临床护理专家实践和高级护理实践的混淆。

五、临床护理专家的胜任力

比较国际临床护理专家胜任力，对于了解世界各地临床护理专家工作的异同非常重要。从国际视角出发，目前对于比较临床护理专家胜任力的文章发表较少。不过，Sastre Fullana等在2014年发表了一篇关于高级实践护士胜任力框架的文献综述。除了回顾胜任力模型外，作者还回顾了胜任力评估工具，并关注于实践的规划和标准（Sastre Fullana，2014）。作者使用系统研究策略从文献中选择了119篇，从未公开发表文献中选择了97篇，并使用内容分析法，对选定的文章进行分析。最终提取了29个国家所共通的17个高级护理实践的常见胜任力范畴（Sastre Fullana，2014）。最常见的胜任力范畴约占这些国家胜任力维度的44%，包括研究能力、临床和专业领导能力、指导和带教能力、专家临床判断能力（Sastre-Fullana，2014）。在这些国家中，共性最少的四个胜任力范畴，包括沟通能力、文化素养、倡导能力和变革管理能力（Sastre-Fullana，2014）。

Sastre Fullana等在2014年发表的回顾性综述比较全面，包括了所有高级护理实践角色的胜任力。在本章中，胜任力主要是指关于临床护理专家实践的能力。该综述纳入将"胜任力"（competencies）译作"高级胜任力"

并包含临床护理专家实践的文章，同时纳入那些提及需要有初级护理工作以上教育背景的中级护理专家胜任力的文章。

为了确立已发表的胜任力，除了对特定国家和国际护理组织进行研究，还对数据库进行了搜索。通过 2014 年 Sastre Fullana 等发表的文章和2018 年 Schober 和 Green 发表的文章，确立了潜在的临床护理专家胜任力国家列表。然而，可能所有已发表文章涉及的胜任力仍未确立。有关临床护理专家和高级水平胜任力的描述见表 3-1。

由表 3-1 中列出的胜任力范畴可见，世界各地的临床护理专家胜任力和高级水平胜任力有相似性。所有组织都突出强调了与实践直接相关的能力，它涵盖了临床管理能力、专家评估能力、教学能力、决策能力和护理诊断能力等共同的胜任力范畴。所有组织都包含了与教育和教学相关的能力。

患者健康宣教通常被提到，但教学能力还包括带教能力和持续的个人继续教育。而科研和循证实践能力是另外一项所有能力都要求涉及的范畴。科研能力包括评估、效用、研究参与和传播等技能。同样，也强调应用和将循证转化为实践的技能。

在胜任力范畴中，经常涉及有关质量管理能力和临床实践督导能力。而共同的胜任力范畴包括监督、沟通、咨询、与同事专家的互动能力。最后

表 3-1　CNS 高级核心胜任力水平的实践主题

作　者	基础框架	胜任力范畴
加拿大护士协会（2019）	泛加拿大框架：关注胜任力；高级护理实践。临床护理专家特定的胜任力同样存在，并且和 2019 年高级护理实践胜任力相符合	• 直接护理：包括临床专业知识，以患者 – 家庭为中心的护理，在专业背景下的专业间合作，管理复杂的患者、测量结果、传播知识 • 卫生系统：包括倡导、创新、政策、成本效益、咨询、质量改进和变革 • 教育：包括为患者 / 家庭、所有医疗保健提供者和学生提供教育，督促、指导和促进持续学习和专业发展 • 研究：包括应用和生成证据，评价护理和循证实践的结果 • 领导力：包括变革、项目评估、创新和倡导 • 咨询和协作

（续表）

作　者	基础框架	胜任力范畴
加拿大护士协会（2014）	三方面影响包括患者、实践场所、组织／系统	• 临床护理 • 系统领导 • 推进护理实践 • 评价和研究
欧洲专业护士组织（2015）	• 欧洲资质框架 • 关注胜任力：临床护理专家实践	• 临床角色 • 护患关系 • 患者教学／指导 • 指导 • 研究 • 组织和管理 • 沟通和团队合作 • 伦理和决策 • 领导和政策制定 • 公共卫生
全国临床护理专家协会（2019）	• 影响范围：患者直接护理、护士和护理实践、组织／系统 • 关注胜任力：临床护理专家实践	• 患者直接护理：包括与患者、家属或患者群体的直接互动，健康、亚健康和疾病的高级护理管理，建立关系和沟通、教育、咨询和伦理实践 • 护士和护理实践：包括循证实践的所有方面，卫生工作环境、沟通和关系、质量改进、指导、员工教育、变革、财务管理、领导和政策 • 组织／系统：包括专业倡导、质量和循证实践的所有方面、专业间的咨询沟通、研究和传播、财务责任、领导能力和伦理实践
爱尔兰护理和助产专业发展委员会（2008）	护理和助产学实践框架的范围，关注胜任力：临床护理专家实践，高级护理实践不同于执业护士的实践。爱尔兰护理和助产委员会最近发布的高级护理实践标准（2017）并不适用于临床护理专家实践	• 关注临床，包括直接和间接 • 患者支持，包括沟通和协作 • 教育和培训，包括职工发展、患者教育和个人继续教育 • 审计和研究，包括循证实践 • 咨询，包括学科间和学科内的咨询

（续表）

作　者	基础框架	胜任力范畴
英格兰国民健康服务和健康教育（2017）	• 多专业高级临床实践框架 • 关注胜任力：高级临床实践（注意，不局限于护理或临床护理专家实践）	• 临床／直接护理实践：包括自主实践、伙伴协作、沟通技能、复杂决策，管理复杂和不可预测的情况，团体合作 • 领导与管理：包括关系／团队、角色示范、实践评价、同行评审、领导能力、专业范畴管理 • 教育：包括自我和他人发展、共享决策、卫生知识普及、专业间学习、指导他人 • 研究：包括研究参与、质量监测、批判性评价和综合、循证实践、传播、促进实践和学术界之间的联系
威尔士国家卫生局（2010）	• 高级实践的支柱 • 胜任力的重点：高级实践	• 直接临床实践：包括自主实践、临床判断、诊断、以患者为中心的护理 • 领导力和协作实践：包括相关人员的参与、协商、证据综合与实施 • 教育和学习：包括继续教育、教育、监督和指导其他护士，审查和实践评估 • 研究和循证实践：包括参与研究活动以提高医疗质量、研究评价、循证实践、传播和研究方法的应用
北爱尔兰护理和助产实践与教育委员会（2016）	• 北爱尔兰高级护理实践框架 • 胜任力的重点：高级护理实践	• 直接临床实践：包括自主实践、专业技能（诊断和患者管理）、临床判断、以患者为中心的护理、质量监控 • 领导力和协作实践：包括发展伙伴关系、相关人员参与、适应力和证据综合与实施 • 教育和学习：包括继续教育、教育、监督和指导，审查和实践评价 • 研究和循证实践：包括参与研究活动以提高医疗质量、研究应用、循证实践、传播、研究方法的应用
英国皇家护理学院（2018a）	• 高级护理实践的支柱 • 胜任力的重点：高水平护理实践	• 临床／直接护理：包括自主性、诊断和管理、健康促进、专业判断、科技、边界管理 • 领导力和协作实践：包括展示高水平护理的价值、咨询、领导力、相关人员参与、合作关系的发展和维护、变革管理

（续表）

作　者	基础框架	胜任力范畴
		• 质量提升和实践发展：包括质量改进活动和持续监控、研究评价传播和应用、知识更新、成本管理 • 发展自我和他人：包括同行评议、教育、循证实践、协作、组织文化和沟通
苏格兰政府(2010)	• 苏格兰国民医疗服务体系教育（NES）高级护理实践主题 • 胜任力的重点：高级护理实践	• 临床／专业领导力：包括管理、伦理决策、协商、团队合作 • 促进学习：包括职工和患者的教学、指导和辅导 • 研究与发展：包括获取研究、评价、审查、在实践中应用研究、传播 • 高级临床实践：包括决策、批判性思维、管理复杂性和风险、处方（取决于环境）、结果改善、沟通技巧
新加坡护理委员会（2018）	• 未明确规定 • 委员会并未明确指定 CNS 的名称 • 专业实践中护士的胜任力	• 专业、法律和伦理护理实践：包括对实践监管制度和法律方面的理解、职业道德、文化敏感性 • 护理管理：包括临床技能、诊断思维、沟通技能、知识和专业精神 • 领导力和管理：包括咨询、跨专业合作、质量改进、研究和循证实践 • 专业发展：包括自我发展、研究和循证实践

还包括有关领导能力、跨专业合作、基于道德伦理实践的团队合作能力。

　　除了胜任力描述之外，几篇已发表文章还重点关注了在一些国家中临床护理专家的角色感知，这些国家正处于将临床护理专家角色正式化的过程中。在芬兰，Nieminen 等在 2011 年进行了专题小组访谈，与选定的临床护理专家和高级实践护士学生一起探讨对于这项角色所需能力的看法及其与临床实践的关系。研究人员对访谈文稿进行了内容分析，产生了五大胜任力范畴主题，包括评估患者的护理需求和护理活动、护理关系、多专业团队合作、能力和护理发展、学习和护理文化中的领导力（Nieminen 等，2011：664）。辅助性领域包括独立、教育、教学、研究和合作等概念。作者得出结论，高级临床实践水平所涉及的临床胜任力远不止高级的技能，还包括与患者的优质关系和与其他医疗工作人员的协作能力

（Nieminen 等，2011）。

同样在芬兰进行的几项后续研究中，Jokiniemi 等确立了临床护理专家核心胜任力的建构效度（Jokiniemi，2018）。研究人员报道了历时数年的工作所涉及的一系列研究。他们采取了多种方法，包括德尔菲研究、将芬兰正在发展的临床护理专家胜任力与国际胜任力进行交叉映射及两个阶段的内容有效性评估（Jokiniemi，2018）。这项工作的结果显示，作者将潜在胜任力的数量从 75 项减少到 50 项，内容有效性指数为 0.94。由此产生的四个胜任力领域包括患者、护理、组织和学术（Jokiniemi，2018）。

虽然没有特别聚焦于胜任力，但 Onishi 和 Kanda 进行了一项研究来考察管理人员对日本临床护理专家角色的看法。在日本，临床护理专家的角色侧重于护理实践、咨询、护理协调、道德护理、教育和研究（Japanese Nurses Association 2016）。虽然临床护理专家接受的是硕士水平的教育，但也存在着一种专科护士，他们完成了 6 个月以上的初级教育。对 CN 的角色期望包括实践、教学和咨询。研究人员与护理管理人员完成了焦点小组访谈以探讨他们对 CNS/CN 角色的期望和对管理 CNS/CN 的看法。对访谈的分析显示，期望包括三个主题重点分别为：员工教育、质量改进和角色发展。管理者认为沟通技巧和谈判技巧是该角色发挥作用所必需的。

初级研究中出现的角色维度和主题反映了表 3-1 中所列的胜任力。从这些研究和胜任力陈述的回顾中可以看出，临床护理专家的核心角色在国际上存在很多相似性。临床护理专家的核心胜任力领域也与 Sastre-Fullana 等阐述的一般高级实践领域非常一致。其主要区别在于与一般高级实践胜任力相比，沟通胜任力在临床护理专家胜任力中似乎更为常见。

六、讨论

在这个对胜任力报道和研究的回顾中，国际临床护理专家实践中存在许多相似之处。临床护理专家胜任力的常见范畴包括直接护理、教育教学、研究和循证实践、质量改进、沟通、咨询和指导、领导力、跨专业合作和伦理。几项胜任力报道提出了临床护理专家与护士合作相关的胜任力及对工作环境、文化产生的积极影响。临床护理专家胜任力也会聚焦于传播。

有趣的是，虽然人们认为胜任力常年来的发展方法具有多样性，但临床护理专家胜任力在国际上却存在着高度一致性。最初，1998 年全国临床护理专家协会胜任力是通过工作分析法归纳形成的（Baldwin，2007）。一个由临床护理专家从业人员和教育工作者组成的专家小组，对代表了美国广阔地区和各种专业的80多份岗位说明书进行回顾。小组从岗位说明书中提取主题，然后回顾已发表的与核心临床护理专家实践相关的文章。通过这些分析，形成了患者/客户、护士和护理人员、组织/系统这三个主题。随着胜任力的发展，对草案和修订后的胜任力报道进行了一系列内部和外部的回顾（Baldwin，2007）。2004年对NACNS胜任力的更新遵循了类似于广泛的内部和外部反馈的过程（Baldwin，2007）。新版NACNS能力于2019年被发布（NACNS，2019）。

加拿大护士协会开发了泛加拿大临床护理专家胜任力的方法（2014），这与NACNS使用的方法有所不同。加拿大护士协会采用了五阶段方法，包括对当前临床护理专家实践和胜任力框架的回顾，全国各地的临床护理专家共同制订胜任力纲要，胜任力发展指导委员会进行评审并提供意见，利益相关者评议及使用滚雪球调查法进行验证，以及指导委员会结合利益相关者的反馈做最终修订。

在英国，全国委员会（Republican National Committee，RNC）于2018年发布了最新的胜任力（RCN，2018a），代表了英格兰、北爱尔兰、苏格兰和威尔士四个王国之间的协调。每个王国通过核心实践方法来指定实践范畴，尽管这些核心实践在每个王国的发展有所不同（RCN，2018a）。

可以看出，用于形成临床护理专家/ANP胜任力的一些方法是相似的，但也存在归纳和推理方法的混合。这些不同的方法融合在一起，形成了非常相似的国际临床护理专家胜任力和角色模式。这种融合确认了临床护理专家胜任力在全球范围内的有效性。

七、未来发展方向

随着时间的推移，现有的临床护理专家胜任力说明还会继续进行修订。基于最近对胜任力构建的活跃度，世界上其他国家和地区也将继续构建和提升临床护理专家胜任力，并将其制度化（European Specialist Nurses Organizations，2019；Jokiniemi，2018）。

一个问题是，目前尚不清楚临床护理专家胜任力在未来10～20年会发生多大程度的变化。在美国，NACNS曾建议将来进入临床护理专家实践时需要获得护理实践博士学位（NACNS，2015）。然而，硕士学位仍然被认为是成为含临床护理专家在内的高级实践所需的学位（ICN，2019）。此外，2019 版 NACNS 中所编写的胜任力是适用于硕士和 DNP 投入实践的。因此，多年来，胜任力领域一直保持稳定和普遍，并可能继续适合作为临床护理专家实践的框架。

另一个问题是，未来胜任力的作用将如何演变。O'Connell 等（2014）曾质疑胜任力在解决复杂情况的高级护理实践时的实用性。他们指出，一般情况下胜任力是有助于描述所需的知识和技能，但可能无法完全确保其是否适用于描述复杂、动态的问题或情况（O'Connell，2014）。为了解决这一分歧，O'Connell 及其同事建议采用胜任力框架，以取代将胜任力作为高级实践的指导。O'Connell 等（2014）提出澳大利亚能力网络，将胜任力定义为"技能、知识、价值观和自尊的结合，使个人能够应对变化"。他们进一步指出，专家的专业知识取决于能力，有能力的专家能够在职业生涯中不断培养自己的技能（O'Connell，2014）。

有证据表明，一些国家正在使用能力而非胜任力的方法将高级实践概念化。例如，英国的高级临床实践多专业框架使用的就是能力而非胜任力（NHS Health Education England，2017）。同样，苏格兰国家医疗服务体系教育部发布了一系列能力框架文件，包括一份针对癌症患者的护士、专家和照护人员的文件（2008）。看到这些想法随着时间的推移是如何演变的将是一件有趣的事情。

总之，临床护理专家和高级护理实践胜任力已被用于指导实践将近 20年。无论采用何种研究方法，在已颁布的胜任力声明和临床护理专家实践领域中存在许多相似之处。这种一致性使我们能够深入了解临床护理专家角色的普遍性。尽管描述临床护理专家实践的称谓存在国际差异，但胜任力和实践领域实际上是稳定的，并且适用于在国际上清晰一致地阐明临床护理专家角色。

参考文献

[1] Accreditation Commission for Education in Nursing (2017) ACEN accreditation manual section

III 2017 standards and criteria. http://www.acenursing.net/manuals/SC2017.pdf. Accessed 13 Feb 2020.

[2] American Nurses Association (2015) Nursing scope and standards of practice, 3rd edn. American Nurses Association, Silver Spring, MD.

[3] APRN Consensus Work Group & the National Council of State Boards of Nursing APRN Advisory Committee (2008) Consensus model for APRN regulation: licensure, accreditation, certifcation, & education. https://www.ncsbn.org/Consensus_Model_for_APRN_Regulation_July_2008.pdf. Accessed 13 Feb 2020.

[4] Baldwin KM, Lyon BL, Clark AP, Fulton J, Dayhoff N (2007) Developing clinical nurse specialist practice competencies. Clin Nurse Spec 21:297-303.

[5] Canadian Nurses Association (2014) Pan-Canadian core competencies for the clinical nurse specialist. https://cna-aiic.ca/~/media/cna/fles/en/clinical_nurse_specialists_convention_handout_e.pdf. Accessed 13 Feb 2020.

[6] Canadian Nurses Association (2019) Advanced practice nursing. A Pan-Canadian framework. https://www.cna-aiic.ca/-/media/cna/page-content/pdf-en/apn-a-pan-canadian-framework.pdf. Accessed 13 Feb 2020.

[7] Commission on Collegiate Nursing Education (2018) Standards for accreditation of baccalaureate and graduate nursing programs. https://www.aacnnursing.org/Portals/42/CCNE/PDF/Standards-Final-2018.pdf. Accessed 13 Feb 2020.

[8] Dury C, Hall C, Danan JL, Aguiar Barbieri-Figueiredo MC, Costa MAM, Debout C (2014) Specialist nurse in Europe: education, regulation and role. Int Nurs Rev 61:454-462.

[9] European Specialist Nurses Organisations (2015) Competences of the clinical nurse specialist (CNS): common plinth of competences for the common training framework of each specialty. http://www.esno.org/assets/harmonise-common_training_framework.pdf. Accessed 13 Feb 2020.

[10] European Specialist Nurses Organisations (2019) Position statement. The specialist nurses in European healthcare towards 2030. https://www.esno.org/assets/esno_position_statement_april_2019_fnal.pdf. Accessed 13 Feb 2020.

[11] Fulton JS (2009) Practice competencies front and center. Clin Nurse Spec 23:121-122.

[12] Fulton JS (2014) Evolution of the clinical nurse specialist role and practice in the United States. In: Fulton JS, Lyon BL, Goudreau KA (eds) Foundations of clinical nurse specialist practice, 2nd edn. Springer, New York, NY, pp 1-15.

[13] Gardner G, Duffeld C, Doubrovsky A, Bui UT, Adams M (2017) The structure of nursing: a national examination of titles and practice profles. Int Nurs Rev 64:233-241. https://doi.org/10.1111/inr.12364.

[14] International Council of Nurses (2009) ICN framework of competencies for the nurse specialist. https://siga-fsia.ch/fles/user_upload/08_ICN_Framework_for_the_nurse_specialist.pdf. Accessed 14 Feb 2020.

[15] International Council of Nurses (2012) The ICN code of ethics for nurses. https://www.icn.ch/sites/default/fles/inline-fles/2012_ICN_Codeofethicsfornurses_%20eng.pdf. Accessed 13 Feb 2020.

[16] International Council of Nurses (2019) Guidelines on advanced practice nursing. International Council of Nurses, Geneva.

[17] Japanese Nurses Association (2016) Nursing in Japan. https://www.nurse.or.jp/jna/english/pdf/nursing-in-japan2016.pdf. Accessed 13 Feb 2020.

[18] Jokiniemi K, Meretoja R, Pietilä AM (2018) Constructing content validity of clinical nurse

specialist core competencies: exploratory sequential mixed-method study. Scand J Caring Sci 32:1428-1436. https://doi.org/10.1111/scs.12588.

[19] King A, Boyd ML, Dagley L, Raphael DL (2017) Implementation of a gerontology nurse specialist role in primary health care: health professional and older adult perspectives. J Clin Nurs 27:807-818. https://doi.org/10.1111/jocn.14110.

[20] Kondo A (2013) Advanced practice nurses in Japan: education and related issues. J Nurs Care S5:004. https://doi.org/10.4172/2167-1168.S5-004.

[21] National Association of Clinical Nurse Specialists (1998) Statement on clinical nurse specialist practice and education. National Association of Clinical Nurse Specialists, Glenview, IL.

[22] National Association of Clinical Nurse Specialists (2004) Statement on clinical nurse specialist practice and education, 2nd edn. National Association of Clinical Nurse Specialists, Harrisburg, PA.

[23] National Association of Clinical Nurse Specialists (2015) NACNS position statement on the Doctor of Nursing Practice. http://www.nacns.org/wp-content/uploads/2016/12/DNP-Statement1507. pdf. Accessed 15 May 2018.

[24] National Association of Clinical Nurse Specialists (2019) Statement on clinical nurse specialist practice and education, 3rd edn. National Association of Clinical Nurse Specialists, Reston, VA.

[25] National Council for the Professional Development of Nursing and Midwifery (2008) Framework for the establishment of clinical nurse/midwife specialist posts. 4th edn. https://www.lenus.ie/bitstream/handle/10147/565741/CNSCMSFrameworkNCNM2008. pdf?sequence=1&isAllowed=y. Accessed 17 Feb 2020.

[26] National Health Service Education for Scotland (2008) Working with individuals with cancer, their families and carers. Professional development framework for nurses, specialist and advanced levels. https://www.nes.scot.nhs.uk/media/268259/working_with_individuals_with_cancer_their_families_and_carers_aug_2008.pdf. Accessed 17 Feb 2020.

[27] National Health Service Health Education England (2017) Multi-professional framework for advanced clinical practice in England. https://www.hee.nhs.uk/sites/default/fles/documents/Multi-professional%20framework%20for%20advanced%20clinical%20practice%20in%20England.pdf. Accessed 13 Feb 2020.

[28] National Health Service Wales (2010) Framework for advanced nursing, midwifery and allied health professional practice in Wales. http://www.wales.nhs.uk/sitesplus/documents/829/NLIAH%20Advanced%20Practice%20Framework.pdf. Accessed 16 Feb 2020.

[29] Nieminen AL, Mannevaara B, Fagerström L (2011) Advanced practice nurses' scope of practice: a qualitative study of advanced clinical competencies. Scand J Caring Sci 25:661-670. https://doi.org/10.1111/j.1471-6712.2011.00876.x.

[30] Northern Ireland Practice and Education Council for Nursing and Midwifery (2016) Advanced nursing practice framework. https://www.health-ni.gov.uk/sites/default/fles/publications/health/advanced-nursing-practice-framework.pdf. Accessed 13 Feb 2020.

[31] Nursing and Midwifery Board of Australia (2016) Fact sheet: advanced nursing practice and specialty areas within nursing. https://www.nursingmidwiferyboard.gov.au/documents/default. asp x?record=WD16%2f21634&dbid=AP&chksum=sLK71ybpoWvK3dj7SXUpWA%3d%3d. Accessed 13 Feb 2020.

[32] Nursing and Midwifery Board of Ireland (2017) Advanced practice (nursing) standards and requirements. https://www.nmbi.ie/NMBI/media/NMBI/Advanced-Practice-Nursing-Standards-andRequirements-2017.pdf?ext=.pdf. Accessed 13 Feb 2020.

[33] O'Connell J, Gardner G, Coyer F (2014) Beyond competencies: using a capability framework in developing practice standards for advanced practice nursing. J Adv Nurs 70:2728-2735. https://doi.org/10.1111/jan.12475.

[34] Onishi M, Kanda K (2010) Expected roles and utilization of specialist nurses in Japan: the nurse administrators' perspective. J Nurs Manag 18:311-318. https://doi.org/10.1111/j.1365-2834.2010.01070.x.

[35] Royal College of Nursing (2018a) Section 2: advanced level nursing practice competencies. https://www.rcn.org.uk/-/media/royal-college-of-nursing/documents/publications/2018/july/pdf-006896.pdf?la=en. Accessed 13 Feb 2020.

[36] Royal College of Nursing (2018b) Section 1: the registered nurse working at an advanced level of practice. https://www.rcn.org.uk/-/media/royal-college-of-nursing/documents/publications/2018/july/pdf-006895.pdf?la=en. Accessed 13 Feb 2020.

[37] Sastre-Fullana P, Pedro-Gómez JE, Bennasar-Veny M, Serrano-Gallardo P, Morales-Asencio JM (2014) Competency frameworks for advanced practice nursing: a literature review. Int Nurs Rev 61:534-542.

[38] Schober M, Green A (2018) Global perspectives on advanced nursing practice. In: Joel LA (ed) Advanced practice nursing. Essentials for role development, 4th edn. F.A. Davis Company, Philadelphia, PA, pp 54-89.

[39] Scottish Government (2010) Advanced nursing practice roles. Guidance for NHS boards. http://www.advancedpractice.scot.nhs.uk/media/614/sg-advanced-practice-guidance-mar10.pdf. Accessed 13 Feb 2020.

[40] Singapore Nursing Board (2018) Core competencies of advanced practice nurse. https://www.healthprofessionals.gov.sg/docs/librariesprovider4/publications/core-competencies-of-apn_snb_jan-2018.pdf. Accessed 13 Feb 2020.

[41] Stasa H, Cashin A, Buckley T, Donoghue J (2014) Advancing advanced practice—clarifying the conceptual confusion. Nurs Educ Today 34:356-361. https://doi.org/10.1016/j. nedt. 2013. 07. 012.

第 4 章　教育因素

Educational Considerations

Ann Mayo　Linda D. Urden　Janet S. Fulton　著

摘　要

临床护理专家（CNS）是高级实践护士，并且进行护理研究生教育，接受为培养 CNS 而专门设计的课程。本章讨论了用于开发 CNS 项目课程的教育标准。讨论内容包括构成护理研究生教育的基本标准，培养以临床高级功能角色为中心的护士的标准和建议，以及培养临床护理专家的标准和胜任力。本章还讨论了评估和认证 CNS 项目的标准。通过使用在本章或其他章节中讨论的标准和指南，CNS 教师团队将获得必要的方法以构建一个健全的课程体系，以期培养出能够在各种临床环境中从事专业实践的 CNS。

关键词

临床护理专家，临床护理专家教育，教育标准，护理学研究生项目，CNS 课程，CNS 胜任力

一、背景

临床护理专家是高级实践护士，临床护理专家的教育培养工作应遵循针对所有高级实践护士的建议。国际护士理事会推荐 APN 的培养应具备以下要求：①处于高级水平；②属正规教育项目（经认证或其他审批机制）；③由正式的毕业生资格认证系统认可，以进入高级实践（执照、注册、认证）（ICN，2019）。高水平教育最好通过研究生教育项目来实现，该项目的设计是建立于学生首先要能完成本科学士学位的基础上。正规的研究生

水平高级教育培养包含硕士学位和实践博士学位两种选择。虽然高级护理实践正在不断发展，但许多国家和教育系统并不为护士提供研究生学历这个选择。至少，高水平教育应该是在基础、通才培养之上的正规教育，并且获得证书或通过其他高水平正规培养机制的认可。

本章探讨了在研究生阶段临床护士专科教育项目的设计、实施、评估的标准和指南。这些推荐旨在帮助有兴趣开发临床护理专家教育课程的教师，以培养本科生去实践临床护理专家角色。临床护理专家实践受专业标准和地域对临床护理专家领导和服务需求的共同影响。

二、教育标准

护理教育的领导者和教师团队有责任培养出合格的临床护理专家，以期为安全的高水平护理实践做好准备。为确保培养出高标准的毕业生，其中一种方法是使用专业的、国家或国际的标准来指导课程开发、实施和评估。

教育标准是以目标为导向的教学体系，旨在指导学习者熟练掌握知识和技能（Great Schools Partnership，2017）。使用标准来指导课程有助于确保学生获得所需知识和预期的岗位胜任力。外部机构也可以使用标准来评估学院课程的范围和质量，并认证该项目符合既定标准。在设计 CNS 课程时，建议采用基于标准的方法。

教育标准可以由外部组织制订，如专业护理组织，也可以作为学术项目设计的一部分由教师团队内部制订。外部制订的标准可以完全采用，也可以根据当地需求、资源和情况进行调整。内部制订的课程应该反映系统性方法（使用框架来设计和实施课程）及评价学生的学习情况。

课程设计中，在高级实践岗位上受过培训且经验丰富的教师团队应引领课程开发。因此，作为临床护理专家培养的教师团队应引领临床护理专家项目课程的设计和实施。当学校开始新的临床护理专家项目且缺少临床护理专家教师时，应咨询经验丰富的临床护理专家教师。

制订临床护理专家课程时要考虑的标准应包括：①研究生护理教育标准；②高级护理实践教育标准；③临床护理专家特定的护理教育标准；④临床护理专家专业实践标准（图 4-1）。

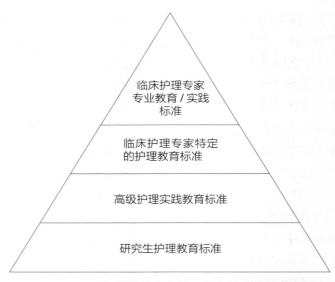

▲ 图 4-1　研究生层次临床护理专家教育的构成要素

三、研究生护理教育标准

　　研究生护理教育标准是开发临床护理专家研究生课程的基础。研究生教育标准建立在以下期望之上：①学生在进入研究生课程时获得护理本科学历，并且准备作为通才角色进行实践；②护理研究生教育旨在培养学生以高水平、差异化的职能角色进行实践。临床护理专家就是一个职能角色，其他高级职能角色包括护理管理者、教育者、信息学家、执业护士或助产士。一些高级职能角色侧重于间接护理实践，如护理管理者或信息学家。另一些高级职能角色则专注于直接护理。在美国，四个公认的高级直接护理职能角色是临床护理专家、执业护士、麻醉护士和助产护士。并非所有国家都将这四个职能角色视为高级实践护士，也有一些其他职能角色被视为高级实践护士。在许多国家，临床护理专家有不同的称谓，如护理顾问。无论高级的角色是什么，所有高级护理研究生都应该具备类似的基础内容。该内容通常包括护理理论/实践的理论基础、研究和循证实践、统计分析、领导理论和原则，以及卫生政策和倡导。

　　一个广泛使用的研究生护理教育标准是美国护理学院协会的《护理硕士教育要点》（*The Essentials of Master's Education in Nursing*）（AACN，

2011）。该标准包含九项内容领域的建议，是所有护理研究生教育的基础。此外，加拿大护理学院协会（Canadian Association of Schools of Nursing, CASN）还为本科、硕士和博士教育制订了框架和标准。该框架包括六项适用于所有护理项目的领域：①知识；②研究、方法学、批判性调查技能和循证实践；③护理实践；④沟通与合作；⑤专业精神；⑥领导力，每个领域都包含指导原则（CASN，2015）。

国际护士理事会建议硕士学位是高级护理角色的入门教育水平（ICN，2019）。然而，护理尚未实现普及学士学位作为进入实践标准的目标。大专生和培养基础为基于医院文凭教育的通才护士，这些非学士学位课程的毕业生在进入研究生课程之前需要额外的课程学习或学位。教师可以使用本科教育标准来确定学术内容上的差距，并建立学习桥梁（课程或学位），将大专生和文凭教育护士纳入研究生护理项目。为了找出差距，教师团队应该使用已确立的本科教育标准，如美国教育协会护理学院学士学位教育纲要（AACN，2008）或加拿大护理学院全国护理教育协会框架（CASN，2015），对非学士学位课程和学士学位课程之间进行差距分析。

四、高级护理实践标准

高级护理实践的具体标准是在基础标准之上有更加具体的教育标准（表4-1）。高级护理实践基本角色聚焦于直接护理的实践，分享相同的核心实践知识。除了功能角色之外，高级护理实践课程的唯一已知标准是高级护理实践博士教育的基本要素（AACN，2006），这一课程是专门为拥有实践博士学位的高级护士设立的。执业博士学位最近才被引入美国。高级实践护士主要是在硕士学位的基础上继续学习获得。

专业的护理机构已经设立了培养高级实践护士的标准和指南。在美国，高级实践注册护士（APRN）共识工作组和全国国家护理委员会理事会APRN咨询委员会对APRN管理的共识模式为：执照、认证、专业认证和培训（2008）。推荐三个独立的研究生高级核心课程：生理学/病理生理学（两者之一）、药理学和健康评估。此外，对于所有高级实践功能角色，硕士课程建议包括至少500小时有监督的临床实践时间。

其他专业组织推荐，在规划临床护理专家课程时应考虑核心高级实践能力。加拿大护士协会"高级护理实践：一个国家性框架"（CNA，2008）

描述了学生在所有高级功能角色的临床实践中达到专业所需要的研究生护理教育的共同要素。英国"高级水平护理系统：职位声明"（2010）描述了高级别护士为患者提供直接护理的预期实践水平。这些和其他文件（国家专门的指南和标准）描述了对高级实践的整体能力期望，可以帮助开发一个课程，支持学生满足高级实践期望。

五、临床护理专家的核心教育标准

国际护士理事会将护理专家定义为在护理领域拥有高等教育和专业知识，并且需要一个正式被认可的学习体系：①这个正式学习体系建立在实践护士（注册/许可）的教育体系之上；②准备和授权与毕业后教育的实践范围、教育和管理要求一致（ICN，2009）。国际护士理事会没有提供高级专业准备的课程标准，但是却提供了一个能力框架（ICN，2009）。该框架基于注册护士的知识和实践能力的全科护理实践的各个领域。该框架领域包括：①专业、道德和法律实践；②护理提供和管理；③专业、个人和素质拓展（表4-1）。

表4-1　国际护士理事会的能力框架（**ICN Framework of Competencies for the Nurse Specialist, 2009**）

领域：专业、道德、法律实践	
	责任、义务
要素	法律实践
	伦理原则
领域：护理提供和管理	
	护理的关键原则
	治疗性沟通和关系
	健康促进
要素	评估
	计划
	实施

（续表）

领域：护理提供和管理	
要素	评价
	领导和管理
	国际专业卫生保健
	委派和监督
	安全环境
领域：专业、个人和素质拓展	
要素	提高专业水平
	质量改进
	继续教育

培养学生的专业能力是教育项目的目标。专业实践能力展现于某一确定背景下技能的实际表现，并与制度政策一致。能力表现包括对知识的应用、判断、技术能力，以及旨在达到预期结果的人际交往能力（Cowan 等，2005）。能力框架和能力标准是由专业护理组织制订的，应该应用于指导临床护理专家准备和其他高级实践护士的教育项目。

除了临床护理专家能力框架，两个专业组织公布了涉及临床实践领域的临床护理专家的临床胜任力，因此，他们可以为组织教育内容提供一个框架，即加拿大护士协会（Canadian Nurses Association，CNA）和美国全国临床护理专家协会（NACNS）。这两版临床实践能力在内容上是相似的。加拿大核心能力临床护理专家组（CNA，2014）将胜任特征归纳为实践四个领域：①临床护理能力；②系统领导能力；③高级护理实践能力；④评价与研究。NACNS 将胜任特征归纳为三个实践领域：①直接的患者 / 家庭护理；②护士 / 护理实践；③组织 / 系统（NACNS，2019）。NACNS 关于临床护理专家实践和教育的声明（2019）包括临床护理专家教育的建议，特别是获得 NACNS 核心临床护理专家胜任力的建议（表 4-2）。

六、临床护理专家专业实践教育标准

临床护理专家实践具有诊断和干预方面的高级临床专业性，以预防、

表 4-2　发展临床护理专家能力的基本核心内容领域的总结

1. 临床护理专家实践的理论和经验基础

内容：理论、概念模型、科学原理、研究和其他与高级、专业实践相关的证据

2. 关注的现象

内容：护理所关注的现象，包括健康促进、风险降低、症状管理、功能状态，以及与健康相关的生活质量和自我管理

3. 设计、实施和评估创新的护理干预措施

内容：评估和环境检查；设计、实施、评估基于证据的干预措施和护理方案，以满足特定人群的需求

4. 临床调查 / 批判性思维 / 临床判断

内容：将批判性思维和临床判断应用于临床探究的过程中，以解决问题和探索可能性。检查具有改善临床和综合治疗结果的创新护理方案

5. 医疗保健技术、产品和设备

内容：选择、使用和评估技术、产品和设备，以支持护理实践和改善结果。探索新技术、新产品和新设备的开发

6. 教学与辅导

内容：与健康行为、教学和学习者培训相关的理论和证据，包括患者 / 家庭、护士和其他医疗保健专业人员

7. 影响变化

内容：在实践环境中实施改变的理论和循证方法

8. 系统思维

内容：系统理论、组织行为、变革理论、运用影响力和权力、卫生政策和倡导

9. 专业间协作的领导才能

内容：领导理论和技能、协作、跨专业实践、健康的工作环境、护理协调和转变管理

10. 咨询理论

内容：咨询理论、咨询方法和流程、咨询原则的应用

11. 质量改进和安全

内容：有关质量改进和安全的理论与证据、质量改进方法、在实践环境中提高安全

（续表）

12. 测量和结果评价方法
内容：测量和仪器原理，数据的收集、管理和分析。原则在临床评估和评价中的应用

13. 循证实践和知识转化
内容：基于循证的实践原则和方法，知识翻译的过程，进行分析，制订实践指南

14. 人际关系之间的沟通和领导能力
内容：沟通和领导的理论和原则、协调管理、批判性对话、同伴反馈、共享决策、跨专业实践

15. 倡导和道德决策
内容：实践的范围和标准，护理实践中的伦理，决策和倡导中的伦理应用

临床实践经验
• 重点是在一个结构化的临床实践中，在一个经验丰富的临床护理专家实践导师的指导下，学习临床护理专家的角色和实践能力。学生有机会整合知识和技能，并在所有实践领域发展能力
• 有机会使学习计划个性化，发展优势的领域，满足个人的职业目标，发展与选定的特定人群相关的能力
• 在一个社会化的专业临床和专业领导中，探索职业选择，建立一个 CNS 同事网络以实现专业合作和持续发展

National Association of Clinical Nurse Specialists (NACNS),Statement on Clinical Nurse Specialist Practice and Education (2019).Reston,VA：Author

治疗和缓解疾病，促进特定专科人群的健康，包括宽泛的专科或狭窄的专科、已经发展好的专科或新兴专科（NACNS，2019）。专业实践不断发展以满足公众对高级护理服务的需要。专业实践领域包括以人口为基础（儿科、老年病学和女性健康）、以环境为基础（危重症监护、急诊和围术期）、以疾病为基础（痴呆、肿瘤学、精神疾病和糖尿病），以护理为基础（行为健康和康复）、以问题为基础（跌倒、伤口、失禁和疼痛）。护理学院提供由专业组织举办的教育项目，如加拿大里贾纳大学，它提供心理健康、老年医学、本土研究、姑息治疗、产科、医学外科和儿科的高级专业项目（里贾纳大学 https：//www.uregina.ca/nursing/programs/CNS/index.html.

Accessed July 19，2019）。

护理专业组织的存在是为了满足护士对照顾专科人群的特殊需求。为了满足其成员的需求，专业组织建立了专科人群的临床护理实践标准。实践的专业标准通常是在全科护士的层面上制订的。然而，一些组织已经为高级执业护士和（或）临床护理专家制订了实践标准。已经指定了高级实践标准的两个专业护理组织是美国重症护理护士协会（AACN，2014）和老年高级实践护士协会（GAPNA，2015）。在可行的情况下，高级专业标准应纳入临床护理专家专业实践的课程。如果某一专业没有高级的专业实践标准，那么在规划课程内容时应该考虑全科护理标准。

七、专业课程实例

一个设计良好的临床护理专家课程包含了研究生护理教育、高级护理实践教育、临床护理专家教育和临床护理专家专业实践的标准。圣地亚哥大学的成人 – 老年学临床护理专家课程就是一个例子。表 4-3 列出了课程中的个别课程、教育标准的水平，并提供了一个支持课程设计的适当水平标准的示例。本例子的专业胜任力是成人老年学临床护理专家能力（AACN，2010），由纽约大学 Hartford 老年护理研究所和 NACNS 在 John A.Hartford 基金会资助下合作开发。这些专业胜任力包括在护理硕士的基础教育中（AACN，2011）。临床护理专家项目有三个包括实践在内的课程，呈现了 NACNS（2019）描述的实践领域：患者 / 直接护理、护理和护理实践、系统 / 组织。这些课程建立在如图 4-1 所示的标准基础上，从普通研究生教育标准到更窄的专科人群标准。

课程中包括有监督的临床实践，如学生在专科人群中完成 500 小时的

表 4-3　成人 / 老年医学临床护理专家课程实例

科目名称	教育标准水平 （图 4-1）	标准示例
循证实践：理论与研究的作用	研究生护理教育	AACN 护理硕士教育要点（2011）
影响医疗保健环境：政策和系统	研究生护理教育	AACN 护理硕士教育要点（2011）

（续表）

科目名称	教育标准水平 （图 4-1）	标准示例
卫生保健信息管理简介	研究生护理教育	AACN 护理硕士教育要点（2011）
高级病理生理学	高级护理实践教育	APRN 共识模式课程建议（2008）
高级身体评估与诊断	高级护理实践教育	APRN 共识模式课程建议（2008）
高级药理学	高级护理实践教育	APRN 共识模式课程建议（2008）
临床护理专家专业角色和实践基础	临床护理专家教育	CNS 教育（NACNS，2019）
成人老年学 I：患者领域中的临床护理专家实践和实习	临床护理专家教育专业实践	• CNS 教育（NACNS，2019） • 成人老年学护理专家 • 专业实践能力（AACN，2010）
成人老年学 II：护理领域中的临床护理专家实践和实习	临床护理专家教育专业实践能力	• CNS 教育（NACNS，2019） • 成人 – 老年学护理专家 • 专业实践能力（AACN，2010）
成人老年学 III：组织 / 系统领域中的临床护理专家实践和实习	临床护理专家教育专业实践能力	• CNS 教育（NACNS，2019） • 成人 – 老年学护理专家 • 专业实践能力（AACN，2010）
成人老年学 IV：临床护理专家高级实践的最高水平课程和实践	临床护理专家教育专业实践能力	• CNS 教育（NACNS，2019） • 成人 – 老年学护理专家 • 专业实践能力（AACN，2010）

AACN. 美国重症监护护士协会；APRN. 高级实践注册护士；CNS. 临床护理专家；NACNS.（美国）全国临床护理专家协会

实践。临床实践经验旨在满足 NACNS（2019）对临床护理专家教育的要求，通过加强对临床护理专家在三个领域的角色和实践能力的学习，整合知识和技能，发展个人力量领域，实现个人职业目标，发展特定人群的护理专长。此外，临床经验提供了临床护理专家角色的社会化，加强领导能力，协助学生建立临床护理专家同事网络以进行专业合作和持续发展。学生的临床经验由正在实践的临床护理专家作为志愿者导师进行指导，将知识应用于实践。

八、体系的认证和评估

护理学校应得到适当的监管机构和专业机构的认可或认证。此外，学校内的临床护理专家体系应符合临床护理专家体系的既定标准。学校的认证程序和认证机构因国家的政府和其他法规、要求而不同。认证学校的专业组织应符合政府和其他作为认证机构运作的标准。例如在美国，认证机构符合美国教育部规定的要求，并由该教育部监督其合规情况。

每个认证机构都公布了学校必须满足的学术体系认证标准。全国护理联盟护理教育认证委员会（Commission for Nursing Education Accreditation，CNEA）（2016）和大学护理教育委员会（Commission on Collegiate Nursing Education，CCNE）（2018）都对护理研究生体系进行了认证。CNEA认证所有级别的护理教育项目，CCNE只认证学士学位和高等教育项目。

CNEA护理教育项目认证标准包括以下 5 项标准。

- 卓越的文化：项目的成果。
- 整体化和有责任的文化：使命、管理和资源。
- 卓越和关怀的文化：教师。
- 卓越和关怀的文化：学生。
- 学习和多样性的文化：课程和评估过程。

每个标准都需要有可测量的结果指标证据。与每个标准相关的结果由评估小组进行审查，并根据学校能否成功达到标准进行认证。NLN 的认证标准和程序可在 http://www.nln.org/docs/default-source/accreditation-services/cnea-standards-fnal-february-201613f2bf5c78366c709642ff00005f0421.pdf?sfvrsn=12 上获得（Accessed July 19，2019）。

同样，大学护理教育委员会也有学校必须达到的认证标准。学校提供证据证明其符合发布的标准即可获得认证，可在 https://www.aacnnursing.org/Portals/42/CCNE/PDF/Standards-Final-2018.pdf 查阅到（Accessed July 19，2019）。CCNE 的认证标准如下。

- 标准 I ——项目质量：使命和治理。
- 标准 II ——项目质量：机构承诺和资源。
- 标准 III ——课程质量：课程和教学实践。
- 标准 IV ——项目有效性：评估和成就。

学校内的临床护理专家项目也应符合临床护理专家项目的特定标准。NACNS 制定了迄今为止唯一已知的标准来评估临床护理专家项目的充分性，由五个首要的标准组成：项目组织和管理，项目资源，学生的录取、发展、毕业要求，课程设置和项目评估（NACNS，2019）（表4–4）。

表4–4　全国临床护理专家协会关于临床护理专家项目评估标准的总结（NACNS，2019）

标准1　项目组织和管理
1–1. 项目在高等机构内运行并受其影响，并被美国教育部认可的护理认证机构认证
1–2. 项目的目标很清楚，结果与护理单元的任务 / 目标，以及其上级部门的任务一致
1–3. 负责全面领导或监督临床护理专家项目的个人对临床护理专家角色有教育和（或）经验上的准备
标准2　项目资源：教师、临床和机构
2–1. 在临床护理专家项目中的教学教师有适当的资格来教授临床护理专家学生，并通过硕士、研究生或实践博士项目而成为临床护理专家
2–2. 临床护理专家项目的教学教师保持了专业领域的专业知识，并为专业领域贡献了学术工作
2–3. 教师有足够的数量和专业知识来教授临床护理专家的学生，制订政策，为学生提供建议，进行持续的课程开发和评估
2–4. 有足够的教师和临床导师来确保有质量的临床实践，并为学生提供充分的直接和间接的监督和评估
2–5. 教师有责任评估学生的表现和评价由导师监督的临床实践的质量
2–6. 临床护理专家导师通过直接或虚拟的互动来监督学生的临床实践，其他的专业人员也可以为选定的临床实践提供指导
2–7. 在临床环境中监督临床护理专家学员的导师关注课程要求、课程目标、对学生监督和评价的期望
2–8. 临床设施的质量和数量足够，为临床护理专家学员在所有实践领域提供高质量、综合的实践经历
2–9. 在临床护理专家体系中，有足够的资源支持持续的专业发展、学术活动和教师的教学实践
2–10. 学习资源和支持服务确保了临床护理专家体系的教育质量

（续表）

标准3　学生的录取、发展和毕业要求
3-1. 该项目建立在学士学位水平的护理能力基础上，并最终达到硕士学位、毕业后认证或博士学位
3-2. 在临床护理专家项目教学的教师参与制订、批准和修改学生录取、发展和毕业的标准
3-3. 参与临床护理专家项目的学生在录取之前及整个过程中都是有执照的注册护士

标准4　课程设置
4-1. 课程符合国家要求，研究生高级实践注册护士项目的国家标准和国家认可的临床护理专家能力
4-2. 对硕士和研究生来说，该项目要求有监督的临床实践至少500小时

标准5　项目评估
5-1. 该项目有一个全面的评估计划，涉及课程、教师资源、学生成果、临床地点、导师和项目资源
5-2. 项目收集和分析数据，以评估项目成果
5-3. 该项目教学的教师和录取的学生参与到该项目的持续发展和评估中
5-4. 临床护理专家的课程是持续评估的，使用相关数据来进行修订
5-5. 根据护理单位及其上级机构的政策，定期评估教师的教学情况
5-6. 临床护理专家项目中的临床机构和导师每年由教师和学生进行评估
5-7. 对学生的评估是累计的，采用多种方法，并结合教师和导师对其表现的观察

九、设计课程

临床护理专家教育项目的设计是一个统筹过程，包括进行需求评估以确定社区对临床护理专家服务和专业的需求，设计课程以满足确定的需求，招募合格的教师，获得学术和监管机构的必要支持，以及招募合格的学生。在拥有学士学位护士很少的地区和国家，可能有必要从学术过渡项目开始，以确保学生为研究生水平的课程做好准备。在研究生项目不可能的情况下，教师可以将标准、指导方针和要求应用于认证项目和其他的全科培训后项目，以实现对护士专家的高质量教育。

该课程的设计应满足研究生毕业后对执照、认证或注册的要求，这可能需要调整标准和指导方针，以确保毕业生能进行实践。在全球范围内，护士在现有的政府和教育结构中工作，以提高高级护理教育的机会，并保证政府和监管机构对护士实践范围的保护。发展临床护理专家项目的院系需要，支持临床护理专家角色和实践范围，并且也能在课程中包括政策和主张的内容，以确保学生能够很好地理解和支持临床护理专家角色。

总之，临床护理专家的角色和实践非常适合进入任何文化或国家。临床护理专家实践的核心是关注推进护理实践，以改善患者的结局，支持护士尽可能提供最好的循证护理，并通过消除障碍和创建有创新的护理项目来促进卫生系统内的最佳实践护理。无论护理如何实施或在何地进行，临床护理专家都可以提供这种护理实践，不断地为患者、家庭和社区争取最好的结果。结合了国家和国际教育标准，培养毕业生掌握高级角色能力，并满足外部认证和监管要求的临床护理专家的课程将为临床护理专家学员提供知识和技能，以推进所有地方的护理实践！

参考文献

[1] American Association of Colleges of Nursing (2010) Adult-gerontology clinical nurse specialist competencies. Author, Washington, DC. http://nacns.org/wp-content/uploads/2016/11/adultgeroCNScomp.pdf. Accessed 20 July 2019.

[2] American Association of Colleges of Nursing (AACN) (2006) The essentials of doctoral education for advanced nursing practice. Author, Washington, DC.

[3] American Association of Colleges of Nursing (AACN) (f) The essentials of baccalaureate education in nursing. Author, Washington, DC.

[4] American Association of Colleges of Nursing (AACN) (2011) The essentials of master's education in nursing. Author, Washington, DC.

[5] American Association of Critical Care Nurses (2014) AACN scope and standards for acute care clinical nurse specialist practice. Author, Aliso Viejo, CA.

[6] Canadian Association of Schools of Nursing (CASN) (2015) National Nursing Education Framework. Canada Association of Schools of Nursing: Author, Ottawa. https://www.casn.ca/wp-content/uploads/2018/11/CASN-National-Education-Framwork-FINAL-2015.pdf. Accessed 20 July 2019.

[7] Canadian Nurses Association (CAN) (2008) Advanced nursing practice: a national framework. Author, Ottawa, ON. https://www.cna-aiic.ca/en/~/media/nurseone/page-content/pdf-en/anp_

national_framework_e. Accessed 20 July 2019.

[8] Canadian Nurses Association (CAN) (2014) Pan-Canadian Core competencies for the clinical nurse specialist. Author, Ottawa, ON. https://cna-aiic.ca/~/media/cna/fles/en/clinical_nurse_specialists_convention_handout_e.pdf. Accessed 20 July 2019.

[9] Commission on Collegiate Nursing Education (2018) Standards for accreditation of baccalaureate and graduate nursing programs. Author, Washington, DC. https://www.aacnnursing.org/Portals/42/CCNE/PDF/Standards-Final-2018.pdf. Accessed 20 July 2019.

[10] Cowan DT, Norman I, Coopamah VP (2005) Competence in nursing practice: a controversial concept—a focused review of the literature. Nurse Educ Today 25(5):355-362. https://doi.org/10.1016/j.nedt.2005.03.002.

[11] Department of Health United Kingdom (2010) Advanced level practice: a position statement. https://assets.publishing.service.gov.uk/government/uploads/system/uploads/attachment_data/fle/215935/dh_121738.pdf. Accessed 20 July 2019.

[12] Gerontological Advanced Practice Nurses Association (GAPNA) (2015) GAPNA consensus statement on profciencies for the APRN gerontological specialist. Author, Pitman, NJ.

[13] Great Schools Partnership (2017) The glossary of education reform. https://www.edglossary.org/standards-based/. Accessed 20 July 2019.

[14] http://cna-aiic.ca/~/media/cna/fles/en/clinical_nurse_specialists_convention_handout_e.pdf.

[15] http://www.nln.org/docs/default-source/accreditation-services/cnea-standards-final-february-201613f2bf5c78366c709642ff00005f0421.pdf?sfvrsn=12. Accessed 19 July 2019.

[16] https://www.gapna.org/sites/default/files/documents/GAPNA_Consensus_Statement_on_Profciencies_for_the_APRN_Gerontological_Specialist.pdf. Accessed 20 July 2019.

[17] International Council of Nurses (2009) Framework of competencies for the nurse specialist. Author, Geneva. https://siga-fsia.ch/fles/user_upload/08_ICN_Framework_for_the_nurse_specialist.pdf. Accessed 20 July 2019.

[18] International Council of Nurses (2019) Nurse practitioner/advanced practice nurse: defnition and characteristics. Author, Geneva. https://international.aanp.org/Practice/APNRoles. Accessed 14 July 2019.

[19] National Association of Clinical Nurse Specialists (NACNS) (2019) Statement on clinical nurse specialist practice and education, 3rd edn. Author, Reston, VA.

[20] National Council of State Boards of Nursing (NCSBN) (2008) Consensus model for APRN regulation: licensure, accreditation, certifcation & education. Author, Chicago, IL. https://www.ncsbn.org/Consensus_Model_for_APRN_Regulation_July_2008.pdf. Accessed 20 July 2019.

[21] National League for Nursing, Commission for Nursing Education Accreditation (2016) Accreditation standards for nursing education programs. Author, Washington, DC.

[22] University of Regina. https://www.uregina.ca/nursing/programs/CNS/index.html. Accessed 19 July 2019.

第二篇　北美洲

North America

第 5 章　美国临床护理专家的角色与实践

Clinical Nurse Specialist Role and Practice in the United States of America

Vincent W. Holly　Janet S. Fulton　著

摘　要

在美国，临床护理专家（CNS）是一种高级护理实践角色。在 20 世纪 60 年代，为了满足人们的需求，CNS 的角色开始出现，在三个相互关联的领域开展实践，称为影响领域。在直接护理领域，CNS 提供护理，以预防、补救或缓解疾病，并促进专业人群的健康。在护理士 / 护理实践领域，CNS 教育、培训、指导和领导护士和护理人员为特定人群提供循证护理。在系统体系领域，CNS 领导组织层面的变革，协调专业护理，并实施改善质量和患者安全，改善临床和财政结局的护理方案。全国临床护理专家协会（NACNS）成立于 1995 年，该协会开发了一种实践模式，包括每个实践领域的核心实践能力和预期结果。NACNS 对 CNS 研究生课程的基本内容提出建议，以确保学生发展必要的知识和技能实践。CNS 实践被作为高级实践护士来管理，并且 CNS 需要获得某一特定群体实践者的专业资质认证。尽管存在一些差异，但美国的 50 个州都有对 CNS 实践的监管。国家监管指南更是为 CNS 带来了机遇和挑战。

关键词

临床护理专家，高级实践注册护士，全国临床护理专家协会，高级实践护士，核心实践能力

一、临床护理专家角色和实践的历史

在美国，临床护理专家（CNS）的角色是为了满足人们对高级临床专家护士的需求而开发的，当时护理工作的重点是培养优秀的教育工作者和医院主管人员。具有里程碑意义的 Brown 报告（1948）呼吁人们关注放弃医院学徒式培训，强调转向大学教育的必要性。报告指出，护士需要为临床护理做出特有的贡献、提高和发展护理技能、教育和指导护士和护理工作人员，并在护理设计和实施方面与其他同行合作（Allen，1948）。到 20世纪 60 年代，护理教育开始慢慢进入大学环境，很明显，护理行业需要临床专家来为复杂患者提供直接护理，领导护理实践进步与创新的计划和实施，并在床旁教授和指导护士。CNS 的角色由护士领导者设立，在教育和实践中发展为临床专家。该角色需要接受过研究生护理教育，课程内嵌入的专业知识和技能是基础性的，而不是临床护理专业知识的补充。第一个 CNS 研究生课程是由罗格斯大学 Hildegard Peplau 博士指导的精神病 / 心理健康 CNS（Fulton，2014）。

在美国政府护理人力发展拨款的支持下，CNS 项目的数量持续增长。为满足新兴和成熟实践领域的需求，多个专业领域开始发展护士专家项目。作为 CNS 执业的标准是毕业于特定专业领域的 CNS 项目的护理研究生。专业资质认证对于某些专业是可选的，并被视为优秀的衡量标准；认证资格需要 3 年的工作经验。对于培养 CNS 的研究生护理课程，没有公认的课程标准。然而，四个课程内容被认为是 CNS 学术准备的核心，包括：①与临床专业相关的精神病理学和病理生理学；②包括教学和研究在内的专业临床实践知识和技能；③领导力和系统思维所必需的行为科学；④提供医疗服务的社会框架知识（Fulton，2014）。

为了进一步区分 CNS 角色和实践与其他高级实践角色，建立核心实践胜任力、制订教育标准、为 CNS 提供监管保护变得越来越重要。1995年，NACNS 成立。1998 年，NACNS 发布了《临床护理专家实践和教育声明》（*Statement on Clinical Nurse Specialist Practice and Education*），其中包括无关乎专业的 CNS 核心实践胜任力和为达到核心胜任力的教育建议（NACNS，1998）。NACNS 还主张对 CNS 角色进行监管保护，并建议制订政府监管指南。NACNS 进一步倡导 CNS 实践和教育，并于 2019 年发布了第 3 版《临床护理专家实践和教育声明》（NACNS，2019）。多年来，CNS 从三个领域成为专科护理的临床护理专家：①对患者和家属的直接护理；②推进护士和护理人员护理实践的领导；③消除阻力和促进最佳实践的系统层面变革的推动者。这三方面的实践保持了 CNS 的初衷，即满足护理实践对高级临床护理专家的需求。

二、临床护理专家的定义

临床护理专家是美国公认的四个高级实践注册护士（APRN）角色之一。APRN 的其他角色是执业护士、助产护士和麻醉护士。所有 APRN 的实践能力在专业知识、角色功能、熟练程度和责任感方面都超出了通科护士，反映了护理行业和健康知识的核心体系。

专业护理组织对 CNS 有类似的定义。美国护士协会将 CNS 定义为高级实践护士，负责诊断、治疗和持续管理患者，为护理患者的护士提供专业知识和支持，帮助推动整个组织的实践变革，并确保使用最佳实践和循证护理，以实现最佳的患者结局（ANA，2019）。美国重症监护护士协会（American Association of Critical-Care Nurses，AACN）将急性护理 CNS 定义为在特定专业内执业的高级实践护士，作为临床专家和患者支持者、高级护理实践领导者、组织和系统变革的领导者（AACN，2014）。NACNS 将临床护理专家定义为在某一专业区域针对三个相关领域（患者/家庭、护士/护理实践、组织/系统）执业的临床护理专家。CNS 提供直接的患者护理，以预防、治疗或缓解疾病，并促进特定专业群体的健康，无论该专业是广泛的还是狭窄的、成熟的还是新兴的。CNS 教育、培训、指导/领导护士、护理人员为特定人群提供循证护理。CNS 领导变革，协调专业护理，并在系统层面实施循证护理计划，以提高质量、患者安全，改善临床和财政结局（NACNS，2019）。

根据国际护士理事会对高级护士的定义，CNS 先要是一名注册护士（registered nurse，RN），其培养准备工作超出了全科护士的水平，拥有护理学研究生学历（硕士或博士学位），接受过 CNS 角色的教育课程，具备专业护理所需的知识和技能，并被授权作为 CNS 执业。ICN 表示，临床护理专家实践包括临床、教学、管理、研究和顾问角色（ICN，2009）。CNS 是一种临床实践角色，包含教学、研究和咨询的元素，旨在推进护理实践。CNS 角色的重点是临床护理。

综上所述，CNS 被定义为拥有护理研究生学历的高级实践护士，以评估疾病模式、技术进展、环境条件和政治影响，从而解读护理服务于公众健康需求的责任。CNS 作为临床专家，引领护理实践的进步。CNS 实践可以根据临床需求和系统工作重心调整。然而，以下特征描述了 CNS 的角色和实践。

- CNS 是具有研究生水平的专业护士。
- CNS 是临床专家，在护理实践的专业领域提供直接的临床护理。
- 特定人群中的 CNS 实践包括健康促进、风险降低，以及与疾病和疾病相关的症状和功能问题的管理。
- CNS 为患者和家庭提供直接护理，其中可以包括疾病的诊断和治疗。
- CNS 提供以患者 / 家庭为中心的护理，强调优势和健康，而不是疾病或缺陷。
- CNS 通过领导和支持护士提供有科学依据的循证护理来影响护理实践的结局。
- CNS 在医疗服务体系中实施改进，并将高质量的研究和其他证据转化为临床实践，以改善临床和财政结局。
- CNS 参与研究的开展，为实践创造知识。
- CNS 设计、实施和评估护理计划和研究计划，以解决特殊人群的常见问题。
- CNS 在医院、社区诊所、学校、心理健康部门和职业健康诊所等多种医疗环境中开展业务。

三、临床护理专家实践模型

临床护理专家实践跨越三个高度互动的领域。最初 CNS 角色和实践的概念化被称为"子角色"，包括但不限于临床专家、教育家、研究人员、变革推动者和顾问。这些子角色没有明确定义，并交替代表实践技能、实践活动和实践结果（Hamric 和 Spross，1989；Sparacino，1990；Gawlinski 和 Kern，1994）。将 CNS 实践拆分为独立的技能或活动部分掩盖了 CNS 实践的整体性，同时未能显示出特有的实践能力和相关结局。此外，与子角色相关的知识和技术作为技能代表了所有护士的实践期望。例如，所有护士都授课，但技能水平和预期结果因专业角色和学术储备而异。CNS 的子角色概念化极大地导致了角色的混淆。角色是一组特有的通过充分的学术准备而实现的功能。实践是在职能角色范围内以胜任的方式应用知识和技术的行为。角色是一个统一的整体。虽然嵌入子角色模型中的技能和活动与 CNS 实践密切相关，但 CNS 角色的子角色概念化已被摒弃，取而代之的是更具解释性的 CNS 实践模型。

通过三个不同但相互关联的实践领域能更好地解释 CNS 实践，三个实践领域中的每一个都有指定的核心实践能力和结果预期指标（NACNS，1998，2004）。该模型是通过一个系统化的过程开发的，包括全面的文献综述、CNS 职业描述的全国样本审查，以及护士领导的专家小组评审（Baldwin，2007）。该模型包括直接患者护理、护士 / 护理实践和组织 / 系统三个 CNS 实践领域。随后对文献的全面审查确定了 CNS 实践中与这三个领域密切相关的实质性领域（Lewandowski 和 Adamle，2009）。确定的实质性实践领域包括：①通过专家直接护理、护理协调、与跨学科团队的合作，管理复杂和（或）弱势患者群体和家庭的护理；②通过教育、咨询和合作方式教育来支持跨学科团队；③通过变革机构促进医疗体系内的变革和创新。NACNS 继续完善该模型，并更新由三个实践领域筹划的核心实践能力和成果。该实践能力和成果已经由研究人员进行了独立验证（Baldwin，2009；Fulton，2015）。

CNS 实践的 NACNS 模型假设：① CNS 实践在三个领域高度统一；②专家型高级临床护理是 CNS 实践的核心；③实践发生在具有专业知识和技能的专业内；④实践发生在更广阔的社会和医疗环境的背景下。模型中的领域和概念是相互影响的，并在 CNS 角色特有的范围内通过实践实施（NACNS，2019）。在更新后的 2019 年模型中，域名从之前的名称"影响范围"（NACNS，2019）改为"势力范围"（图 5-1）。

四、实践胜任力

CNS 实践的核心胜任力是在当今复杂且不断发展的医疗体系中定义 CNS 实践的基础。核心能力是全面的，是所有准备 CNS 的护理毕业生的入门级能力。由于 CNS 实践的专业范围广泛，这些能力对于任何专业的 CNS 实践都是核心的（NACNS，2019）。2019 年，NACNS 修订了最初于

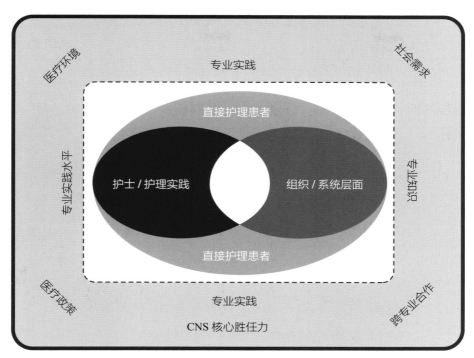

▲ 图 5−1 **CNS 实践概念化为在三个专业实践中实施的相互作用领域的核心能力，并在不断变化的医疗环境、医疗政策、跨专业合作和社会需求的背景下，以专业知识、技能 / 能力和实践能力为指导（NACNS，2019）**

1998 年编写、2004 年和 2010 年修订的胜任力。早期版本的核心 CNS 能力已经通过专家小组和研究的验证（Baldwin，2007，2009），2019 年的版本已经通过受邀参加的代表（20 家护理机构的专家小组）的验证，为当前的更新提供了系统化的合作伙伴输入（NACNS，2019）。表 5-1 总结了 NACNS 核心 CNS 实践胜任力。

五、结局指标和评估

随着对医疗质量指标报告的更多关注，CNS 被要求将 CNS 结局的测量、评估和传播作为优先事项。CNS 结局测量和评估的一个持续挑战是缺乏 CNS 结局的标准化指标。与其他高级实践角色使用了许多为医疗保健制订的指标不同，CNS 实践在三个领域缺乏针对许多结果的既定衡量标准。

表 5-1　NACNS 核心 CNS 实践胜任力 (NACNS，2019)

患者直接护理领域	
P.1	利用建立关系的沟通来促进健康、康复、自我护理和生命的平静终结
P.2	在不同的护理环境中进行全面的健康评估，包括心理、功能、身体和环境因素
P.3	使用先进的知识、专业技能、批判性思维和临床判断综合评估结果，从而做出鉴别诊断
P.4	设计基于证据、性价比高的干预措施，包括先进的护理疗法，以满足复杂患者的多方面需求
P.5	实施个性化的循证高级护理干预措施，包括提供直接护理
P.6	采用药物、治疗方法、诊断研究、设备和手术等手段，以管理患者的健康问题
P.7	根据学习准备，个人喜好和其他社会健康决定因素制订和采用教育策略
P.8	在复杂情况和困难对话中使用高级沟通技巧
P.9	为有复杂医疗需求的患者提供基于广泛理论和证据的专家咨询
P.10	为有复杂学习需求和非典型症状的患者提供教育和指导
P.11	使用科学方法评估护理干预对患者总体结局的影响
P.12	与患者和跨专业团队合作，领导并促进协同式护理和变革
P.13	促进患者和家属了解拟采用的医疗方案的风险、益处和结果，以促进知情的共享决策
P.14	促进解决复杂患者护理中的伦理冲突
P.15	分析包括成本和临床效能等科技进步对患者和家庭价值观和偏好的伦理影响
P.16	支持患者的偏好和权利
护士 / 护理实践领域	
N.1	向护士提供与复杂患者护理需求相关的专业咨询
N.2	提升干预措施，防止隐性偏见对关系建立和结果的影响
N.3	支持护士在提供医疗服务时充分发挥其作用
N.4	努力解决护士和护理人员遇到的伦理冲突和道德困境
N.5	通过表现出积极的尊重，表达相互尊重，并承认他人的贡献，创造健康的工作环境

（续表）

N.6	运用冲突管理和谈判技巧促进健康的工作环境
N.7	评估护理实践环境和流程，以获得改进机会
N.8	使用循证知识作为护理实践的基础，以实现最佳的护理相关的结局
N.9	指导护士和护理人员使用循证实践原则
N.10	在计划、实施和评估变更的过程中，引导护士考虑预期和意外后果
N.11	使用提供有效数据的方法评估护理实践的结果
N.12	为护士、学生和其他员工提供促进专业发展的知识和技能的机会
N.13	让护士参与反思性实践活动，提高自我意识，并邀请同行反馈，以改进护理实践
N.14	指导护士分析影响护理实践和患者结局的立法、监管和财政政策

组织 / 系统领域

O.1	营造一种相互尊重、沟通和协作的实践环境，有助于实现安全、高质量的结果
O.2	使用领导力、团队建设、谈判、协作和冲突解决技能，在系统和（或）社区内部、跨系统和（或）社区建立伙伴关系
O.3	与医疗团队成员协商，将群众的需求、偏好和优势整合到医疗计划中，以优化医疗系统内的健康结局和患者体验
O.4	根据精确的问题 / 病因识别、差距分析和过程评估，领导并参与系统的质量改进和安全提升
O.5	领导跨专业团队识别、开发、实施和评估循证实践和研究机会
O.6	与以研究为中心、有博士学位（如博士）的同事合作、转换、开展和传播研究，以弥补差距，提高临床知识和实践水平
O.7	领导并参与选择、整合、管理和评估技术和产品的流程，以促进安全、质量、效率和最佳健康结局
O.8	在动态医疗环境中，根据组织和社区需求领导并促进变革
O.9	根据对相关来源信息的分析，评估系统层面的干预措施、计划和结果
O.10	在决策过程中展示人力和财政资源的管理
O.11	向内部利益相关者和公众传播 CNS 实践和财务成果

（续表）

O.12	向利益相关者（如组织、社区、公众和决策者）宣传护理对促进健康的独特贡献
O.13	通过参与专业组织和公共政策活动倡导公平医疗
O.14	倡导保护所有人的尊严、独特性和安全的伦理原则

  测量 CNS 结果并评估其影响需要确定与 CNS 实践相关且对 CNS 实践敏感的结果。Doran 等（2014）进行了一项文献综述，以确定 CNS 对以患者为中心和以组织为中心的结果产生影响的证据。该综述包括 1989—2006 年发表的 25 篇文章，其中 12 项随机对照试验。以患者为中心的结果显示了对 CNS 实践的敏感性，包括：①疾病 / 条件特异性结果；②身体和心理社会症状结果；③早期识别和预防并发症；④自我管理和对治疗的依从性；⑤患者满意度。对 CNS 实践敏感的以组织为中心的结果包括：①病房 / 医院住院时间；②总医疗成本。

  Newhouse 等（2011）进行的一项系统综述将 APRN 提供的护理过程和结果与提供者群体（通常是医生）的过程和结果进行了比较。该综述包括 1990—2008 年发表的 11 项 CNS 研究结果，其中 4 项随机对照试验。研究结果表明，CNS 实践对住院时间（7 项研究）和护理成本（4 项研究）有很大影响，对身体并发症（3 项研究）有中度影响。CNS 对患者满意度的影响（3 项研究）与对照组相似。Doran 等（2014）和 Newhouse 等（2011）的综述是出于不同的目的而进行的，但这些文献的年代重叠。两篇综述中只有 4 项研究表明，准确定位与 CNS 结果和报告质量相关的研究存在困难。

  Bryant Lukosius 和 Kietkoetter（2021）对 CNS 实践结果进行了一项国际范围的综述，涵盖 2012—2018 年的 24 篇文章，确定了 CNS 实践的影响范围。患者领域对 CNS 敏感的结果包括：①预防、缓解或减少与疾病或治疗相关的症状、功能问题或风险行为，预防并发症或差错；②提高生活质量和功能状态。具体的结果包括改善舒适度、提高患者满意度、改善患者 / 家庭知识、增加患者 / 家庭对护理和决策的参与、增加戒烟率、减少再入院、降低患者安全风险，以及快速应对恶化的生理状况。

护士 / 护理实践领域的 CNS 成果包括改进最佳实践的实施，所需能力的护士人数增加，增加护士领导的循证实践项目的数量，实践变革的持续整合，改善跨专业团队沟通，提高员工满意度，通过降低劳动力成本节约成本，增加护士参与度和赋权。与护士参与研究相关的结果包括成功完成研究、改善调查气氛及护士对研究参与的满意度。此外，该领域的结果也与其他卫生专业人员和 CNS 参与跨专业团队合作的积极性相关。

在组织 / 系统领域，CNS 成果展示了整个护理连续过程中的创新护理交付模式，员工遵守监管要求和标准，以及改善患者护理的政策和方案变化。CNS 成果的具体例子包括磁性（Magnet）组织成就，政策 / 实践变化的持续整合，加强组织文化的探究，增加护士对患者教育计划的使用，加强组织对国家倡议的参与，降低医院员工成本（减少护士加班和人员流动），减少 30 天再入院，降低感染率，降低压疮率，减少导管相关尿路感染率，提高机械通气患者的护理质量，减少重症监护再入院次数，缩短住院时间。

CNS 敏感结果由 NACNS 制订，以符合核心实践能力。在一项验证实践结果的研究中，CNS 的一个全国样本将这些结果评定为非常重要的结果，并报告这些结果经常被纳入用人单位的工作描述中。当 CNS 参与者没有被工作场所的其他人要求对结果负责时，他们仍然报告使用结果来指导实践优先事项和倡议（Fulton，2015）。尽管在结果责任制和感知重要性方面有很高的一致性，但较少的 CNS 表示他们总是监测结果，这表明需要制订标准和方法来收集、分析和报告 CNS 实践的结果（Fulton，2015）。使用模板和技术的报告格式有助于将结果与工作职责和工作绩效联系起来。为了证明 CNS 对患者、护理实践和医疗系统的贡献，需要具备从多个 CNS 专业实践中收集数据的能力。表 5-2 列出了 NACNS CNS 实践的结局指标。

表 5-2　按影响范围划分的 NACNS 实践成果（NACNS，2019）

成果：患者直接护理领域	
PO.1	确认需要护理干预的关注现象
PO.2	诊断与评估数据和病因准确吻合

（续表）

PO.3	护理计划是适用于以可用资源满足患者的需求，反映患者 / 家庭的治疗偏好和共同的决策
PO.4	护理干预针对特定的病因
PO.5	护理计划是为特定人群（如肿瘤、特定种族、临终关怀）设计的
PO.6	达到预防、减轻和减少症状、功能问题或风险行为的目的
PO.7	结合护理及其他学科的干预，可产生协同的患者护理效果
PO.8	避免了意外的后果和错误
PO.9	通过循证实践获得可预测和可测量的护士敏感的患者结局
PO.10	干预措施具有可衡量的结果，并纳入了删除不适当干预措施的实践指南
PO.11	酌情与患者 / 家属、护理人员、医生和其他医疗保健专业人员合作
PO.12	达到了预期的可测量的患者护理效果（预期的治疗结果可能包括临床状态的改善、生活质量、功能状态、症状的缓解或补救、患者 / 家庭的满意度和具有成本效益的治疗）
PO.13	为患者、家庭和群体制订了创新的教育计划、实施和评估
PO.14	患者的转换期被完全整合到连续的护理中，以减少碎片化
PO.15	通过报告和出版物做出关于新的临床现象和（或）干预措施的书面报告
PO.16	指导方针和政策中纳入了对实现护士敏感结果有效的干预措施
成果：护士 / 护理实践领域	
NO.1	描述了护士的知识和技能发展需求
NO.2	护士采用循证实践
NO.3	创新的研究和科学基础是清晰、可理解和可访问的
NO.4	护士可以阐明他们对患者护理和护士敏感的结果的独特贡献
NO.5	护士被授权在服务点解决患者护理问题
NO.6	期望的患者结果是通过协同实践的协同效应实现的
NO.7	护士职业发展计划是持续、可获得、创新和有效的
NO.8	护士体验工作满意度
NO.9	护士通过学习经验来提升或保持能力

（续表）

NO.10	护士合理地使用资源，以降低整体护理成本，提高患者护理质量
NO.11	通过提高工作满意度和职业发展来保留有能力的护理人员
NO.12	隐性偏见对关系和结果的影响得到承认并最小化
NO.13	教育计划推进护理实践的发展、实施、评估，并联系到循证实践、临床和财政结果的影响
NO.14	护士在患者护理决策中有有效的发言权

成果：组织 / 系统领域

OO.1	在组织 / 系统结构、使命、文化、政策和资源的背景下阐明临床问题
OO.2	患者护理流程反映了有益于系统的持续改进
OO.3	变革策略被整合到整个系统中
OO.4	通过政策加强护士作为多学科团队成员的个人实践
OO.5	创新的实践模式在整个护理过程中得到开发、试点、评估和整合
OO.6	开发和实施基于证据的最佳实践模型
OO.7	护理和结果在组织 / 系统决策层进行了阐述
OO.8	利益相关者（护士、其他医疗保健专业人员和管理层）对实践结果有着共同的愿景
OO.9	机构内的决策者了解实践问题、导致问题的因素、这些问题对结果和成本的重要性
OO.10	患者护理计划反映了成本管理和收入的知识增强策略
OO.11	患者护理计划与组织的规划要求、使命、愿景、理念和价值观保持一致
OO.12	员工遵守反映监管要求和标准的政策、协议和护理标准
OO.13	影响决策机构通过制定法规 / 程序以改善患者护理和卫生服务

六、临床护理专家教育

　　临床护理专家具有护理学方面的硕士或博士学位。临床护理专家课程是建立在所有研究生课程的基础内容、高级执业护士的推荐、临床护理专家内容的推荐、最后的专业实践基础上（图 5-2）。美国护理学院协会的《护

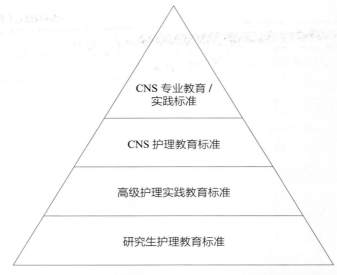

▲ 图 5-2　研究生层次临床护理专家（CNS）教育的构成要素

理硕士教育要点》（AACN，2011）是硕士水平教育的基础内容，其中包括推荐用于所有研究生护理教育的九个基础内容领域。表 5-3 中总结了硕士水平教育的要点。

　　以直接护理为重点的高级护理实践职能角色共享了实践知识的共同核心。针对高级护理实践的标准是建立在基础标准之上的下一代教育标准。高级护理实践课程的唯一已知标准是高级护理实践博士教育的要点（AACN，2006），旨在培养具有实践博士学位的高级护士。实践博士学位最近才在美国引入。硕士学位仍然是作为临床护理专家或高级执业护士进入实践的主要学位选择。NACNS 呼吁到 2030 年将 DNP 作为临床护理专家的实践学位（NACNS，2015）。

　　APRN 共识模型由护理界开发，包括 APRN 对三个独立的研究生课程的教育建议。准备 APRN 的教育计划，无论角色如何，都应包括生理学 / 病理生理学两者之一，药理学和健康评估课程。此外，对于所有高级实践职能角色，建议在硕士课程中至少包含有监督的临床实践 500 小时（National Council of State Boards of Nursing，2008）。

　　NACNS（2019）关于临床护士专科实践和教育的声明包括专门为实

表 5-3　硕士护理教育要点（AACN，2011）

要点 1	科学和人文学科的实践背景
	认识到硕士预备护士整合了来自护理、生物心理社会领域、遗传学、公共卫生、质量改进和组织科学的科学发现，以在不同环境中不断改进护理质量
要点 2	组织和系统领导力
	认识到组织和系统领导对于促进高质量和安全的患者护理至关重要。需要强调道德和关键决策、有效工作关系和系统视角的领导技能
要点 3	质量改进和安全
	认识到硕士预备护士必须清楚地表达与质量相关的方法、工具、绩效测量和标准，并准备在组织内应用质量原则
要点 4	将学术转化整合为实践
	认识到硕士预备护士在实践环境中应用研究成果，解决实践问题，作为改革推动者工作，并传播结果
要点 5	信息学和医疗保健技术
	认识到硕士预备护士使用患者护理技术来提供和加强护理，并使用通信技术来整合和协调护理
要点 6	卫生政策和宣传
	认识到硕士预备护士能够通过政策制定过程在系统层面进行干预，并采用宣传策略来影响健康和医疗保健
要点 7	跨专业合作改善患者和人群的健康状况
	认识到硕士预备护士作为跨专业团队的成员和领导者，与其他人沟通、协作和咨询卫生专业人员管理和协调护理
要点 8	临床预防和人群护理以改善健康
	认识到硕士预备护士在对个人、家庭和集体的循证临床预防和人群护理和服务的规划、信息传达、管理和评估中应用并整合了广泛、有组织、以客户为中心和文化上适当的概念/确定的人口
要点 9	硕士水平护理实践
	认识到硕士水平的护理实践被广泛定义为影响个人、人群或系统的医疗保健结果的任何形式的护理干预。硕士护理毕业生必须对护理和相关科学有较高的理解水平，以及将这些知识融入实践的能力。护理实习干预措施包括直接和间接护理部分

现 NACNS 核心临床护理专家实践能力而设计的临床护理专家教育的建议。专业知识和技能是课程中包含的最后一层内容。NACNS 课程建议摘要见第 4 章表 4-2。专业组织发布专业实践标准应作为专业研究生教育的一部分纳入课程。NACNS 还发布了评估临床护理专家研究生课程的标准。这些标准总结见第 4 章表 4-4。

培养临床护理专家的护理学校必须获得美国教育部批准和监控的专业认证机构的认证,以确保其持续质量。用于全国护理联盟护理教育认证委员会和大学护理教育委员会是两个认证研究生护理课程的专业组织。每个认证组织都会发布学校获得学术课程认证必须满足的标准(Commission on Collegiate Nursing Education,2018;NLN,2016)。

七、资格认证

临床护理专家的认证是通过法律实体进行的,如州政府和专业护理组织。在法律指定的范围内执业的权力由州立法机构通过法定代码(法律)授予,通常称为《护士执业法》(*Nurse Practice Act*)。在指定的法律范围内获得授权执业的规则,并由制定的相应法规规定指导法规的实施。在立法机关的授权下,州护理委员会(或卫生专业委员会)制定并实施法规。尽管全国范围内相似,但在美国 50 个州都有单独的法律法规授予护士执业权,包括临床护理专家。临床护理专家执业的授权必须从临床护理专家执业的每个州获得。但有少数例外,在美国联邦卫生系统执业的护士,如退伍军人管理局或美国军队的一个部门,可以在美国 50 个州中的任何一个州的授权下执业。州际契约旨在允许授权 / 许可在一个州执业的护士在另一个州同样执业,前提是两个州都是该契约的成员。但迄今为止,很少有州参与先进的实践州际契约。

专业资格认证涉及专业组织的认证。认证代表对特定专业实践领域能力的专业验证。美国护士协会(2017)将专业定义为包含专业定义和认可的离散学习、研究和实践的特定领域。专家是那些选择将他们的专业实践集中在他们确定的专业上的人。除其他标准外,专业包括专门针对护理专业实践的良好衍生知识库,开发、支持、审查、传播和将研究纳入实践的现有机制,专业护理实践领域的能力,并定义了专业准备或研究生学历的教育标准。

虽然认证最初是作为衡量卓越的标准而设计的，但后来它已成为衡量入门级能力的标准。每个认证机构都有资格要求，包括：①临床护理专家研究生课程的毕业证明；②提交一份成绩单，显示完成高级病理生理学、药理学和身体评估的三个独立课程；③完成包括 500 小时的临床护理专家角色监督临床经验的课程的学校证明。

为了解决作为 APRN 执业要求的多样性，护理界合作制订了指导方针，以调整教育要求、教育计划认证、专业认证和合法的执业权力。这一努力促成了 APRN 监管共识模型的创建：执照、资格审核、资历认证和教育（National Council of State Boards of Nursing，2008）。该模型规定所有 APRN 必须持有经认可的研究生课程的研究生学历，该课程为毕业生提供四个认可的 APRN 角色之一（临床护理专家、执业护士、助产护士、麻醉护士），并获得专业组织的认证。该模型仅描述了六个特定人群：新生儿、儿科、成人 / 老年学、女性 / 男性健康、整个生命周期的家庭、整个生命周期的精神 / 心理健康。专业实践是对人口关注的补充。该模型的一个主要缺点是对专业实践的限制。目前，临床护理专家没有针对所有专业或所有人群的认证选项。

临床护理专家通过申请程序从各自的州获得执业特权，并获得执业许可或其他认可。在从业时，临床护理专家应获得专业实践领域的认证，但并非所有州都要求获得临床护理专家执业授权认证。作为临床护理专家执业的法律权力包括评估、诊断、启动治疗和治疗命令的自主权力，包括药理学和非药理学的规定性权力疗法（National Council of State Boards of Nursing，2008）。

八、前进：挑战与机遇

50 多年来，临床护理专家角色在美国一直存在。1998 年，NACNS 创建了一个将核心实践能力与预期结果联系起来的临床护理专家实践模型。多年来，该模型得到了完善，最新版本于 2019 年发布。作为一种实践模型，它解释了临床护理专家是如何实践的，即一个被称为与结果相关的影响范围跨三个领域的互动过程。与任何模型一样，它需要持续的理论和经验支持，才能成为对当代临床护理专家实践的有效解释。需要进行额外的研究来验证模型、能力和结果。

衡量临床护理专家实践的结果对临床护理专家来说是一个持续的挑战。对临床护理专家实践结果的综合文献综述提供了强有力的证据来衡量临床护理专家实践的结果（Lewandowski 和 Adam，2009；Doran 等，2014；Newhouse 等，2011；Bryant-Lukosius 和 Kietkoetter，2021）。需要继续努力建立评估临床护理专家实践能力和结果的措施。在美国，医疗保健服务的提供已经经历了许多变化。临床护理专家实践结果的衡量应反映患者、医疗保健系统、保险和政府机构作为付款人的优先事项。

虽然现有的数百种出版物提供了对临床护理专家作用和实践的一致核心表述，但令人好奇的是，出版物经常包含对临床护理专家作用模糊的评论。了解临床护理专家的作用和实践与阐明护理价值的能力密不可分，这表明关于临床护理专家角色模糊的持续断言反映了护理和护理实践缺乏明确性。作为一个职业，护理经常缺乏定义其对公众健康和福祉价值的能力，这使得将临床护理专家实践描述为高级护理实践更具挑战性。

作为教育、认证和监管指南的 APRN 共识模型对临床护理专家提出了挑战。仅限于六个指定的特定人群限制了临床护理专家在新兴专业领域领导护理实践的能力，需要将护理责任纳入社会任务（Fulton，2019）。按照设计，APRN 共识模型具有不必要的规定性和限制性。

作为代表美国临床护理专家的首要组织，NACNS 需要在全球范围内与临床护理专家进行更多的合作和互动。提高临床护理专家与 ICN、其他国家临床护理专家组织 / 团体、大学和其他教育和研究机构建立联系和参与的能力，从而加强全球临床护理专家作为高级执业护士的价值。

九、临床护理专家实践范例：重症临床护理专家

患有复杂、危及生命的疾病和损伤的患者在重症监护室接受治疗。这些危重患者有加重其基础疾病的风险，与其药物治疗和限制性、高科技的重症监护环境相关联。临床护理专家领导护理的重要性和跨专业团队预防能够最大限度地减少功能失调、神志失常和压疮等问题的风险。一种已知的降低重症监护患者风险的干预措施是早期渐进式活动，这可以减少机械通气天数，减少重症监护病房停留时间，尽量减少身体去适应和预防神志失常（Lai 等，2017；Inouye 等，1999；Connolly 等，2016）。临床护理专家评估患者并制订包含基线功能和医疗目标的活动计划。个性化活动计划

解决了过度镇静、未经治疗的疼痛和限制行动的设备（如导尿管和静脉输液管）等障碍。临床护理专家领导跨专业团队合作能安全和成功地移动患者。例如，临床护理专家与呼吸治疗师合作确定监测气管导管和氧合的方法，物理治疗师指导团队进行适当的身体力学和安全的患者活动，护士和护理助理协助安全活动和防止跌倒。临床护理专家在以下方面至关重要：指挥动员专业人员团队，促进积极成果，消除对跌倒的恐惧，并向跨专业团队强调危重患者早期活动的重要性。

除了个体患者护理干预措施外，临床护理专家在系统层面通过领导重症监护患者早期流动的循证协议的开发、实施和评估来改变实践。临床护理专家通过创建提供者来弥合已知与实践之间的差距建立组合医嘱，将流动性作为期望的政策，以及针对员工和员工的跨专业教育计划。临床护理专家开发审计工具来衡量和评估临床和财务结果。临床护理专家是设计渐进式活动协议过程中每个步骤内容的专家和顾问。

与多设施医院系统中的其他临床护理专家合作，重症监护临床护理专家设计并实施了渐进式活动协议。协议实施由临床护理专家领导的跨专业团队负责。实施后，医院重症监护病房的呼吸机使用天数减少了 26%，医院获得性压力性损伤减少了 36%，跌倒的发生减少了 50%。

参考文献

[1] Allen RB, Koos EL, Bradley FR, Wolf LK (1948) The Brown report. Am J Nurs 48(12):736-742.

[2] American Association of Colleges of Nursing (AACN) (2006) The essentials of doctoral education for advanced nursing practice. Author, Washington, DC.

[3] American Association of Colleges of Nursing (AACN) (2011) The essentials of master's education in nursing. Author, Washington, DC.

[4] American Association of Critical-Care Nurses (2014) AACN scope and standards for acute care clinical nurse specialist practice. American Association of Critical-Care Nurses, Aliso Viejo, CA.

[5] American Nurses Association (2017) Recognition of a nursing specialty, approval of a nursing specialty nursing scope of practice statement, acknowledgement of specialty nursing standards of practice, and affrmation of focused practice competencies. https://www.nursingworld.org/~4989de/globalassets/practiceandpolicy/scope-of-practice/3sc-booklet-fnal-2017-08-17.pdf. Accessed 11 Nov 2019.

[6] American Nurses Association (2019) Advanced practice registered nurse (APRN) specialty roles. [cited 2019 July 29]. https://www.nursingworld.org/practice-policy/workforce/what-is-nursing/aprn/.

[7] Baldwin KM, Lyon BL, Clark AP, Fulton JS, Davidson S, Dayhoff N (2007) Developing clinical nurse specialist practice competencies. Clin Nurse Spec 21(6):297-302.

[8] Baldwin KM, Clark AP, Fulton JS, Mayo A (2009) Validation of the NACNS clinical nurse specialist core competencies through a national survey. J Nurs Scholar 41(2):193-201.

[9] Brown EL (1948) Nursing for the future. Russell Sage Foundation, New York, NY.

[10] Bryant-Lukosius D, Kietkoetter S (2021) Nurse sensitive outcomes. In: Fulton JS, Goudreau KA, Swartzell K (eds) Foundations of clinical nurse specialist practice, 3rd edn. Springer Company, New York, NY.

[11] Commission on Collegiate Nursing Education (2018) Standards for accreditation of baccalaureate and graduate nursing education. https://www.aacnnursing.org/CCNE-Accreditation/Accreditation-Resources/Standards-Procedures-Guidelines. Accessed 25 Nov 2019.

[12] Connolly B, O'Neill B, Salisbury L, Blackwood B (2016) Physical rehabilitation interventions for adult patients during critical illness: an overview of systematic reviews. Thorax 71(10):881-890.

[13] Doran DM, Sidani S, DiPietro T (2014) Nurse-sensitive outcomes. In: Fulton JS, Lyon BL, Goudreau KA (eds) Foundations of clinical nurse specialist practice. Springer, New York.

[14] Fulton JS (2014) Evolution of the clinical nurse specialist role and practice. In: Fulton JS, Lyon BL, Goudreau KA (eds) Foundations of clinical nurse specialist practice. Springer, New York.

[15] Fulton JS (2019) Fulfiling our social mandate. Clin Nurse Spec 33(2):61-62.

[16] Fulton JS, Mayo A, Walker J, Urden L (2015) Core practice outcomes for clinical nurse specialists: a revalidation study. J Prof Nurs 32(4):271-282.

[17] Gawlinski A, Kern LS (1994) The clinical nurse specialist role in critical care. W. B. Saunders, Philadelphia, PA.

[18] Hamric AB, Spross JA (1989) The clinical nurse specialist in theory and practice, 2nd edn. WB Saunders, Philadelphia.

[19] Inouye SK, Bogardus ST, Charpentier PA, Leo-Summers L, Acampora D, Holford TR et al (1999) A multicomponent intervention to prevent delirium in hospitalized older patients. N Engl J Med 340(9):669-677.

[20] International Council of Nurses (2009) ICN framework of competencies for the nurse specialist, ICN regulation series. ICN, Geneva.

[21] Lai CC, Chou W, Chan KS, Cheng KC, Yuan KS, Chao CM, Chen CM (2017) Early mobilization reduces duration of mechanical ventilation and intensive care unit stay in patients with acute respiratory failure. Arch Phys Med Rehabil 98(5):931-939.

[22] Lewandowski W, Adamle K (2009) Substantive areas of clinical nurse specialist practice. A comprehensive review of the literature. Clin Nurse Spec 23(2):73-90.

[23] National Association of Clinical Nurse Specialists (1998) Statement on clinical nurse specialist practice and education. Author, Harrisburg, PA.

[24] National Association of Clinical Nurse Specialists (2004) NACNS statement on clinical nurse specialist practice and education, 2nd edn. National Association of Clinical Nurse Specialists, Harrisburg, PA.

[25] National Association of Clinical Nurse Specialists (2015) Position statement on the doctor of nursing practice. NACNS archived documents.

[26] National Association of Clinical Nurse Specialists (2019) NACNS statement on clinical nurse specialist practice and education, 3rd edn. National Association of Clinical Nurse Specialists, Reston, VA.

[27] National Council of State Boards of Nursing (NCSBN) (2008) Consensus model for APRN regulation: licensure, accreditation, certifcation & education. [cited 2019 July 30]. https://www. ncsbn.org/Consensus_Model_for_APRN_Regulation_July_2008.pdf.

[28] National League for Nursing, Commission for Nursing Education Accreditation (2016) Accreditation standards for nursing education programs. http://www.nln.org/docs/defaultsource/accreditation-services/cnea-standards-final-february-201613f2bf5c78366c709642ff00005f0421.pdf?sfvrsn=12. Accessed 25 Nov 2019.

[29] Newhouse RP, Stanik-Hutt J, White KM, Johantgen M, Bass EB, Zangaro G, Wilson RF, Fountain L, Steinwachs DM, Heindel L, Weiner JP (2011) Advanced practice nurse outcomes 1990-2008: a systematic review. Nurs Econ 29(5):230-250.

[30] Sparacino PAS, Cooper DM, Minarik PA (1990) The clinical nurse specialist: implementation and impact. Appleton & Lange, Norwalk, CT.

第6章 加拿大临床护理专家的角色与实践

Clinical Nurse Specialist Role and Practice in Canada

Denise Bryant-Lukocius 著

摘 要

在加拿大，临床护理专家被认为是一种高级护理实践角色，专注于改善护理实践，以及改善患者、人群和卫生系统的结果。临床护理专家的作用本质上是多维的，涉及临床护理、领导、咨询、协作、教育和研究方面的知识、技能和专业知识的整合。临床护理专家的胜任力分为四个主要类别，与临床实践、系统领导力、护理实践推进、评估和研究相关。虽然近期取得了进展，但全面整合和加拿大医疗保健系统中临床护理专家作用的最佳使用仍然难以捉摸。需要制订泛加拿大策略，以向主要利益相关者阐明和传达该角色，制订国家认证机制，增加获得临床护理专家特定教育的机会，并制定医疗保健政策和资助机制以支持该角色的使用。还需要在加拿大医疗保健系统的背景下评估临床护理专家作用的结果和影响。

关键词

临床护理专家，高级执业护士，角色实施，能力，结果

临床护理专家在满足加拿大人的健康和卫生系统需求方面具有重要意义。它是加拿大认可的两种高级护理实践角色之一，另一种是执业护士角色。临床护理专家角色的早期演变可以追溯到 1960 年，当时它被引入急症

护理医院提供专业的护理专业知识。医疗和技术的进步，以及随之而来的患者敏锐度和护理复杂性的提高，导致需要具有先进专业知识和技能的护士来支持床边护士并提高护理质量（Bryant-Lukosius 等，2010；Canadian Nurses Association，2018）。

一、临床护理专家的定义

加拿大护士协会将临床护理专家定义为"拥有护理研究生学历并在临床专业方面具有高水平专业知识的注册护士"（Canadian Nurses Association，2014：1）。临床护理专家角色是一个多维临床角色，通过整合临床护理、领导、咨询、协作、教育和研究方面的知识、技能和专业知识，以改善患者、人群和卫生系统的结果。与美国临床护理专家的观点相似（National CNS Competency Task Force，National Association of Clinical Nurse Specialists，2010），加拿大的临床护理专家作用被认为在三个层面产生积极影响：患者或客户、护士和跨专业团队和组织／系统。临床护理专家可在多个专业领域工作，这些领域可能包含疾病类型（如癌症）、患者健康需求（如疼痛管理）、护理类型（如重症监护）或年龄服务的患者群体（如儿科、老年科）（Bryant-Lukosius 等，2010）。

二、现状和部署

由于地理、人口统计、经济和医疗保健政策等多种因素的影响，加拿大卫生系统中临床护理专家作用的发展和整合多年来一直在波动（Bryant-Lukosius，2018）。在地理上，加拿大是世界上国土面积排名第二的国家，也是世界上人口密度最低的国家之一，拥有 3500 万人口（Wikipedia，2018）。82% 以上的加拿大人居住在该国南部地区的城市中心，因此，医疗资源集中在这些地区，而在农村、北部和偏远社区提供完全不同的服务（Statistics Canada，2017a）。联邦一级和 13 个省和地区的医改法案、资金和政策也影响着护理和医疗保健服务的组织和提供方式。

临床护理专家的发展高峰约发生于 20 世纪 90 年代末。虽然没有具体的临床护理专家教育项目，但在 70 年代和 80 年代，在大多数省份引入的研究生护理项目总体上刺激了护理的发展，也促进了临床护理专家的发展。20 世纪 80 年代，加拿大临床护理专家兴趣小组成立，通过制订实践

标准、举办全国性会议和定期发布新闻通讯来支持该角色在国内的发展
（Bryant-Lukosius，2010）。1992 年，这个兴趣小组发展成为加拿大高级实
践护士协会，作为临床护理专家和高级执业护士的全国代言人，他们的角
色也在不断发展（Easson-Bruno，n.d.）。到 2000 年，加拿大的许多临床护
理专家领导人已经转变为急症护理高级执业护士，尤其是在最大的安大略
省，那里专门针对这一角色开设了硕士课程。与急症护理高级执业护士角
色相关的实践范围和自主权的扩大可能影响了这些转变。工作保障也可能
是一个因素，因为经济下滑和医疗保障系统内的财政限制，临床护理专家
职位的数量正在下降（Bryant-Lukosius，2010）。

　　加拿大拥有硕士学位的临床护理专家的实际数量很难确定，因为该职
位不受职权保护，并且没有监管或认证系统来识别和监控担任这些职位的
护士。临床护理专家只有通过省/地区护士管理机构才能获得认可。根据
目前的数据，最佳估计表明，加拿大临床护理专家的数量持续下降。从
2000 年到 2016 年，自我鉴定的临床护理专家数量从 2624 个（有和没有
硕士学位）下降到 550 个（有硕士学位）（Canadian Nurses Association，
2006；Canadian Institute for Health Information，2017）。如果目前的数字
准确，临床护理专家在注册护士队伍中所占比例不到 0.02%，而高级执
业护士则占 1.6%。一项全国性研究表明，超过 33% 的自我鉴定的临床护
理专家工作岗位与临床护理专家角色类似，但并未被称为临床护理专家
（Jokiniemi，2018）。因此，临床护理专家的实际数量有可能被低估，因
为有更多的护士从事临床护理专家类型的工作但由于职位不是临床护理
专家，他们并不被认可。缺乏拥有硕士学位的临床护理专家的一致性报
告，也使得难以准确评估符合国际先进实践标准的临床护理专家的部署
趋势。

　　最近的研究表明，80%～90% 的临床护理专家在城市社区工作
（Jokiniemi，2018；Kilpatrick，2013）。还有证据表明，超过 40% 的临床
护理专家在医院外的不同实践环境中工作，包括社区、家庭护理、初级护
理、长期护理、临终关怀、政府机构和惩教机构，卫生系统一体化程度有
所提高。大多数（68%）的临床护理专家报告工作在以下五个专业领域：
老年医学康复、内科和外科、急诊和重症监护、精神和心理健康和社区健

康（Kilpatrick 等，2013）。

三、临床护理专家的实践模式

临床护理专家实践是高度可变的，因为角色的塑造是为了解决临床护理专家工作的实践环境及其服务的患者群体的独特背景。因此，没有一种通用的临床护理专家实践模式。在一项针对临床护理专家的全国性调查中，近 40% 的报道称，他们不参与直接提供患者护理，30% 的人担任咨询角色，28% 的人向广泛的患者或有与风险因素、慢性病、病例管理或急性偶发性疾病相关的特殊需求的人提供直接护理（Kilpatrick，2013）。

由于加拿大缺乏有关临床护理专家作用的出版物，因此限制了目前对各种临床护理专家实践模式的范围和影响的理解。随着新的临床护理专家实践模式的发展，加拿大人口迅速老龄化的健康需求得到满足，其中一个领域有几篇出版物与老年护理有关（Statistics Canada，2017b）。一种模式是老年急诊护士，通过临床护理专家筛查高危患者，进行全面评估，并促进护理计划和护理协调（Asoming 和 Van Den Broek，2011）。另一个以健康促进和疾病预防为重点的主动模式涉及临床护理专家提供指导、咨询、领导和协作，为农村社区长期护理机构的老年人提供护理（Smith Higuchi，2006）。肿瘤学和姑息治疗中临床护理专家实践的新模式强调，分诊和患者导诊是需要深入的知识和全面评估、跨专业协作和护理协调技能的重要方面（Desrochers，2016；Stilos 和 Daines，2013；Marchand，2010）。一些出版物强调了临床护理专家通过设计和实施与乳腺癌筛查和评估（Marchand，2010）、老年护理（McDonald，2012；Smith Higuchi 等，2006）、长期护理中的疼痛管理（Kaasalainen，2015）、精神病住院病房的搜索协议（Abela-Dimech，2017）、伤口护理（Canadian Nurses Association，2012a）、儿科血管通路装置（Gordon 和 Kenny，2017）在提高患者安全和护理质量方面发挥的重要领导作用。文献中经常报道的一个主题是临床护理专家专注于解决复杂的患者护理需求和临床情况，并且它们的活动超出了实践环境，影响了人群和社区的健康，以及医疗保健服务的区域提供（Canadian Nurses Association，2012a；Marchand，2010；McDonald，2012；Smith Higuchi，2006）。

四、效果评价

尽管临床护理专家在加拿大已经存在 50 多年，但关于其有效性和影响的证据大多是传闻。对临床护理专家角色的系统综述表明，加拿大缺乏随机对照试验或比较研究（Bryant-Lukosius，2015a 和 b；Donald，2013；Kilpatrick，2014a，2015）。评价临床护理专家角色影响的能力受限于临时性质和引入角色的时间短、获得研究和角色评估专业知识的机会有限、跟踪临床护理专家活动和结果的电子留档系统不足、卫生服务与专注于护理角色的研究需求不一致的研究资金优先事项。在一项全国性研究中，临床护理专家被要求报告他们取得特定结果的频率 [1 级（很少）到 4 级（经常）]（Kilpatrick，2013）。最高平均分（2.5～2.91 分）与患者预后的改善有关，包括知识、满意度、舒适水平、生活质量、焦虑和自我护理能力。临床护理专家还认为，他们对家庭的知识、满意度和焦虑方面的结果有积极影响（平均得分 2.8～2.89 分）。临床护理专家认为他们对与医疗保健或治疗费用相关的系统结果的影响较少（平均得分 2.05～2.12 分）。临床护理专家及其主要利益相关者（如患者、护士）的叙述报告表明，临床护理专家有助于改善系统结果，如及时获得护理和将患者转诊到适当的社区服务（Desrochers，2016；Marchand，2010；McDonald，2012；Canadian Nurses Association，2012a）、减少急诊出诊次数（Canadian Nurses Association，2012a）和住院人数（Smith Higuchi，2006）、提高护理质量（McDonald，2012）、减少患者安全事件（Abela-Dimech，2017）、提高团队效率（Stilos 和 Daines，2013），以及提供量身定制、个性化和以患者为中心的护理（Desrochers，2016）。

五、临床护理专家的胜任力

2014 年新的泛加拿大临床护理专家胜任力（Canadian Nurses Association，2014）建立，这些胜任力建立在国家高级护理实践框架之上。培养这些胜任力有几个目标，包括促进临床护理专家角色的明确性，提高对临床护理专家的理解以改善健康和医疗保健服务，为临床护理专家教育计划的发展提供信息，支持临床护理专家履行其职责，并指导雇主在他们的组织中引入临床护理专家角色。共有 65 项胜任力被分为与临床护理、系统领导、护理实践推进、评估和研究相关的 4 个类别。在最近的一项角色描述研究中，加拿大临床护理专家报道说，他们花费部分或大部分工作时间来制订大多数胜任力（Jokiniemi，2018）。没有任何胜任力未得到发挥。虽然花费的时间存在很大差异，但这些发现表明，新的胜任力反映了临床护理专家的实践。

六、临床护理专家教育

在加拿大，发展临床护理专家角色的一个主要障碍是，获得专门针对临床护理专家的研究生护理教育项目和专业基础教育的机会有限。加拿大的地理位置和人口基数小，很难为任何一所大学招收足够数量的有志成为临床护理专家的学生，而且大多数大学没有师资资源或专业知识来提供专业教育（Martin-Misener，2010）。直到最近，一些大学才提供专门针对临床护理专家的研究生课程。因此，大多数临床护理专家毕业于通用硕士课程，可能对角色或知识、技能和成功执行角色的信心没有很好地理解（Bryant-Lukosius，2010）。临床护理专家教育计划的缺乏也导致在确定需要的领域中临床护理专家短缺。

七、资格认证：监管、法律和认证要求

在加拿大，对护士的管理是在省 / 地区一级进行，由护理学院或协会管理。在大多数省份，临床护理专家与注册护士的执业范围相同，因此，该角色不受监管或头衔不受保护。在魁北克省，临床护理专家在感染预防和控制方面存在职称保护（Ordre des infirmières et infirmiers du Québec，2011），并且正在开展工作以建立临床护理专家监管和毕业教育（Ordre des infirmières et infirmiers du Québec，2016）。在艾伯塔省，具有相关的研究生护理教育和 3 年或以上专业领域经验的注册护士的"专家"头衔受保护（College and Association of Registered Nurses of Alberta，n.d.）。然而，专家头衔并不特定于临床护理专家的角色。除魁北克省外，没有任何省级认证体系来确保护士成为临床护理专家在相关教育、专业认证或经验等方面的最低要求。通过加拿大护士协会可获得的专业认证不是临床护理专家角色的要求，只存在于基础和非高级水平。缺乏监管、头衔保护和所需的证书会导致角色混淆、利益相关者对角色的理解不强，以及所有临床护理

专家角色领域和能力能够充分实施的程度不同（Bryant-Lukosius，2010；Kilpatrick，2013）。

八、前景：挑战与机遇

2010 年，在完成了一项关于全国高级护理实践角色的研究之后，提出了一些建议以改善临床护理专家在卫生系统中的整合：开展研究以检查劳动力趋势、影响成功实施和角色影响的因素，建立一个共同的愿景，制订和建立临床护理专家实践的国家标准和能力，并发展临床护理专家的特定教育（Bryant-Lukosius，2010）。

自 2016 年以来，在实施这些建议方面取得了一些进展（Bryant-Lukosius，2018）。泛加拿大策略提高了国家形象，并增进了对临床护理专家实践的理解。例如，进行了两项实践模式研究来检查临床护理专家的劳动力并描述其角色（Jokiniemi，2018；Kilpatrick，2013）。这两项研究的结果已经或即将在国家和省级护理论坛上发表。加拿大护士协会制订了一项政策文件（Canadian Nurses Association，2012b），并主办了一次圆桌会议（Canadian Nurses Association，2013），从而促进了泛加拿大临床护理专家能力的发展。另外一个全国性的临床护理专家协会已成立，为临床护理专家的实践和政策问题提供发言权，并且至少在两个省实施了临床护理专家教育项目。

为了保持这一势头向前发展，临床护理专家和护理领导者，包括监管者、教育工作者、研究人员、管理人员和政策制定者需要共同努力，就临床护理专家角色的共同愿景达成一致，建立认证体系，并阐明一个由国家和国际证据支持的清晰商业案例，说明该角色如何与支持改善加拿大人健康和创造可持续医疗保健服务的政策优先事项保持一致。需要进行研究以评估加拿大背景下临床护理专家影响和结果。研究重点应与改善卫生系统的重点平行，以证明临床护理专家在改善患者安全和护理质量、增加获得护理机会、提供慢性病预防和管理、加强卫生系统整合、解决健康和健康不公平的社会决定因素方面的价值（Canadian Nurses Association，2012a）。

缺乏角色的清晰认识、利益相关者对临床护理专家角色的理解不足，与角色的利用不足和次优实施、临床护理专家工作满意度差有关。这些因素影响临床护理专家的招聘和保留，引起临床护理专家劳动力紧张

（Bryant-Lukosius，2010；Kilpatrick，2014b，2016）。泛加拿大的全国和省级护理协会和监管机构努力通过政策来阻止临床护理专家数量的减少，建立标准化的角色资质和证书，并对公众、护士、医疗保健管理人员和政府决策者进行有关该角色的教育。我们需要泛加拿大的方法来记录每个省拥有硕士学位的临床护理专家，以便有效地监控劳动力变化趋势和目标差距。

临床护理专家面临的一个挑战是，它们在各级卫生系统的决策和政策表中没有得到很好的体现。因此没有考虑解决医疗保健需求的临床护理专家解决方案（Bryant-Lukosius，2010）。临床护理专家倾向于将精力投入到提高其专业领域的实践中，而不提倡优化开发临床护理专家的发展和利用。如果要维持这一角色，临床护理专家必须发挥更强的领导作用，变得更有政治头脑，并在医疗保健组织、专业护理协会和政府的决策和政策制定论坛上具有可见性和影响力。

在这个医疗保健经济受限的时期，目前通过机构运营预算支付临床护理专家工资的资助模式是该角色的引入和可持续发展的主要障碍（Bryant-Lukosius，2018）。这需要勇敢和富有创造力的护理领导者寻求非传统的资金来源，并在精神健康和成瘾等对专业知识有高度需求的领域招募和培养新任的临床护理专家（Gehrs，2016）。为优先医疗保健需求提供专项资金有助于最佳利用临床护理专家角色。例如，2005 年，加拿大卫生部有计划地为 600 个原住民（First Nations）和因纽特社区招募了临床护理专家，以满足人口的健康需求，并改善目标领域的护理实践，包括妇幼保健、心理健康 / 成瘾、慢性病管理和糖尿病（Veldorst，n.d.）。医疗保健领导人和临床护理专家应倡导新的资助路线和模式，以支持优先领域的临床护理专家实践。其中，绩效管理模式为组织提供激励，以达到获得保健和质量的基准，为复杂慢性疾病患者提供捆绑资助模式是利用临床护理专家专业知识的潜在资助方法之一。

九、肿瘤姑息治疗领域临床护理专家实践范例

该范例展示了一个在癌症中心从事姑息治疗的临床护理专家，该中心在加拿大安大略省地区提供高度专业化的门诊癌症护理服务。被诊断为癌症的患者（及其家人）需要复杂的症状管理和支持性护理以解决治疗的不

良反应、管理晚期癌症的不良患者结局或在其临终时使其获得舒适感,这些都是临床护理专家工作的重点。该临床护理专家通过实施四种加拿大临床护理专家能力(即临床实践、系统领导、护理评估和创新研究)展示了示范实践(Canadian Nurses Association,2014)。这些行动在区域、省、国家和国际范围内的患者、实践环境和组织/系统层面产生积极影响。该临床护理专家通过了研究生和继续教育,肿瘤和姑息治疗的国家认证,并拥有15年以上的临床护理专家工作经验,取得了堪称典范的实践,即一名临床护理专家中的专家(De Souza,2018)。

与临床护理相关,这名临床护理专家在癌症和姑息治疗方面有深入的专业知识和技能。她与跨专业团队协同合作,对患者和家庭进行全面评估,将患者分诊到适当的团队,引导并将患者转介到社区卫生服务中心,给予患者护理目标和护理计划,提供患者教育和自我管理支持,为癌症中心和社区卫生中心提供咨询,并通过护士主导的诊所和电话随访,积极评估和管理患者的症状和疑虑。

临床护理专家提供系统领导来影响、实施和管理变革,以改善系统内部和系统间护理服务。在这方面,她具有政治战略性,以目标和结果为导向,并与医疗团队和社区利益相关者进行有效沟通和谈判,以实现护理创新。她通过领导实施循证指南和政策,评估临床护理方面的差距,并设计新的服务来弥补这些差距,从而改善患者获得护理的机会和质量。例如,她领导了区域实施循证策略以改善癌症症状筛查,并开发了一个跨专业诊所,以改善晚期癌症患者呼吸困难的管理。在癌症中心,她通过指导学生、护士和其他提供者发展姑息治疗的专业知识和服务。

与护理发展相关,该临床护理专家作为国家肿瘤护理协会的董事会成员,领导改善护理实践的倡议,出席会议并发表她的工作成果。在国际和国内上,她通过开发和提供姑息护理教育课程和项目来改善护理实践。她通过向利益相关者(如患者、团队成员、管理者)阐明临床护理专家角色的清晰愿景,并在研究生护理教育项目中作为导师指导未来的临床护理专家,促进临床护理专家实践的发展。在省内,她通过共同领导高级实践护士的社区实践来支持癌症护理中的临床护理专家实践。

在评估和研究方面,临床护理专家通过参与跨专业研究,利用研究证据来设计新的政策、实践和服务来提高癌症中心的护理质量,为质量改进计划做出贡献，并领导对新服务提供模式评估，如上述呼吸困难诊所。

参考文献

[1] Abela-Dimech F, Johnston K, Strudwick G (2017) Development and pilot implementation of a search protocol to improve patient safety on a psychiatric inpatient unit. Clin Nurs Spec 31(2):104-114.

[2] Asomaning N, Van Den Broek K (2011) Can Nurse 107(8):12.

[3] Bryant-Lukosius D, Carter N, Kilpatrick K, Martin-Misener R, Donald F, Kaasalainen S et al (2010) The clinical nurse specialist role in Canada. Can J Nurs Leadersh 23(Special Issue):140-166.

[4] Bryant-Lukosius D, Carter N, Reid K, Donald F, Martin-Misener R, Kilpatrick K et al (2015a) The clinical effectiveness and cost-effectiveness of clinical nurse specialist-led hospital to home transitional care: a systematic review. J Eval Clin Pract 21:763-781.

[5] Bryant-Lukosius D, Cosby R, Bakker D, Earle C, Burkoski V (2015b) Practice guideline on the effective use of advanced practice nurses in the delivery of adult cancer services in Ontario. Cancer Care Ontario, Toronto, ON. fle:///C:/Users/Windows/Downloads/pebc16-4f_0.pdf. Accessed 16 May 2018.

[6] Bryant-Lukosius D, Martin-Misener R, Roussel J, Carter N, Kilpatrick K, Brousseau L (2018) Policy and the integration of advanced practice nursing roles in Canada: are we making progress? In: Goudreau KA, Smolenski M (eds) Health policy and advanced practice nursing, impact and implications, 2nd edn. Springer, New York, pp 357-374.

[7] Canadian Institute for Health Information (2017) Regulated nurses 2016. https://www.cihi.ca/sites/default/fles/document/regulated-nurses-2016-report-en-web.pdf. Accessed 14 May 2018.

[8] Canadian Nurses Association (2006) 2005 workforce profle of registered nurses in Canada. Canadian Nurses Association, Ottawa, ON.

[9] Canadian Nurses Association (2012a) National expert commission. http://www.cna-aiic.ca/expertcommission/. Accessed 15 May 2018.

[10] Canadian Nurses Association (2012b) Strengthening the role of the CNS in Canada. Background paper. https://www.cna-aiic.ca/-/media/cna/fles/en/strengthening_the_cns_role_background_paper_e.pdf?la=en&hash=E130029CE85AA0A8B3AD5FC96CF451E90415A4B3. Accessed 16 May 2018.

[11] Canadian Nurses Association (2013) Strengthening the role of the CNS in Canada. Pan-Canadian roundtable discussion summary report. https://www.cna-aiic.ca/-/media/cna/page-content/pdffr/clinical_nurse_specialist_role_roundtable_summary_e.pdf?la=en&hash=9994CE9E732B4 8FDA11FE6F51E4F0C4E3A4DCC08. Accessed 16 May 2018.

[12] Canadian Nurses Association (2014) Pan-Canadian core competencies for the clinical nurse specialist. https://www.cna-aiic.ca/-/media/cna/fles/en/clinical_nurse_specialists_convention_handout_e.pdf?la=en&hash=E9DE6CADB7C0260D9CD969121DA79EB40 8B8466F. Accessed 13 May 2018.

[13] Canadian Nurses Association (2018) Clinical nurse specialists. https://www.cna-aiic.ca/en/

nursing-practice/the-practice-of-nursing/advanced-nursing-practice/clinical-nurse-specialists. Accessed 13 May 2018.

[14] Canadian Nurses Association (n.d.) Advanced nursing practice. A national framework. https:// www.cna-aiic.ca/~/media/cna/page-content/pdf-en/anp_national_framework_e.pdf. Accessed 16 May 2018.

[15] College and Association of Registered Nurses of Alberta (n.d.) Standard for the use of the title "Specialist" in registered nurse practice. http://nurses.ab.ca/content/dam/carna/pdfs/ DocumentList/Standards/Standard-for-the-Use-of-the-Title-Specialist-in-RN-Practice.pdf. Accessed 16 May 2018.

[16] De Souza (2018) Cathy Kiteley. https://www.desouzainstitute.com/team_member/cathy-kiteley/.

[17] Desrochers F, Donivan E, Mehta A, Laizner AM (2016) A psychosocial oncology program: perceptions of the telephone-triage assessment. Support Care Cancer 24:2937-2944.

[18] Donald F, Martin-Misener R, Carter N, Donald EE, Kaasalainen S, Wickson-Griffths A et al (2013) A systematic review of the effectiveness of advanced practices nurses in long-term care. J Adv Nurs 69(1):2148-2161.

[19] Easson-Bruno S (n.d.) Incoming President's address. Canadian Association of Advanced Practice Nurses Newsletter; 16: 1.

[20] Gehrs M, Ling S, Watson A, Cleverley K (2016) Capacity building through a professional development framework for clinical nurse specialist roles: addressing addiction population needs in the healthcare system. Can J Nurs Leadersh 29(3):23-36.

[21] Gordon J, Kenny E (2017) Bringing together a health region. Vascular Access 11(2):1-3.

[22] Jokiniemi K, Bryant-Lukosius D, Carr M, Kilpatrick K, Martin-Misener R, Rietkoetter S, et al Delineation of specialized and advanced practice nursing roles. Oral presentation accepted for the international nurse practitioner/advanced practice nurse network conference, Rotterdam, the Netherlands, 2018.

[23] Kaasalainen S, Ploeg J, Donald F, Coker E, Brazil K, Martin-Misener R, DiCenso A, Hadjistavropoulos T (2015) Positioning clinical nurse specialists and nurse practitioners as change champions to implement a pain protocol in long-term care. Pain Manag Nurs 16(2):78-88.

[24] Kilpatrick K, DiCenso A, Bryant-Lukosius D, Ritchie JA, Martin-Misener R, Carter N (2013) Practice patterns and perceived impact of clinical nurse specialist roles in Canada: results of a national survey. Int J Nurs Stud 50(11):1524-1536. https://doi.org/10.1016/j. ijnurstu. 2013. 03. 005.

[25] Kilpatrick K, Kaasalainen S, Donald F, Reid K, Carter N, Bryant-Lukosius D et al (2014a) The effectiveness and cost effectiveness of clinical nurse specialists in outpatient roles: a systematic review. J Eval Clin Pract 20(6):1106-1123.

[26] Kilpatrick K, DiCenso A, Bryant-Lukosius D, Ritchie JA, Martin-Misener F, Carter N (2014b) Clinical nurse specialists in Canada: why are some not working in the role? Can J Nurs Leadersh 27(1):62-75.

[27] Kilpatrick K, Reid K, Carter N, Donald F, Bryant-Lukosius D, Martin-Misener R et al (2015) A systematic review of the cost effectiveness of clinical nurse specialists and nurse practitioners in inpatient roles. Can J Nurs Leadersh 28(3):56-76.

[28] Kilpatrick K, Tchouaket E, Carter N, Bryant-Lukosius D, DiCenso A (2016) Relationship between clinical nurse specialist role implementation, satisfaction, and intention to stay. Clinical nurse specialist. Int J Adv Nurs Pract 30(3):159-166.

[29] Marchand P (2010) The clinical nurse specialist as nurse navigator: ordinary role presents and extraordinary experience. Can Oncol Nurs J 20(3):80-83.

[30] Martin-Misener R, Bryant-Lukosius D, Harbman P, Donald F, Kaasalainen S, Carter N (2010) Education of advanced practice nurses in Canada. Can J Nurs Leadersh 23(Special Issue):61-84.

[31] McDonald D (2012) Who is the clinical nurse specialist. Can Nurse 108(6):22-25.

[32] National CNS Competency Task Force, National Association of Clinical Nurse Specialists (2010) Clinical nurse specialist core competencies. Executive summary 2006-2008. http://www.nacns.org/wp-content/uploads/2017/01/CNSCoreCompetenciesBroch.pdf. Accessed 13 May 2018.

[33] Ordre des infrmières et infrmiers du Québec (2011) A new specialty in infection prevention and control, A frst in Canada. The Journal 5:1.

[34] Ordre des infrmières et infrmiers du Québec (2016) Pratique infrmière avancée. Réfexion sur le rôle de l'infrmière clinicienne spécialisée (Advanced practice nursing: Refections on the role of the clinical nurse specialist). Publication no. 8456. http://www.anfide-gic-repasi.com/wpcontent/uploads/2014/07/8456-refexion-role-ics.pdf. Accessed 16 May 2016.

[35] Smith Higuchi KA, Hagen B, Brown S, Zieber M (2006) A new role for advanced practice nurses in Canada. J Gerontol Nurs 32(7):49-55.

[36] Statistics Canada (2017a) Population size and growth in Canada: key results from the 2016 census. http://www.statcan.gc.ca/daily-quotidien/170208/dq170208a-eng.htm?HPA=1. Accessed 14 May 2018.

[37] Statistics Canada (2017b) Population trends by age and sex: 2016 census of population. https://www12.statcan.gc.ca/census-recensement/2016/rt-td/as-eng.cfm. Accessed 14 May 2018.

[38] Stilos K, Daines P (2013) Exploring the leadership role of the clinical nurse specialist on an inpatient palliative care consulting team. Nurs Res 26(1):70-78.

[39] Veldorst AJ (n.d.) Practice patterns of clinical nurse specialists working with frst nations and Inuit communities. Master's thesis. McMaster University, Hamilton, ON.

[40] Wikipedia (2018) Geography of Canada. http://en.wikipedia.org/wiki/Geography_of_Canada. Accessed 14 May 2018.

第三篇　欧　洲

Europe

第 7 章 英国临床护理专家的
角色和实践

The Role and Practice of Clinical Nurse Specialists in the UK

Alison Leary 著

摘 要

英国的专科实践发展有着悠久的历史，但临床护理专家的角色仍不明确，没有具体的认证或监管框架。这导致了不同层次的实践。在英国，临床护理专家一词并不局限于注册护士或高级实践护士，这可能被视为一种风险。

监管框架的缺乏也意味着实践的发展是不受约束和创新。尽管在实践上有所不同，但英国的临床护理专家角色已在很大程度上演变为高级实践角色，以满足患者和家庭的需求。

在英国，有一个蓬勃发展的专家社区，涵盖许多实践领域和患者群体，从长期疾病到更具咨询性的专家角色的许多实践领域和患者群体。

有很多研究证明了专业实践对患者预后的积极影响，但对其作用仍知之甚少。

关键词

专家，高级，主动的个案管理，创新，安全，临床护理专家，英国，高级实践护士

一、历史回顾

英国在专科护理实践方面有着悠久的历史。最早有记录的专科护士是在英格兰沃尔索尔执业的 Dorothy Wyndlow Pattison。Dora 修女成为一名治疗工伤的专家，尤其是那些与铁路工作有关的工伤。整个 20 世纪，专科护理实践得到了发展。1975 年，公务员 Douglas Macmillan 创立了一个癌症慈善机构，他设立了第一个癌症和姑息治疗护理专家护士岗位，今天仍被称为 Macmillan 护士。

在 20 世纪 70 年代末，临床护理专家的角色开始在癌症之外确立，Elizabeth Anionwu 等先驱者在伦敦布伦特为镰状细胞病患者建立了第一个专家服务（图 7-1）。

实践在 20 世纪 80 年代和 90 年代在英国发展起来。各种倡议和政策都提倡配备专科护士，代表患者群体的慈善机构也成为这一角色的有力倡导者。

1983 年 7 月 1 日生效的《护士、助产士和健康访问者法案（1979）》（*Nurses，Midwives and Health Visitors Act* 1979）也设立了国家委员会。英

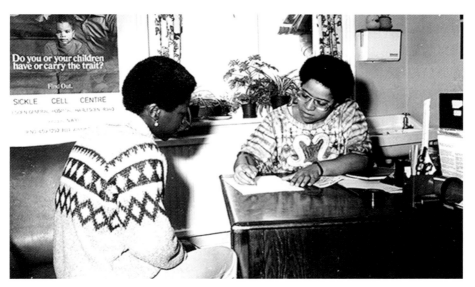

▲ 图 7-1　**Elizabeth Anionwu** 教授（右）在布伦特工作

国国家委员会（English National Board，ENB）负责监督提供专科教育的注册后教育。这为临床护理专家角色提供了教育基础，因为注册护士能够在泌尿科、妇科或癌症护理等专科领域学习特定课程，然后在这些临床领域从事工作。20 世纪末，本科护士教育转变为以资格证书为基础的大学教育，英国国家委员会则被逐步淘汰。

到 20 世纪 90 年代末，虽然临床护理专家的角色已被确立，但还没有关于如何实施这一角色的规划，尤其是随着时间的推移，这一角色及其就业都将发生变化，这意味着其覆盖范围是不公平的。此外，英国过去和现在都没有护理专科实践的监管框架，这意味着临床护理专家的实践水平和资质参差不齐。到 21 世纪初，在组织财务紧缩的背景下，临床护理专家的价值受到了质疑。这在一定程度上是因为临床护理专家的职称、实践水平或者对患者的贡献变化很大，因此对其角色并未达成共识。

二、临床护理专家的定义

目前，英国临床护理专家的定义和范围没有形成规范。由于没有监管框架、准入门槛或缺乏高标准的专业认证，临床护理专家这一术语并未受到保护。这意味着该角色从业者的实践范围和教育水平是非常宽泛的，同时该角色并不仅仅与高级实践有关。现实情况是，由于没有公认的监管或完善的职业框架，英国临床护理专家从本质上被定义为实践领域（如某一人群或医学专业），而非实践水平（如高级实践）。

为了解决这一问题，英国四个地区都分别采用了临床护理专家实践指南。

在英国，苏格兰第一个正式确立这一角色，也是唯一明确规定临床护理专家可以在高级水平上实践的英国地区。"临床护理专家是指已获得足够的知识、技能和经验的注册护理专业人员，并在某一临床专科取得职业和（或）学术认可的注册后资质（如果有）。临床护理专家在高级水平上进行实践，并可对护理过程或特定的客户 / 人群独立负责"（ISD，2010）。尽管英格兰拥有高级实践声明（DH，2010），但其在政策上仍然很少关注专家实践。威尔士采取了多职业的方法，包括其他卫生保健职业（如物理治疗师），但也将"专家"视为一个领域，而不是实践水平（Welsh

Government，2010）。北爱尔兰已定义了高级实践（NIPEC，2014），但与此类大多数文件一样，很少提到专业领域的高级实践。

临床护理专家主要的就业模式仍是通过所谓的国民健康服务（National Health Service，NHS）来实现的。NHS成立于1948年，由税收/国家保险集中资助，并提供定点免费医疗。英国拥有私营医疗保健部门，但临床护理专家在该部门的就业历来有限。市场上其他就业提供者也在不断增长，并提供各种不同的模式，如公益公司、非营利组织、慈善机构和雇佣护士（包含临床护理专家）的私人。但是，提供NHS服务仍然是临床护理专家最普遍的健康服务模式。

三、临床护理专家的实践模式

总体而言，临床护理专家在英国提供综合服务，许多高级水平的临床护理专家符合国际护士理事会的定义，即高级实践护士是指获得专业的知识、解决复杂问题的决策技能和拓展实践的临床能力的注册护士，其特点由其实践认证的环境和（或）国家所塑造。推荐硕士作为准入水平（ICN，2018）。

各种各样的实践水平、所提供的服务和所获得的教育往往与不同的专家群体和实践类型有关，虽然有这种变化，但临床护理专家这一术语已普遍用于描述整个群体。

例如英国，长期工作的临床护理专家往往是积极主动的个案管理者。他们通常与医生同事合作，但作为主要的护理提供者，管理特定疾病（如风湿病或神经病）的患者。临床护理专家在这些专科中以高级水平进行实践是很常见的。他们往往负责日常病例管理，包括综合评估、干预（包括心理社会）、处方药物、转介照护和复杂决策。

在癌症护理等领域，中央政府政策、慈善行业等支持了临床护理专家角色的实现。劳动力快速扩张意味着在实践水平上有更多的变化，从发展的角色到引领整个服务的高级和顾问（主诊）角色。

在急诊住院环境中，技术咨询专家的角色也有所扩大。这些护士很少处理临床病例，而是作为咨询专家。这些角色也经常被称为临床护理专家，并可能专攻疼痛、伤口或住院糖尿病患者管理等领域。急诊医院的职工流动率很高，因此这些临床护理专家保证了临床标准的连续性，教导职工管理护理中错综复杂的情况，并同时提供专家查房服务。

在作者精心组建的 Cassandra 数据库基础上（18 000 名专科护士，约 7000 万工时），总结了英国专家实践的类型（表 7-1）。

表 7-1　英国专家护理实践的多样性

描　述	活　动	英国常见实践领域
主动的个案管理者	患者的日常管理，往往作为高级实践角色，进行复杂决策和临床推断	长期状况，急诊和社区
被动的个案管理者	患者的日常管理，往往作为高级实践角色，但受病例数量或复杂性限制	长期状况，急诊和社区
咨询专家	对特定的实践领域或患者群体提供专家意见	如疼痛、伤口、感染控制、住院糖尿病患者护理
聚焦程序的专家	提供全面的服务，包括复杂的临床决策	如阴道镜检查、内镜检查、中心静脉植入
聚焦教育的角色	提供具有专科背景的临床教育	在专科实践中支持教育和实践发展
替补 / 促进他人工作的角色	按照医疗方案进行活动，如体检 / 开处方；在上级医疗角色的指导下做决定或遵循医疗方案工作	急性内 / 外专科、急救护理、强化治疗室
信息和他人工作的促进	承担临床管理、护理协调、信息提供，主要是规范化的护理	一些长期状况或手术路径

四、临床护理专家的实践胜任力

虽然缺乏临床护理专家实践胜任力的全国统一标准及专业认证，但许多专业已经发展了特有的胜任力，如疼痛、糖尿病和眼科。

其中最深入的是帮助糖尿病专家实践的同时也包含了职业框架的"TREND"（TREND，2015）。一些专业具有针对服务的胜任力，如内镜操作人员认证（JAG，2017），然而这些并不仅仅适用于专科护士。最近，英国制订了多职业高级临床实践框架，这可能会使当下不同职业在这一实践水平更加统一（Health Education England，2017）。

五、效果测评

实践水平和所提供服务参差不齐为形成普适性的角色评估框架带来了挑战。除了这种不明确之外，这些岗位持有者的雇主发现自己面临着当前的财政压力，这意味着这些角色的价值不断受到质疑。这导致了重复、低质量的当地审查，这些审查基于动作与时间研究方法，而这一方法在复杂的工作中应用有限（De Leon，1993；Raiborn，2004）。这种审查分析不能处理关系型工作（Malloch，2015），通常会导致低估护理工作量，同时也根本不考虑结果。

许多评估都集中在服务质量方面，如患者和家庭体验，这通常是非常积极的（Read，2015）。而且有越来越多的工作表明临床护理专家在效率和投资回报方面是有益的，包括减少急救护理和急诊住院护理的使用，更有效地管理护理，以及患者更好的临床结局。

六、资格认证、监管和法律要求

临床护理专家这一称谓在英国是不受保护的，同样没有监管或法律框架。作者最近的一项研究发现，职业称谓与实践水平没有关联，即使是非注册护士的个人，也会被雇主授予"专科护士""助理高级执业护士"或"临床护理专家"等称谓（Leary，2017）。这给该职业带来了挑战，也给公众带来了一定风险，也就是说人们可能会误以为给自己提供医疗服务的是注册护士。

目的明确的高级实践监管已被提出很多次，但2009年医疗保健卓越监管委员会（Council for Healthcare and Regulatory Excellence，CHRE）最终评审表示，"通常被称为高级实践反映了某一行业领域的职业发展。因此，应当由机构进行适当管理，而不用额外的法定监管"（CHRE，2009）。故CHRE认为监管是不必要的，但是这个假设现在看起来似乎是错误的。

监管框架的缺乏确实给患者安全带来了风险，在英国的任何人，甚至不是注册护士的人，都可以声称自己为临床护理专家或高级实践护士（Jones-Berry，2018）。其结果是，几乎没有实践发展的阻碍，许多人已经找到了满足患者需求的创新方法。

七、发展

英国专科护理角色正处于十字路口。英格兰当前的政策是优先考虑有多方面知识和经验的通才为"高级临床执业者",其可以起源于任何注册职业,并可以替代一些医疗角色。这已经看出对临床护理专家角色及其价值的进一步审视,而不是发展专科实践。

尽管如此,临床护理专家还是得到了慈善组织和其他患者倡导团体的大力支持。雇主也开始认识到临床护理专家在改善工作结果和提高服务效率方面的益处。护士主导的工作数量逐渐增长,如在消化科等领域,大部分工作是管理日常临床护理。临床护理专家这一群体管理复杂的药物方案,在护士诊所接诊患者,提供个案管理职能,同时开发提供创新服务的新方法(Leary 和 Punshon,2017)。这些模式是英国临床护理专家角色进一步演变的良好范例。

八、临床护理专家实践范例

(一)范例一

1. 实践的专业领域描述(患者人群、护理性质等)

Yvonne Kana 是伦敦一家大型专科医院的眼科护理专家。她接诊各种视网膜问题患者,以及术后应对任何并发症的患者。

2. 专业实践中堪称典范的案例或项目描述

Yvonne 提供 YAG 激光服务,这种手术可以解决白内障/晶状体置换手术后部分患者视物不清的问题。她接收医疗同事的转诊,并对患者进行评估和治疗。

3. 专业实践中应用的实践能力描述

Yvonne 运用了高级评估技能和专业眼科实践知识。眼科护理实践具有胜任力标准(RCN,2016),但没有认证途径。然而,Yvonne 在高级实践中具有硕士学位。

4. 确定专业实践的典型结果

Yvonne 能够管理护理同时改善许多患者的视力。医疗同事向她转诊接受 YAG 激光服务的患者,患者满意率非常高。

（二）范例二

1. 实践的专业领域描述（患者人群、护理性质等）

Louisa Fluere 在伦敦市中心一家大型急诊医院工作，负责晚期（转移性）前列腺癌患者的护理。她每周在门诊管理 100～140 名患者。

2. 专业实践中堪称典范的案例或项目描述

健康激素（Healthy hormones）——以研讨会为基础进行教育，以帮助接受雄激素剥夺治疗（androgen deprivation therapy，ADT）的男性患者。

晚期前列腺癌长期 ADT 可导致显著且痛苦的不良反应和长期不良代谢影响。一项以讨论会为基础的服务改进措施被开发出来，以提供信息和策略来使患者更加了解 ADT，管理不良反应，并提供关于心血管和骨骼问题的生活方式建议。该研讨会通过患者问卷调查进行评价，并得到了患者积极的接受。这种方法已被证明是护理此患者群体的一种有价值工具，并已于全球范围内展现。

3. 专业实践中应用的实践能力描述

为了开展这项服务，Louisa 使用了高级评估技能、药物处方（ADT、不良反应管理、症状控制的支持药物、系统性抗癌治疗和化疗）。她负责应用药理学、生活方式和心理学方法管理不良反应。她的职责包括起始治疗和监测，心理社会护理和对患者、家庭和职工的教育。

4. 确定专业实践的典型结果

这是一项主要在门诊完成的工作量大、流动性强的工作，同时根据医生和团队其他成员的需要提供建议。Louisa 的护理服务确保及时性且以人为本，这具有成本效益，并为患者所重视。

（三）范例三

1. 实践的专业领域描述（患者人群、护理性质等）

Tony Kemp 是一名院前护理专家。1983 年，他成为一名合格的注册护士，并在一系列的急诊护理环境中工作，包括麻醉和重症监护。除此之外，他还在航空医疗护理方面进行培训和工作。Tony 在英国紧急护理计划协会（British Association of Immediate Care Scheme，BASICS）从事院前紧急护理的高级实践，他还是一名教师和研究者。

2. 专业实践中堪称典范的案例或项目描述

由于直升机紧急救援（HEMS）医生和伞降急救护理路径的出现，护理在院前紧急护理中并不经常使用。Tony 强调，他高级实践专家角色的主要部分超出了患者的直接需求。

作为扩充的紧急护理团队的一员，识别潜在问题和需要并为之做好准备，提供照护以减少后续负性生理损伤是其重要职责。这在对一名因车祸被困而严重受伤的司机的护理中得到了很好的证明。该司机因车祸导致腹腔受压，但他在紧急救援服务中活了下来。当识别出严重下肢损伤时，由于无法接触到双腿，而且可能存在严重的挤压伤，解困司机会导致他迅速死亡。在 Tony 的建议下，救援行动由消防和救援指挥官进行，就像一场提供医疗保障的有组织活动，以使患者在最终解救前能够在整个过程中保持最佳状态。最终，患者在双腿截肢后完全康复，并且神经系统完好无损。

3. 确定专业实践的典型结果

Tony 的成果不仅体现于高水平的院外护理效果，而且体现于多学科团队（multidisciplinary teams, MDT）中的领导作用。这包括研究基础的应用，以及在高风险、高压力的情况下教授其他专业人员。

参考文献

[1] CHRE (2009) Advanced practice: report to the four UK health departments. https://www.professionalstandards.org.uk/docs/default-source/publications/advice-to-ministers/advancedpractice-2009.pdf?sfvrsn=6. Accessed April 2018.

[2] De Leon E (1993) Industrial psychology. Rex Publishing, London.

[3] Department of Health (2010) Advanced level practice—a position statement. https://www.gov.uk/government/publications/advanced-level-nursing-a-position-statement.

[4] Health Education England (2017) Advanced practice framework. https://hee.nhs.uk/our-work/advanced-clinical-practice. Accessed May 2018.

[5] ICN (2018) Nurse practitioner and advanced practice roles defnition and characteristics of the role. International Council of Nurses, Geneva. https://international.aanp.org/Practice/APNRoles.

[6] ISD (2010) The advanced practice framework for Scotland. ISD Scottish Government. http://www.advancedpractice.scot.nhs.uk/defnitions/aligning-frameworks.aspx. Accessed April 2018.

[7] JAG (2017) Guide to the JAG accreditation scheme. Royal College of Physicians. https://www.thejag.org.uk/Downloads/Accreditation/170131%20-%20guidance%20-%20guide%20to%20the%20JAG%20accreditation%20scheme%20v3.0.pdf. Accessed May 2018.

[8] Jones-Berry S (2018) The false job titles that are undermining trust in nurses. Nurs Stand.

https://rcni.com/nursing-standard/newsroom/analysis/exclusive-false-job-titles-are-underminingtrust-nurses-128971. Accessed May 2018.

[9] Leary A, Punshon G (2017) Optimum caseload calculations for gastroenterology specialist nurses. Cohn's & Colitis UK, St Albans.

[10] Leary A, Maclaine K, Trevatt P, Radford M, Punshon G (2017) Variation in job titles within the nursing workforce. J Clin Nurs 26:4945-4950.

[11] Malloch K (2015) Measurement of nursing's complex health care work: Evolution of the science for determining the required staffng for safe and effective patient care. Nurs Econ 33(1):20-25.

[12] NIPEC (2014) Advanced nursing practice framework. https://www.health-ni.gov.uk/sites/default/fles/publications/dhssps/advanced-nursing-practice-framework.pdf. Accessed May 2018.

[13] Raiborn CA (2004) Managerial accounting. Nelson Thomson Learning, Melbourne.

[14] RCN (2016) The nature, scope and value of ophthalmic nursing. Royal College of Nursing, London.

[15] Read C (2015) Time for some advanced thinking? Health Service J Suppl. https://www.hsj.co.uk/download?ac=1298457. Accessed May 2018.

[16] TREND (2015) An integrated career and competency framework for diabetes nursing. TREND, UK. http://trend-uk.org/wp-content/uploads/2017/02/TREND_4th-edn-V10.pdf. Accessed May 2018.

[17] Welsh Government (2010) Framework for advanced nursing, midwifery and allied health professional practice in Wales. http://www.wales.nhs.uk/sitesplus/documents/829/NLIAH%20Advanced%20Practice%20Framework.pdf.

第 8 章 爱尔兰临床护理专家的角色和实践

CNS Role and Practice in Ireland

Owen Doody 著

摘 要

临床护理专家（CNS）岗位在爱尔兰的历史很短，但其在护理（精神卫生、儿童、成人/全科、智力残疾）和助产的所有实践领域和学科中都有所发展。CNS 按照角色的核心概念（患者/客户护理、患者/客户倡导、教育和培训、审核和研究、咨询）进行实践，并展示一系列与其知识、沟通、组织、联络、管理、领导、护理/服务提供、团队合作和决策相关的能力。然而，考虑到通往 CNS 岗位的路径不同，没有达到教育水平的 CNS 需要继续教育，这种教育应该是研究生文凭（9 级）到硕士水平。此外，还需要监管支持，通过关键绩效指标来指导 CNS 岗位国家标准的制订，以促进 CNS 角色的基准化和标准化。尽管期望 CNS 履行多个角色可能导致角色超载，但也有必要确保 CNS 实现其角色的每个组成部分，包括研究和审核，以证明其价值并使其贡献被公众可见。因此，行政支持可能是服务/组织的必要考虑，以支持 CNS 实现其角色，充分发挥其潜力，发展成为高级执业护士。

关键词

爱尔兰，临床护理专家，智力残疾，自主决策，多发性硬化症

一、临床护理专家角色与实践简史

爱尔兰临床护理专家（CNS）的起源可追溯到《总体护理工作组报告》（Department of Health-DoH，1980）。然而，临床护理专家的角色直到 20 世纪 90 年代末才得到承认，当时经历了一段时期的工业动荡，护理委员会和卫生服务雇主制订了一份合作报告。护理委员会（Government of Ireland-GoI，1998）的最终报告建议成立全国护理和助产专业发展理事会（National Council for the Professional Development of Nursing and Midwifery，NCPDNM），并认识到有必要将护理作为一项职业。NCPDNM 成立于 1999 年，然而，在缺乏临床护理专家发展框架的情况下，这导致了从事护理实践的各类群体所获得的支持极少（Doody 和 Bailey，2011）。为了解决这个问题，NCPDNM 发布了临床护理专家框架，其中确定了三个独立路径（即时、中期和未来），通过这些途径，在专科工作的护士可以获得对其经验和学习的认可（NCPDNM，2001，2004a，2007，2008）。2001 年爱尔兰采用了正式的临床护理专家路径、定义和核心职能，促使临床护理专家岗位在爱尔兰开始发展。爱尔兰采用临床护理专家岗位支持了 NCPDNM 的关键职能，即为在专业领域工作实践的护士开发临床职业生涯路径，以从护士进阶到临床护理专家（NCPDNM，2002），同时支持了国家政策（Department of Health and Children-DoHC，2001）。临床护理专家岗位是向爱尔兰职工提供的两个临床职业岗位之一，NCPDNM 还与临床护理专家协同发展了高级执业护士岗位。

二、临床护理专家的定义

在爱尔兰，临床护理专家是指在爱尔兰国家资格认证机构（National Qualification Authority of Ireland，NQAI）框架下，接受过与其专科实践领域相关、达到 8 级或以上正式认可的注册后教育的临床实践护理专家。这种正规教育的基础是相关专科领域的丰富经验和临床专业技能知识。大众对临床护理专家实践水平的预期要比对普通护士高（NCPDNM，2008）。与临床护理专家的定义相结合，NCPDNM（2007，2008）将专科领域定义为需要应用专门知识和技能的护理实践领域，这是提高患者 / 客户护理质量的需要和要求。

三、临床护理专家实践的概念化 / 模式

在爱尔兰，临床护理专家实践是在 NCPDNM 所描述的临床护理专家角色的五个核心中实现概念化的。这些核心概念改编自 Hamric（1989）的角色组成部分（专业从业者、教育者、咨询者和研究者），并扩展到包括倡导者（Doody 和 Bailey，2011）。每个核心概念都需要纳入临床护理专家实践，同时为了支持临床护理专家，NCPDNM 确定了每个核心概念的概括性描述（表 8–1）。

表 8–1　临床护理专家角色的核心概念（NCPDNM，2004a，2007，2008）

核心概念	描　述
客户为中心	工作必须以患者为中心，这是将这一专业定义为护理的前提，并满足护理的总体目的、功能和道德标准。临床实践职责可分为直接护理和间接护理
患者 / 客户拥护	职责包括与其他医疗工作者和社区资源提供者协作、沟通、协商，代表患者 / 客户的价值观和决策
教育与培训	教育和培训包括结构化和即时性的教育机会，以促进职工发展和患者 / 客户教育。每位临床护理专家负责其专业持续发展，从而确保在护理、医疗和辅助同事医疗中有稳固的临床信誉
审查与研究	从事当下护理实践的审查和患者 / 客户护理质量改进评估，具备科研相关知识以确保循证实践和研究成果的临床转化，致力于与之专业领域相关的护理研究。任何审查和（或）研究的结果都应有助于下一个服务计划
咨询	遍及执业地点和服务的跨学科和学科内咨询，这种咨询角色也有助于改善患者 / 客户的管理

四、临床护理专家的实践胜任力

在爱尔兰，临床护理专家的胜任力包括普通护士胜任力和专科实践胜任力，这是基于角色的核心概念（NCPDNM，2008）和专科领域专家或雇主的描述而确定的（表 8–2）。临床护理专家的核心胜任力基于该角色的核

表 8–2 核心概念 (NCPDNM)、专家职业描述及其对应的领域和相关胜任力

核心概念	相关胜任力	领 域	相关胜任力
以患者为中心	在相关法律框架内践行护理专科实践的概念，法律框架包括：护理和助产实践框架的范围（An Bord Altranais，2000a），职业行为和道德规 范（An Bord Altranais，2000c），助产士指南（An Bord Altranais，2001）	专业知识	按照相关立法、护理和助产实践框架的范围，《注册护士及注册助产士职业操守守则》进行实践（Nursing and Midwifery Board of Ireland，2014，2015）
	在特定的护理实践领域拥有比普通护士更高层次的专业知识和技能		保持高标准的专业行为，并对自己的行为和疏忽负责。采取措施发展和保持专业实践所需的能力
	在跨学科协议指导下，进行护理评估、计划和启动护理和治疗，以实现以患者/客户为中心的结果并评估其有效性		坚持护理、同情和奉献的护理与助产价值观（DoH，2016）
	在专业实践领域，确定首先解决的健康促进问题		遵守国家、地区和地方的HSE 路 径 和 政策、程序、协议和指南
	根据公共卫生议程，为患者/客户群体实施健康促进策略		遵守相关法律法规
			• 严格遵守护士/助产士管理结构中合适的职权范围 • 对病理生理学有深入了解 • 对患者进行全面评估的能力，包括准确记录患者的病史和出现的问题 • 实施适当的诊断干预以支持临床决策和患者的自我管理计划的能力 • 根据临床发现和循证护理实践指南制订护理计划的能力

（续表）

核心概念	相关胜任力	领　域	相关胜任力
			• 跟踪和评估护理计划的能力 • 了解健康促进的原则/指导/自我管理策略，使人们能够更好地做出影响其健康和幸福的决定和行动 • 了解临床管理和风险管理的原则，因为其直接适用于角色和更广泛的卫生服务 • 临床领域的教学证据 • 具备审查和科研程序的工作知识 • 计算机技能，包括使用 Microsoft Word、Excel、电子邮件、PowerPoint
患者/客户宣传	• 使患者/客户、家庭和社区能够参与其健康需求相关的决定 • 与跨学科团队合作，阐明并代表患者/客户的利益 • 根据患者/客户的需要和服务要求，更改提供的医疗保健服务	沟通交流与人际交往技能	• 有效的沟通能力 • 建立和维护关系的能力，特别是在 MDT 工作的背景下 • 能够以清晰简洁的方式表达信息 • 通过学习过程管理团队的能力 • 提供建设性反馈以改善未来学习的能力 • 有效的表现能力
教育与培训	为护士培训和其他医疗保健人员提供指导、教学、促进和专业监督技能	优秀的组织和管理能力	• 有效组织能力，包括适当的资源管理意识 • 完成指定目标、管理期限和多项任务的能力 • 独立、主动工作的能力 • 自主灵活地应对当地/组织需求的变化

（续表）

核心概念	相关胜任力	领　域	相关胜任力
审查和研究	• 识别、批判性分析、传播和整合护理和其他证据到专业实践领域 • 发起、参与和评估审查 • 利用审查结果改善服务 • 通过使用审查数据和专业知识，改进服务规划及预算处理	建立和维护人际关系，包括团队和领导力	领导能力，变革管理和团队管理技能，包括与 MDT 同事合作的能力
咨询	• 在临床实践中发挥领导作用，并成为专家实践的资源和榜样 • 制订并促进临床标准和指南的发展 • 运用专业知识支持和加强全科护理实践	承诺提供优质服务分析和决策	• 考虑并尊重患者对其诊疗的意见 • 提供质量改进计划 • 进行审查 • 持续的职业发展动机 • 有效的分析、解决问题和决策的能力

MDT. 多学科团队

心概念，范围覆盖所有达到专家级别的护理实践者。特定能力是指那些被认定为具体到实践角色和场景的能力，详细说明特定能力的责任在于服务提供者，并且应该在工作描述中进行概述。

五、效果衡量和评价

爱尔兰的研究表明，临床护理专家对患者/客户和医疗保健结果有积极贡献。但是，这些研究是描述性且小规模的，并且不涉及比较。爱尔兰进行了两项全国性评价（NCPDNM，2004b；Begley，2010）。

在 NCPDNM（2004b）中，与患者/客户护理相关的评估结局指标是明显的（接待患者人数、干预措施的有效性、接收/发出的转诊、电话咨询、等待时间、患者/客户满意度、生活质量指标、医院全科医生、急诊部门入院/出诊/就诊次数的减少）。值得注意的是，在评估中需要认识到临床护理专家的一些角色使他们在结果评估上较别人更具优势。一些临床护理专家在评价结果指标时用不同的术语描述任务，而当指标变得复杂

时，评价该指标的临床护理专家就减少了（NCPDNM，2004b）。在 2004
年评估的基础上，Begley 等的评估确定了患者 / 客户、工作人员和服务 /
医疗保健结果。患者 / 客户结果包括患者满意度、降低患病率和促进自我
管理。工作人员结果包括增加知识、赋权、续签合同率和工作满意度。服
务 / 医疗保健（生产 / 发展、质量）成果包括等待时间、连续性、科研、
领导和协作（Begley，2010）。更多研究发现了爱尔兰临床护理专家在其
他领域的更多贡献，如对囊性纤维化管理（Savage，2007）、护士处方权
观点（Lockwood 和 Fealy，2008）、姑息治疗中依赖和优先排序工具的使
用（Bracken，2011）、紧急医院的建立（Wickham，2011）、社区姑息治疗
临床护理专家（Quinn 和 Bailey，2011）、较少被认可的角色（Wickham，
2015）、感知研究和审查活动的结果（Begley，2015）、探讨智力障碍领域
临床护理专家的贡献（Doody，2017b）、家庭对智力障碍领域临床护理专
家的认知（Doody，2018）、多学科团队成员对智力障碍领域临床护理专家
贡献的观点（Doody，2019）。

六、临床护理专家教育

临床护理专家教育的理想情况是完成被爱尔兰国家资格认证机构认可
的与其专业实践领域相关的注册后教育项目，同时这个项目评级应该在 8
级或以上。然而，在爱尔兰设立临床护理专家岗位时，有三条路径在运
作。首先是即刻路径，对于在实施框架时已经担任临床护理专家角色的注
册护士，拥有适当的注册后资格和（或）在专业领域至少 5 年的经验即可。
这一路径运行至 2001 年 4 月 30 日。其次是针对新认证的临床护理专家的
中间途径（2001 年 5 月 1 日—2010 年 8 月 31 日），新认证的临床护理专
家必须在指定的聘任时限内（本地决定）取得学历及专业经验。最后是未
来途径，新任命的临床护理专家在任命前必须具备学历及专业经验（最少
5 年注册后的工作经验、在专业领域有 2 年的实践经验，并获得爱尔兰国
家资格认证机构至少 8 级的专业实践文凭）。这一路径于 2010 年 9 月 1 日
生效。这些路径产生了一个多样化的临床护理专家群体，他们可能受过高
等教育，也可能没有。

七、资质要求：法规、法律和认证要求

要成为临床护理专家，应符合 NCPDNM（2008）设立的临床护理专家职位框架中的要求。在《护士法》（*Nurse Act*）（2011）出台后，NCPDNM 被纳入爱尔兰护理和助产委员会（Nursing and Midwifery Board of Ireland，NMBI），护理和助产服务管理（Office of the Nursing and Midwifery Services Director，ONMSD）的卫生服务执行（Health Service Executive，HSE）办公室负责对临床护理专家的审批，根据卫生部的授权，临时批准由 HSE 资助组织的申请。而护理及助产规划和发展组（Nursing and Midwifery Planning and Development Units，NMPDU）、ONMSD 则会根据卫生署的授权，临时批准法定及自愿组织的申请。

临床护理专家由他们的护理和助产实践框架范围指导实践，包括以下内容。

- 胜任力。
- 责任、义务和自主权。
- 持续专业发展。
- 支持专业的护理和助产实践。
- 授权和监督。
- 实践设置。
- 合作实践。
- 扩大实践和紧急情况。

此外，除作为一名专业实践者外，临床护理专家还具有更广泛的实践范围，包括先进的护理理论及对研究的解释和应用，在实践中具有更高的决策和自主权，这与他们的教育水平和临床经验相一致。

爱尔兰所有注册护士都受《注册护士和注册助产士职业行为和道德守则》（*Code of Professional Conduct and Ethics for Registered Nurses and Registered Midwives*）（Nursing and Midwifery Board of Ireland，2014）的约束，它指导护士的日常实践，并帮助他们理解自己的专业责任，以安全、道德和有效的方式照顾患者。该守则遵循五项原则。

- 原则 1：尊重他人尊严。
- 原则 2：专业责任和义务。

- 原则 3：实践质量。
- 原则 4：信任和保密。
- 原则 5：与他人合作。

八、前进：挑战与机遇

临床护理专家在提供专业知识和技能方面发挥着重要作用。但他们需要管理人员和医务同事的持续支持，他们需要真正的机会参与持续的专业发展，使临床护理专家在更高的实践水平上运作，在专家实践水平上做出决定，并在合适的时机发展以护士为主导的服务。临床护理专家必须对自己的实践拥有所有权，强调他们对优质、安全和具有成本效益的护理的贡献，并让他们的角色具有突出性。此外，如果临床护理专家的教育水平没与国际上其他国家一致，则需要通过直接或间接的方法提高到同一水平。

考虑到个体可能通过不同路径获得临床护理专家职位，有必要对那些教育水平不达标的临床护理专家进行继续教育，教育应该达到研究生文凭课程（9级）硕士水平，以支持他们的角色，尤其是审查和研究。由于临床护理专家的作用和实践领域多种多样，有必要对临床护理专家岗位提供监管支持和指导，并为临床护理专家制定关键绩效指标的国家标准，以促进临床护理专家角色的基准化和标准化。临床护理专家履行了众多角色，这可能导致其角色超载。但必须考虑到，临床护理专家需要确保实现其角色的每个组成部分，包括研究和审查，以证明其价值并使其贡献被大众所见。因此，服务 / 组织必须考虑提供行政支持，以支持临床护理专家履行其角色，充分发挥其潜力，并培养高级执业护士。

九、临床护理专家实践范例：多发性硬化症临床护理专家

（一）专科执业领域的描述（患者群体、护理性质等）

多发性硬化症（multiple sclerosis，MS）是一种慢性、进行性神经系统疾病，损害中枢神经系统（Harrison，2014），往往在生命早期（一般是20—40 岁）发病（Bjorgvinsdottir 和 Halldorsdottir，2014）。它是一种自身免疫性疾病，可导致神经炎症、脱髓鞘和轴突变性，导致整个中枢神经系统发生病变进而影响功能（Kalb 和 Reitman，2014）。据估计，全世界有250 万人受到这种疾病的影响，有证据表明，全球 MS 的发病率和覆盖范

围正在上升（MSIF，2016；Lonergan，2011；O Connell，2017）。近年来，随着药物治疗的高成本，MS 的疾病修正治疗（disease-modifying therapies，DMT）得到了极大的发展。此外，因为大脑和神经系统的损伤发生在首次临床症状出现之前，医学专家建议，为了防止脱髓鞘和脑萎缩，DMT 应该在疾病进程的早期开始（Giovannoni，2017）。

（二）一个典型的临床护理专家实践案例或项目

在国际上，专门护理 MS 患者是临床护理专家一个较新的专业方向，临床护理专家的实际角色在临床自主水平、教育和临床设置方面可能存在巨大差异（Matthews，2015）。许多临床护理专家不仅在 MS 领域执业，还在整个神经科疾病领域执业，负责护理癫痫、运动神经元病、帕金森病等多种神经系统疾病的患者，而有些临床护理专家的作用则完全集中在 MS 患者身上。临床护理专家也有不同的职称和角色，如专科护士、MS 照护专家、临床护理专家护士、MS 护士和神经内科护理专家。

在治疗 MS 患者时，护理的一个关键方面是在整个疾病治疗过程中，给患者、家庭和照顾者以教育和支持。由于疾病的复杂性和不可预测性，对于患者和家属而言，MS 诊断的调整是困难的。MS 是一种影响整个家庭的疾病，而它的慢性病程意味着患者永远无法脱离诊疗。因此，临床护理专家可以与 MS 患者、他们的家人和照顾者建立长期的关系。临床护理专家角色的目的通常包括提高临床护理质量，在护理专业上提供指导、审查和研究活动。最近临床护理专家的职责范围较前扩大了，更多地涉及 MS 患者的诊断、管理和支持。同时，临床护理专家在 DMT 的整体管理中也发挥着重要作用，特别是在促进坚持治疗方面（Burke，2011）。MS 药物治疗迅速扩展显著加大了临床护理专家的工作量，此时临床护理专家更多地承担了"高科技"监控作用，这可能也证明了临床护理专家护理患者的工作量及能力。由于一些潜在的不良反应是致命的，为了监测患者药物治疗效果，MS 临床护理专家需要受过高等教育和技能培训（Abel 和 Embrey，2018）。此外，MS 临床护理专家在避免事故、急诊及不必要的住院方面也发挥了重要作用（Mynors，2015）。然而，随着药理治疗的激增，临床护理专家的作用正在迅速改变，这可能会对患者的护理产生影响。

MS 的管理致力于减少和防止复发，并减少严重的复发，防止残疾的积累。MS 治疗方面取得了巨大进展，目前有 14 种已获批准的药物疗法，给 MS 的治疗带来了巨大的机遇。因此，MS 如何进行早期药物治疗成了新的问题（Comi，2017）。制订针对 DMT 的个性化治疗方法要求 MS 临床护理专家对药物机制和不良反应有深入了解，以安全监测患者。然而，治疗晚期 MS 的方法有限，资源多集中在复发 - 缓解型 MS（relapsing-remitting multiple sclerosis，RRMS）患者的药物治疗上，许多晚期 MS 的患者感觉被抛弃了（Abel 和 Embrey，2018）。

（三）专业实践中的实践胜任力

在 MS 临床护理专家的角色中，胜任力涉及专业知识、环境 / 专业知识、沟通和人际交往能力、组织、联络和管理能力、建立和维护关系（个人、家庭和团队）、领导能力、提供高质量的护理 / 服务、分析和决策能力。该角色的核心概念包括以患者 / 客户为中心、患者 / 客户健康促进、教育和培训、审查和研究、咨询。临床护理专家胜任力在实践中得到 HSE 和 NCPDNM（2008）资源包的支持和指导。

（四）识别该专业领域临床护理专家实践的典型结果

Wanner 等（2005）阐述了专科护理服务如何在提供护理服务的过程中有所改变和影响，最终改善结果，使疗效增加 3 倍。相比之前的 12%，至少有 85% 的患者在治疗 10 天内向临床护理专家报告症状，表明临床护理专家工作处于高等水平，不仅发展了专科实践，还通过及时获得服务和治疗，有效地管理复发患者。Smithson 等（2006）强调，在所有医疗保健专业人员中，临床护理专家被认为是知识最渊博的，因为患者表示希望看到临床护理专家，而不是其他专业人员，并将临床护理专家视为替代神经学家的一种选择。此外，患者将临床护理专家视为初级和二级保健之间的连接，了解患者并理解其独特需求，是提供个性化协调治疗的最佳职位（Aspinal，2012；Smithson，2006）。

让临床护理专家参与到护理中会产生积极的影响，并有助于持续改善医学护理的选择、质量和提供（Forbes，2006），临床护理专家被视为提供专科护理的合适专业人员（While 等，2009）。MS 临床护理专家解决了许多广泛的护理需求，包括关于 MS 和一般健康、肠道、膀胱问题、性功能障碍、经济建议、减肥、复发管理、计划生育和疼痛的建议（While，2009）。MS 临床护理专家是一个多功能的角色，临床护理专家致力于所有慢性神经系统疾病延续性护理（Aspinal，2012），临床护理专家具有专业知识，了解本地服务，是个协调者的角色并能以灵活、整体和协作的方式进行实践，而所有这些都是促进延续性护理的关键属性（Methley，2017；Aspinal，2012）。护理过程的关键是以患者为中心，MS临床护理专家已经发展了一种基于信任和连续性的关系，为患者提供了社会心理支持，降低了患者焦虑水平（Methley，2017）。以患者为中心并让患者参与到他们的护理中使患者感到被倾听，因此，患者表示对临床护理专家提供的治疗和医疗保健服务总体体验更满意（Methley，2017；Tintoré，2017）。然而，Mynors等（2015）从MS服务证据生成（Generating Evidence in Multiple Sclerosis Services，GEMSS）MS专科护士评估项目中发现，临床护理专家缺乏技能、时间、工具和动机来收集其服务相关的数据。缺乏数据导致他们的贡献难以被大众所见，而这些贡献有助于定义他们的价值，证明他们的服务是有效的。

参考文献

[1] Abel N, Embrey N (2018) Multiple sclerosis: dealing with complex treatment decisions. Br J Nurs 27(3):132-136.

[2] Aspinal F, Gridley K, Bernard S, Parker G (2012) Promoting continuity of care for people with long-term neurological conditions: the role of the neurology nurse specialist. J Adv Nurs 68(10):2309-2319.

[3] Begley C, Murphy K, Higgins A et al (2010) Evaluation of clinical nurse and midwife specialist and advanced nurse and midwife practitioner roles in Ireland (SCAPE) fnal report. National Council for the Professional Development of Nursing and Midwifery, Dublin.

[4] Begley C, Elliott N, Lalor JG, Higgins A (2015) Perceived outcomes of research and audit activities of clinical specialists in Ireland. Clin Nurs Spec 29(2):100-111.

[5] Bjorgvinsdottir K, Halldorsdottir S (2014) Silent, invisible and unacknowledged: experiences of young caregivers of single parents diagnosed with multiple sclerosis. Scand J Caring Sci 28(1):38-48.

[6] Bracken M, McLoughlin K, McGilloway S, McMahon E (2011) Use of dependency and prioritization tools by clinical nurse specialists in palliative care: an exploratory study. Int J Palliat Nurs 17(12):599-606.

[7] Burke T, Dishon S, McEwan L, Smrtka J (2011) The evolving role of the multiple sclerosis nurse: an international perspective. Int J MS Care 13(3):105-112.

[8] Comi G, Radaelli M, Sørensen PS (2017) Evolving concepts in the treatment of relapsing multiple sclerosis. Lancet 389(10076):1347-1356.

[9] Department of Health (1980) The working party on general nursing report, Tierney report.

Department of Health, Dublin.

[10] Department of Health (2016) Values for nurses and midwives in Ireland. Stationery Offce, Department of Health and Children, Dublin.

[11] Department of Health and Children (2001) Quality and fairness: a health system for you. Stationery Offce, Department of Health and Children, Dublin.

[12] Doody O, Bailey ME (2011) The development of clinical nurse specialist roles in Ireland. Br J Nurs 20(14):868-872.

[13] Doody O, Slevin E, Taggart L (2017a) Focus group interviews examining the contribution of intellectual disability clinical nurse specialists in Ireland. J Clin Nurs 26(19-20):2964-2975.

[14] Doody O, Slevin E, Taggart L (2017b) Activities of intellectual disability clinical nurse specialists in Ireland. Clin Nurs Spec 31(2):89-96.

[15] Doody O, Slevin E, Taggart L (2018) Families' perceptions of the contribution of intellectual disability clinical nurse specialists in Ireland. J Clin Nurs 27(1-2):e80-e90.

[16] Doody O, Slevin E, Taggart L (2019) A survey of nursing and multidisciplinary team members' perspectives on the perceived contribution of intellectual disability clinical nurse specialists. J Clin Nurs Spec 28(21-22):3879-3889.

[17] Forbes A, While A, Mathes L, Griffths P (2006) Evaluation of a MS specialist nurse programme. Int J Nurs Stud 43(8):985-1000.

[18] Giovannoni G, Butzkueven H, Dhib-Jalbut S, Hobart J, Kobelt G, Pepper G, Sormani MP, Thalheim C, Traboulsee A, Vollmer T (2017) Brain health—time matters in multiple sclerosis. Oxford Pharma Genesis Ltd, Oxford.

[19] Government of Ireland (1998) Report of the commission on nursing: a blueprint for the future. Stationery Offce, Government of Ireland, Dublin, p 1998.

[20] Hamric AB (1989) History and overview of the CNS role. In: Hamric AB, Spross JA (eds) The clinical nurse specialist in theory and practice, 2nd edn. WB Saunders, Philadelphia.

[21] Harrison K (2014) Fingolimod for multiple sclerosis: a review for the specialist nurse. Br J Nurs 23(11):582-589.

[22] Health Service Executive and National Council for the Professional Development of Nursing and Midwifery (2008) Clinical nurse/midwife specialist role resource pack. National Council for the Professional Development of Nursing and Midwifery and Nursing and Midwifery Planning and Development Unit HSE-South, Dublin.

[23] Kalb R, Reitman N (2014) Multiple sclerosis: a model of psychosocial support, 5th edn. National MS Society, New York.

[24] Lockwood EB, Fealy GM (2008) Nurse prescribing as an aspect of future role expansion: the views of Irish clinical nurse specialists. J Nurs Manag 16(7):813-820.

[25] Lonergan R, Kinsella K, Fitzpatrick P, Brady J, Murray B, Dunne C, Hagan R, Duggan M, Jordan S, Mckenna M, Hutchinson M (2011) Multiple sclerosis prevalence in Ireland: relationship to vitamin D status and HLA genotype. J Neurol Neurosurg Psychiatry 82(3):317-322.

[26] Matthews V (2015) Delivering expert care to people with multiple sclerosis across Europe: an update. Br J Neurosci Nurs 11(5):235-237.

[27] Methley A, Campbell S, Cheraghi-Sohi S, Chew-Graham C (2017) Meeting the mental health needs of people with multiple sclerosis: a qualitative study of patients and professionals. Disabil Rehabil 39(11):1097-1105.

[28] Multiple Sclerosis International Federation—MSIF (2016) What is MS. https://www.msif.org/about-ms/what-is-ms/. Accessed 2 Apr 2018.

[29] Mynors G, Suppiah J, Bowen A (2015) Evidence for MS specialist services: fndings from the GEMSS MS specialist nurse evaluation project. Hertfordshire, MS Trust.

[30] National Council for the Professional Development of Nursing and Midwifery (2001) Approval process for clinical nurse/midwife specialists (CNS/CMS). National Council for the Professional Development of Nursing and Midwifery, Dublin.

[31] National Council for the Professional Development of Nursing and Midwifery (2002) Guidelines on the development of courses preparing nurses and midwives as clinical nurse/ midwife specialists and advanced nurse/midwife practitioners. National Council for the Professional Development of Nursing and Midwifery, Dublin.

[32] National Council for the Professional Development of Nursing and Midwifery (2004a) Framework for the establishment of clinical nurse/midwife specialist posts, 2nd edn. National Council for the Professional Development of Nursing and Midwifery, Dublin.

[33] National Council for the Professional Development of Nursing and Midwifery (2004b) An evaluation of the effectiveness of the role of the clinical nurse/midwife specialist. National Council for the Professional Development of Nursing and Midwifery, Dublin.

[34] National Council for the Professional Development of Nursing and Midwifery (2007) Framework for the establishment of clinical nurse/midwife specialist posts, 3rd edn. National Council for the Professional Development of Nursing and Midwifery, Dublin.

[35] National Council for the Professional Development of Nursing and Midwifery (2008) Framework for the establishment of clinical nurse/midwife specialist posts, 4th edn. National Council for the Professional Development of Nursing and Midwifery, Dublin.

[36] Nursing and Midwifery Board of Ireland (2014) Code of professional conduct and ethics for registered nurses and registered midwives, Nursing and Midwifery Board of Ireland, Dublin.

[37] O'Connell K, Tubridy N, Hutchinson M, McGuigan C (2017) Incidence of multiple sclerosis in the Republic of Ireland: a prospective population-based study. Mult Scler Relat Dis 13:75-80.

[38] Quinn C, Bailey ME (2011) Caring for children and families in the community: experiences of Irish palliative care clinical nurse specialists. Int J Palliat Nurs 17(11):561-567.

[39] Savage E (2007) The contribution of specialist nurses to the management of cystic fbrosis in Ireland. J Child Young People Nurs 1(4):180-185.

[40] Smithson WH, Hukins D, Jones L (2006) How general practice can help improve care of people with neurological conditions: a qualitative study. Prim Health Care Res 7(3):201-210.

[41] Tintoré M, Alexander M, Costello K, Duddy M, Jones DE, Law N, O'Neill G, Uccelli A, Weissert R, Wray S (2017) The state of multiple sclerosis: current insight into the patient/ health care provider relationship, treatment challenges, and satisfaction. Patient Prefer Adher 11: 33-45.

[42] Warner R, Thomas D, Martin R (2005) Improving service delivery for relapse management in multiple sclerosis. Br J Nurs 14(14):746-753.

[43] While A, Forbes A, Ullman R, Mathes L (2009) The role of specialist and general nurses working with people with multiple sclerosis. J Clin Nurs 18(18):2635-2648.

[44] Wickham S (2011) The clinical nurse specialist in an Irish hospital. Clin Nurs Spec 25(2):57-62.

[45] Wickham S (2015) Lesser recognised important roles of the clinical nurse specialist. J Nurs Care 4(3):251-253.

第9章 芬兰临床护理专家的角色和实践

Clinical Nurse Specialist Role and Practice in Finland

Krista Jokiniemi Riitta Meretoja Jaana Kotila 著

摘 要

21世纪初，芬兰的高级护理实践角色在大学医院出现。截至2018年，共有临床护理专家约80人，并且人数还在不断增加。目前，芬兰对于临床护理专家角色没有官方的认定，这些角色也没有头衔保护，由医疗保健组织控制这一头衔的使用和职位的描述。然而，推动法规和国家许可已被认为是发展这些角色的一个重要国家目标。指导角色发展和实践的第一批国家框架最近才开始出现，尽管国家高级护理实践框架的完善需要时间，但临床护理专家胜任力的发展很好地指导了临床护理专家作用及其实践的发展和实施。几个核心利益相关者，如芬兰护士协会，各部委、行政人员、教育家和研究人员正在密切合作，以支持临床护理专家的角色和实践发展。

关键词

芬兰，临床护理专家，高级护理实践，胜任力，角色教育

一、临床护理专家的角色和实践简史

在芬兰，高级护理实践护士角色于21世纪初出现，以满足日益复杂的医疗环境需求，如快速获得高质量护理，管理不断变化的环境和发展

循证实践（evidence-based practices，EBP）的要求（Fagerström，2009；Jokiniemi，2014）。2001 年，在赫尔辛基大学医院（Meretoja 和 Vuorinen，2000；Meretoja，2002）首次实施了高级实践护士角色，即临床护理专家。在过去 5 年中，临床护理专家的职位数量增加了 3 倍，2018 年在全国各地工作的临床护理专家约有 80 人。随着医疗机构越来越多地投资于这些角色，临床护理专家职位的数量继续增加。预计到 2025 年，临床护理专家的职位有望再翻一番。

临床护理专家的角色和实践最初是在大学医院环境中制订和实施的，如今，大多数临床护理专家在医院实践环境中进行实践。临床护理专家的实践重点是高级临床护理。主要实践目标是确保和提高临床护理的质量，支持提供临床照护的员工和多学科团队，宣传组织的临床业绩，并通过学术活动促进临床护理的进步（Jokiniemi，2014）。芬兰有 550 万人口，约有 8 万名注册护士，占总人口的 14.7‰，高于医生人数的 4 倍（3.2‰）（OECD，2018）。然而临床护理专家的数量仍然很低，还不足总护理人员数的 0.5%。因此，临床护理专家能否为患者提供直接近距离的服务是一个挑战。在几个组织中，在角色发展的早期阶段，将极少数的第一批临床护理专家放在统筹位置，旨在通过学术活动帮助和支持医疗保健组织提高患者护理和循证实践的质量。只有在少数情况下，临床护理专家实践将 50% 的时间分配给高级临床护理领域。我们需要更多的资源将执业范围转化为直接为患者服务的高级临床护理。

二、临床护理专家的定义

临床护理专家的作用和实践在芬兰不断发展。对于实践的作用和范围、未来发展的建议目前在芬兰国内达成共识（Kotila，2016；Jokiniemi，2020）。基于全国的研究（Jokiniemi，2014；Jokiniemi 等，2015a，2018）、角色和实践的发展（Kotila 等，2016，2018；Jokiniemi，2018，2020），临床护理专家的角色定义如下。

临床护理专家是一名经验丰富的硕士或博士注册护士，其实践中心是高级临床护理。该角色的目的是支持医疗机构实现其规划目标，确保并提高护理的质量和效果，以及促进循证实践和学

术活动的融合。临床护理专家角色领域包含高级临床实践和实践
发展、咨询和员工教育、变革型领导和学术活动。该角色通过直
接和间接的循证护理来实现，对患者护理、护理专业、组织、学
术和整个社区产生重要的积极影响。

三、临床护理专家实践的概念 / 模式

临床护理专家是一个高级实践护士的角色。目前芬兰的高级实践护士
角色包括临床护理专家和高级执业护士。芬兰的临床护理专家角色发展与
其国际角色的发展和愿景密切相关，受到医疗保健服务需求及当前社会和
医疗保健服务改革的影响。最初的临床护理专家角色的概念出现在 2014
年的国家博士论文研究（Jokiniemi，2014）中，在该研究中形成了临床护
理专家角色的概念、实施和评估框架。在这个框架中，描述了临床护理专
家角色和实践的核心概念，以及分析临床护理专家角色需求、设计和实施
角色、评估角色的连续过程。在这项初步研究之后，芬兰护理协会的专家
组在从注册护士到高级实践护士的职业生涯模型中发挥了积极作用。护士
的临床职业生涯模型包括三个能力水平：注册护士、专科护士和高级实践
护士。其中包括临床护理专家和高级执业护士的角色（图 9-1）。此外，高
级执业护士有机会获得有限的处方权，通过完成价值 45 学分欧洲信用转
让与积累系统（European Credit Transfer and Accumulation System，ECTS）
学分的单独研究生培训。护士处方由国家福利和健康监督机构颁发执照
（Kotila 等，2016）。

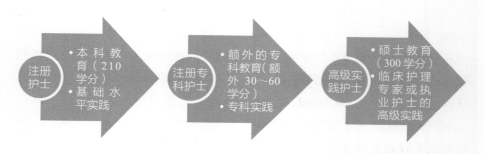

▲ 图 9-1　护士的临床执业规划（改编自 Jokiniemi et al.2018）

四、临床护理专家实践能力

为了实现角色期望，临床护理专家需要高于临床一线护理水平的临床知识和技能。发展高级能力最重要的是有一定的临床护理经验和硕士或博士水平的教育经历（ICN，2014；Sheer 和 Wong，2008）。此外，与保健服务环境发展相适应的能力特征，如自学能力、创造力、自我效能感和与他人合作的知识，被用来支持更好的角色成就（Hase 和 Davis，1999；Gardner 等，2008）。

芬兰的临床护理专家实践能力不断发展。最初的能力描述经过科学验证，并于 2014 年首次发布（Jokiniemi，2014）。因此，在 2014 年，这些能力描述在一项设计严密的混合方法的全国性研究中得到了进一步验证。临床护理专家能力量表包含芬兰、美国、加拿大能力集的调查和比较（Baldwin 等，2007；CNA，2014），以及专家和临床护理专家能力的评估。该量表在全国范围内具有很强的内容效度（Jokiniemi 等，2018）。它已经在斯堪的纳维亚背景下进行了内容和结构效度测试（Jokiniemi 等，2020）。

芬兰临床护理专家能力覆盖患者、护理、组织和学术的范围。患者领域包括循证临床实践、复杂患者群体的管理，以及促进以患者为中心的道德需要。护理领域涉及临床护理专家活动，以确保护理实践的质量和员工知识的支持，以及促进健康的工作环境。相反，组织领域的能力涉及整合和促进循证实践，支持实践发展和创新，以及变革型领导。最后，学术领域的能力包括领导和评估质量改进项目 / 循证实践，以及促进组织内的研究和知识转化活动。临床护理专家的高级能力相互重叠，并用于直接和间接的患者护理，以实现角色期望（Jokiniemi，2014；Jokiniemi 等，2018，2020）。

五、效果测评

具体结果指标的定义和基于研究的评估仍然是芬兰临床护理专家角色和实践实施中最落后的领域。临床护理专家角色和实践结果的重要性和经济评估一样重要（Jokiniemi，2018）。然而，在临床护理专家角色发展的早期阶段，不同医疗机构的角色定义和实践范围存在不一致。因此，在高级临床实践和实践发展、咨询和员工教育、变革型领导和学术活动等角色领域，定义和测量临床护理专家敏感指标是一项挑战。

有些博士研究人员和硕士生对临床护理专家角色进行了结果评价，评估的重点是角色实施的第一次体验和对角色的认知（Viholainen，2018；Jokiniemi 等，2015b）。非常需要评估研究项目来证明临床护理专家在直接和间接护理患者和循证实践各个方面产生的作用。除了临床护理的结果外，临床护理专家也对护理专业、学术界和整个社区产生强大的积极影响。未来，为了从患者、护理、组织和整个社区的角度评估临床护理专家的实践结构、过程和结果，必须收集评估数据，进行更大规模的全国性研究，并参与国际成果研究（Donabedian，2005；Kilpatrick 等，2016）。

六、临床护理专家教育

芬兰有双重高等教育体系，大学和应用科学大学（universities of applied sciences，UAS）都提供护理硕士学位教育。这两个教育系统的入学要求都是护理学士学位（Ministry of Education and Culture，2014）。这需要 3 年半完成本科学历（210 欧洲信用转移和积累系统学分），并在 1.5～3 年获得护理硕士学位（300 ECTS 学分）。目前正在评估和进一步发展硕士学位教育的内容，该教育旨在为应用科学大学（90 ECTS 学分）和大学（300 ECTS 学分）的高级临床护理角色和实践做好准备。自 1979 年以来，各大学为护士提供硕士学位教育。自 1991 年起设立了高级临床护理课程（Suominen 和 Leino-Kilpi，1995）。相反，应用科学大学在 2006 年首次在高级护理实践中试行了学位课程（Fagerström 和 Glasberg，2011），并于 2010 年由教育和文化部正式批准。通常情况下，临床护理专家从大学获得教育。

尽管专家级实践和现有硕士级教育项目的历史相当长，但没有全国统一的高级实践者课程，也没有统一的国家教育项目（Jokiniemi，2014；Hukkanen 和 Vallimes-Patomäki，2005）。关于高级从业者的概念及其责任或教育，只有单一的国家文件。为了更好地满足高级从业者教育的需求，几个利益相关的院校目前正在调查相关课程。

一般认为，临床护理专家角色的最低要求是硕士学位。然而，目前芬兰少数临床护理专家已取得博士学位或正在攻读博士学位。护理学博士学位是以论文为基础的，而不是用临床经历来衡量，为临床护理专家更好地实现学术方面的价值做准备。根据国家对护士培训的初步建议，可以得出结论，注册护士可以通过三个步骤提高临床护理水平：①专科护理

（30～60 ECTS 学分）；②硕士高级实践护士教育（210+90/300 ECTS 学分）；③博士教育（Jokiniemi，2014，2020；MSAH，2012）。

七、资格认证：法规、法律和认证要求

国家立法严格监管医疗保健人员的专业实践。国家福利和健康监督管理局（Valvila）根据申请，授予作为持照或授权专业人员执业的权利，并授权使用医疗专业人员的职业头衔。目前，没有针对高级从业者的立法和监管机制或受保护的头衔。临床护理专家受注册护士立法的监管，并受个别组织政策的指导（Kotila 等，2016；Jokiniemi 等，2014）。

尽管在一项国家政策德尔菲法的研究中认识到了对临床护理专家角色进行认证的必要性，但推进认证各个方面（如产权保护、国家注册和监管）的可能性被认为很低（Jokiniemi 等，2015a）。监管问题可能需要很长时间才能实现（Arslanian-Engoren 等，2011；Bryant-Lukosius 等，2010），尽管存在挑战，但角色监管和认证的发展前景是临床护理专家角色开发者 / 先驱的目标。芬兰护士协会于 2013 年成立的高级实践护士专家组继续致力于阐明和整合高级护理角色和实践。在 2016 年完成高级实践角色的概念化之后（Kotila 等，2016；Jokiniemi 等，2020），下一步是推动教育的发展和资质的认证。芬兰护士协会的专家组成员来自多个领域，如教育、医疗机构、研究人员，以及来自社会事务部、卫生部、教育和文化部的合作者，因此涉及宝贵的专业知识并有利于角色发展。

八、前进：挑战与机遇

芬兰高级实践护士的一些角色和实践挑战包括进一步拓展临床护理专家和执业护士的实践范围。这些新的高级临床角色的教育准备 / 课程需要应对患者群体和社会的挑战。高等临床护理的教育准备需要临床护理和临床护理科学方面的资深教育者。它还需要与医学教员和临床医生进行密切的教育合作。此外，对临床护理专家来说，需要持续的实践培训，以维护和更新他们的知识。

尽管芬兰最近在临床护理专家角色和实践发展方面取得了进展，但仍面临许多挑战。在未来，我们需要更密切地关注直接患者高级护理的临床方面，并进一步发展全方位高级护理实践和临床护理专家角色的实施，以

更好地满足患者群体和社会的需求。此外，我们需要推动这些角色的认证，以促进角色和实践对这些角色的认识和可持续性。

在芬兰，临床护理专家有广大的实践机会，但尚未得到充分利用。随着正在进行的社会和医疗改革，人们对发展和创造这些角色非常感兴趣。因此，高级护理角色在未来医疗服务的生产中具有重要地位。成功的重要因素是参与推进高级护理实践护士角色发展和知名度的有影响力的国家高级护理实践专家网络。这项工作得到了社会事务和卫生部、教育和文化部在发展高级实践护士的角色方面的参与和密切合作的支持。

此外，临床护理专家角色开发和实施领域的研究正在迅速扩展。从硕士到博士后，越来越多的国家对临床护理专家的作用和实践进行研究。临床护理专家 / 高级护理实践研究的有力提案可获得资金。此外，这些角色的开发和研究得到了监管医疗卫生和医疗保健专业人员的国家立法的支持，这些立法支持临床护理专家实践和角色发展的不懈努力（Healthcare Professionals Act，1994；Health Care Act，2010）。

九、临床护理专家实践范例

（一）神经科学专业实践描述

在专科医疗保健中，临床护理专家通常有针对性地为患者群体护理。然而，临床护理专家实践在不同的组织中有所不同。在一些组织中，规定临床护理专家应将 50% 的时间用于临床实践，将 50% 的时间用于其他活动，但并非所有组织都是如此。我们专业实践领域的例子来自神经科学护理。神经中心（Neuro Center，NC）由 5 家医院组成，设有神经内科或神经外科综合诊所和 14 个病房。手术、急救和电控制手术主要集中在赫尔辛基大学的医院本部区域。神经中心有 670 名员工，其中 127 名为医生，442 名为护士。这个神经中心每年有近 17 000 患者，管理约 9500 名急诊患者，并进行约 3500 次手术。神经中心还负责领导国家神经科学专业的发展。一名临床护理专家在神经中心工作，工作重点是促进专业内的循证实践，支持多学科团队，并在系统层面促进变革。为了执行这些优先事项，临床护理专家充当专家教育者、顾问、转型领导者、导师和研究促进者。

（二）神经科学专业临床护理专家项目范例

临床护理专家领导的一个示范性项目涉及预防呼吸机相关肺炎

（ventilator associated pneumonia，VAP）。其目的是通过使用带有声门下分泌物引流口的气管内导管，预期需要超过 48 小时或 72 小时机械通气的患者来预防 VAP 发生。在该项目期间，临床护理专家领导的团队为神经中心制订了一个 VAP 预防方案（Ventilator Associated Pneumonia Prevention Protocol，VAP-PP）和教育计划。由临床护理专家实施员工教育，向护理人员仔细解释每一个 VAP-PP 步骤，培养技能，并建立信心水平。在 VAP-PP 的初始实施过程中，临床护理专家、护士经理和重症监护医生必须为员工提供支持，并以身作则，展示促进变革所需的技能。

临床护理专家领导的另一个项目是编制《护士神经科学手册》（*Nurses' Neuroscience Handbook*）（2021）。这个想法来源于护理学生素质提升项目。《护士神经科学手册》的目标是为护士提供一个与神经科学护理、政策、程序和结果相关的便捷指南。《护士神经科学手册》包含研究证据和从该组织收集的知识。《护士神经科学手册》的创建通过一系列步骤和决策来实现。如今，《护士神经科学手册》为护士提供了一个循证路线图，指导他们如何在神经科学护理领域开展工作。标准化的实践方案，如《护士神经科学手册》，通过将证据纳入护理实践帮助护士提高绩效。

（三）项目中使用的实践能力

在所描述的项目中，临床护理专家在将研究证据应用于护理实践、教育和咨询员工、领导护理实践变革方面发挥着至关重要的作用。此外，为了实现项目目标，还需要具备若干能力。

临床护理专家利用患者、护理、组织和学术等所有领域的能力，与神经中心内的多学科团队密切合作。

（四）项目中临床护理专家实践结果

VAP-PP 由临床护理专家领导的团队开发、实施和加强。临床护理专家对该项目的领导非常耗时，需要为会议做大量准备，协助护士工作，向各单位提供反馈，并促进多学科参与该项目。实施循证 VAP 预防方案显著降低了其发病率。

由于来自多个领域对实践变革的普遍反对，以及具有自己特色的专业（如神经外科和神经病学）的多样性，《护士神经科学手册》实施过程中的每个阶段都存在实践挑战。尽管存在挑战，但临床护理专家实践必须专注于为患者提供最好的护理。实施《护士神经科学手册》创造了一个机会，让医护人员参与循证实践，并通过协调和整合神经中心内的护理实践来改善对患者的护理。如今，《护士神经科学手册》广泛应用于芬兰的其他大学医院。下一步是发展数字《护士神经科学手册》作为数字健康村的一部分。

参考文献

[1] Arslanian-Engoren C, Struble L, Sullivan B (2011) An innovative approach to revising a clinical nurse specialist curriculum to meet core competencies in 3 specialty tracks (adult health, gerontology, and psychiatric-mental health). 2011 National Association of clinical nurse specialists National Conference Abstracts, Baltimore, Maryland, March 10 to 12. Clin Nurse Spec 25:77-77.

[2] Baldwin KM, Lyon BL, Clark AP, Fulton J, Davidson S, Dayhoff N (2007) Developing clinical nurse specialist practice competencies. Clin Nurse Spec 21:297-303.

[3] Bryant-Lukosius D, Carter N, Kilpatrick K, Martin-Misener R, Donald F, Kaasalainen S et al (2010) The clinical nurse specialist role in Canada. Nurs Leadersh 23:140-166.

[4] CNA (2014) Pan-Canadian core competencies for the clinical nurse specialist. https://www.cnaaiic.ca/~/media/cna/files/en/clinical_nurse_specialists_convention_handout_e.pdf?la=en. Accessed 15 May 2018.

[5] Donabedian A (2005) Evaluating the quality of medical care. Milbank Q 83:691-729.

[6] Fagerström L (2009) Developing the scope of practice and education for advanced practice nurses in Finland. Int Nurs Rev 56:269-272.

[7] Fagerström L, Glasberg A (2011) The frst evaluation of the advanced practice nurse role in Finland—the perspective of nurse leaders. J Nurs Manag 19:925-932.

[8] Gardner A, Hase S, Gardner G, Dunn SV, Carryer J (2008) From competence to capability: a study of nurse practitioners in clinical practice. J Clin Nurs 17:250-258.

[9] Hase S, Davis L From competence to capability: the implications for human resource development and management. Paper presented to Millennial challenges in management, education, cybertechnology, and leadership: Association of International Management, 17th Annual Conference, San Diego, 6-8 August 1999. https://epubs.scu.edu.au/cgi/viewcontent. cgi?referer=https://scholar.google.ca/&httpsredir=1&article=1126&context=gcm_pubs. Accessed 15 May 2018.

[10] Healthcare Professionals Act. No. 559/1994. [English]. http://www.fnlex.f/en/laki/kaannokset/1994/en19940559.pdf. Accessed 15 May 2018.

[11] Health Care Act. No. 1326/2010. [English]. https://www.fnlex.f/f/laki/kaannokset/2010/en20101326_20131293.pdf. Accessed 22 April 2021.

[12] Hukkanen E, Vallimes-Patomäki M Co-operation and Division of Labour in securing access to care. A survey of the pilot projects on Labour Division carried out within the National Health Care Project. Reports of the Ministry of Social Affairs and Health: 21, Finland. 2005.

[13] ICN. International Council of Nurses (2014) Defnition of nurse practitioner/advance practice nurse. Defnition and characteristics of the role. http://international.aanp.org/Practice/APNRoles. Accessed 15 May 2018.

[14] Jokiniemi K (2014) Clinical nurse specialist role in Finnish Health Care. Doctoral dissertation, University of Eastern Finland. http://epublications.uef.f/pub/urn_isbn_978-952-61-1579-5/

urn_isbn_978-952-61-1579-5.pdf. Accessed 15 May 2018.

[15] Jokiniemi K (2018) Advanced practice nursing roles—towards optimal role utilization. Pro Terveys. [Finnish].

[16] Jokiniemi K, Haatainen K, Pietilä A (2014) Advanced practice nursing roles: the phases of the successful role implementation process. Int J Caring Sci 7:946.

[17] Jokiniemi K, Haatainen K, Meretoja R, Pietilä A (2015a) The future of the clinical nurse specialist role in Finland. J Nurs Scholarsh 47:78-86.

[18] Jokiniemi K, Haatainen K, Pietilä A (2015b) From challenges to advanced practice registered nursing role development: qualitative interview study. Int J Nurs Pract 21:896-903.

[19] Jokiniemi K, Pietilä A, Meretoja R (2018) Constructing content validity of clinical nurse specialist core competencies. Scand J Caring Sci 32(4):1428-1436.

[20] Jokiniemi K, Suutarla A, Meretoja R, Kotila J, Axelin A, Flinkman M, Fagerström L (2020) Evidence - informed policymaking: modelling nurses' career pathway from registered nurse to advanced practice nurse. Int J Nurs Pract 26(1):e12777. https://doi.org/10.1111/ijn.12777.

[21] Jokiniemi K, Pietilä AM, Mikkonen S (2020) Construct validity of clinical nurse specialist core competency scale: an exploratory factor analysis. J Clin Nurs https://doi.org/10.1111/jocn.15587.

[22] Kilpatrick K, Tchouaket E, Carter N, Bryant-Lukosius D, DiCenso A (2016) Structural and process factors that infuence clinical nurse specialist role implementation. Clin Nurse Spec 30:89-100.

[23] Kotila J, Axelin A, Fagerström L, Flinkman M, Heikkinen K, Jokiniemi K et al (2016) New roles for nurses—quality to future social welfare and health care services. Publication of the Finnish Nurses Association, Helsinki.

[24] Kotila J, Salonen A, Meretoja R (2018) Competence framework clarifes work roles. Pro Terveys. [Finnish].

[25] Meretoja R, Vuorinen R (2000) Clinical nurse specialist in clinical practice. Sairaanhoitaja 73:24-25. [Finnish].

[26] Meretoja R, Kaira A, Puualainen A, Santala I, Vuorinen R (2002) Asiantuntijasairaanhoitaja muutoksen tekijä kliinisessä hoitotyössä. Clinical nurse specialist: a change-maker in clinical nursing. Sairaanhoitaja 75:8-9. [Finnish].

[27] Ministry of Social Affairs and Health, Finland Healthcare Professionals Act. No. 559/1994. [English]. http://www.fnlex.f/en/laki/kaannokset/1994/en19940559.pdf. Accessed 15 May 2018.

[28] Ministry of Social Affairs and Health, Finland. Health Care Act. No. 1326/2010. [English]. http://www.fnlex.f/en/laki/kaannokset/2010/en20101326.pdf. Accessed 15 May 2018.

[29] MSAH (2012) Koulutuksella osaamista asiakaskeskeisiin ja moniammatillisiin palveluihin. Ehdotukset hoitotyön toimintaohjelman pohjalta. Publications of the Ministry of Social Affairs and Health vol 7, pp 1-29. [Finnish] https://julkaisut.valtioneuvosto.f/bitstream/handle/10024/71627/URN%3ANBN%3Af-fe201504224497.pdf?sequence=1. Accessed 15 May 2018.

[30] Nurses' Neuroscience Handbook. Publications of The Neuro Center. Helsinki University Hospital, Helsinki 2021.

[31] OECD.Stat (2018). http://stats.oecd.org/index.aspx?DataSetCode=HEALTH_STAT. Accessed 15 May 2018.

[32] Sheer B, Wong F (2008) The development of advanced nursing practice globally. J Nurs Scholarsh 40:204-211.

[33] Suominen T, Leino-Kilpi H (1995) More expertise to nursing. Sairaanhoitaja 68:35-36. [Finnish].

[34] Viholainen K (2018) Nurses' expertise in advanced practice nursing in specialised medical care. Master's thesis, University of Eastern Finland. [Finnish].

第 10 章 法国临床护理专家的角色和实践

From the Nurse Specialist in Clinical Nursing to the Advanced Practice Nurse with Prescribing Rights: The French Case

Christophe Debout 著

摘 要

2018 年，法国正式认可高级护理实践。这项立法发展标志着一个过程的高潮，该过程起源于 20 世纪 80 年代末由护理专业人士领导的一个旨在促进临床护理专业知识发展的项目。然而，这一认识只有在经过漫长的谈判后才可能实现，谈判的主要目标是采取一项策略，在需求增加和医疗短缺的情况下，保障民众获得医疗服务。现在已经采取了立法步骤，目标是在实践环境中引进第一批高级实践护士，以维持这类实践发展，以便有效地满足人口的需求，同时维持护理领域的这一新功能。

关键词

法国护理，临床护理专家，注册临床护士，法国高级实践护士

一、背景

法国在国外往往是以为其人民提供全民健康覆盖而出名，而不是护士对卫生系统的特殊贡献（World Health Organization，2000）。

现代护士的概况于 1878 年引入法国，Poisson 称之为"法国共和模式"

（Poisson，1998）。它的特点是由作为第三共和国法国的政治、人口、社会和医疗环境所塑造的，是以一个根本上反对宗教的政府为标志（Poisson，1998）。

这种模式打破了之前法国卫生组织被宗教团体管理的形式，如 Saint Vincent de Paul 慈善会或巴黎 Hôtel Dieu 的 Augustinian 姐妹会（Leroux-Hugon，1992）。

最初，这种模式的诞生来源于医学专业，因此非常依赖于医学专业，但护理群体的专业化进程却很缓慢。第一次世界大战结束时，在法国护理的象征性人物 Léonie Chaptal 的推动下开始这一进程（Debout 和 Magnon，2014）。

尤其是在 20 世纪的最后 1/4，人们将会看到这场肯定护理专业在健康领域的解放运动达到了顶峰。它将体现在不同领域的护理组织、医院管理中的护理领导、教育改革、临床护理的发展。

自 20 世纪 90 年代初以来，法国临床护理实践的发展可以被视为维护护理视角的特殊性和在多专业团队中定位这一功能的因素之一（Debout，2014）。这项倡议将是促进法国出现高级护理实践概念的主要因素之一。参与临床护理发展的护士将努力确保高级实践在替代逻辑中不被理解为缓解医疗短缺，而且是构成患者护理链新环节的创新护理角色。

为了满足照护需求和防止医疗领域的持续恶化，经过了 16 年的讨论、咨询和试验，立法者最终决定在法国引进高级护理实践。2018 年，法国引入的高级实践护士概况侧重于一个特定的干预领域，目前有四个，但这一数字在未来几年可能会发生变化，以适应人口的需求和医疗保健供应的不足。与国际护士理事会高级实践护士网络定义的国际参考框架相比（Schober，2016），法国定义的高级实践护士与临床护理专家非常相似。在法国，高级实践护士拥有开处方的自主权和权力，或者更准确地说，有权更新或修改处方，但他／她的自主权仍然在医生的监管下，医生将患者转诊给高级实践护士，而不是作为一线医疗保健提供者（Debout，2018）。

在澄清了与法国健康背景和该国护理专业特点相关的一些因素后，将具体说明 2018 年夏季引入法国高级实践护士立法的因素，尤其是临床护理的发展。在法国，高级实践护士的引进最终被认可仍需应对许多挑战，尤其是对所提供服务的评估。

二、法国医疗现状

在法国，在概述护理专业贡献和确定高级护理实践的特点之前，应该先介绍法国卫生环境的主要特点，重点是确定该领域人口的需求和期望，以及提供护理的组织和卫生专业的结构。

法国居民健康状况总体良好。2015 年，女性预期寿命为 85 岁，男性为 78.9 岁，并且仍在不断上升。在法国，癌症和心血管疾病是最常见的死亡原因（27.6% 和 25.1%）（Directorate of Research，2017）。

然而，在人群中可以观察到高危健康行为，尤其是在营养和烟草消费方面。同样，年轻人的大量饮酒也令人担忧（Research Directorate，2017）。

法国的经济状况影响其人口的健康状况。富裕的社会阶层和处于收入不稳定的社会阶层之间存在着显著的差异，而后者有多种风险因素（Direction de la recherche，2017）。

此外，法国各地区之间的健康状况也存在差异，这也影响了个人寿命。

（一）法国卫生系统和医疗服务组织

自第二次世界大战结束以来，法国的医疗体系和社会保障为民众提供了全民健康保险（Tabuteau，2013）。这种多年来采用的方法倾向于治疗性护理而非预防性护理（OECD，2017）。医疗系统高度以医院为中心，一直将大学附属医院放于首位。目前，其管理由适用于卫生部门的新公共管理原则指导（Simonet，2014）。社区护理的提供主要基于医生、护士和其他卫生专业人员的私立诊所。因此，社区医疗团队的概念是支离破碎的。

近年来，法国人口学和流行病学特征发生了变化，这就需要对医疗体系进行深刻的调整。为了满足越来越多的老龄人口受非传染性疾病影响的健康需求，同时也为了减少医疗支出，法国已经启动了非住院医疗的转变（Debout，2016）。

这项改革深刻地改变了医疗机构。在医院上层体系中，供应高度集中已经开始（Vigneron，2018）。在这些医院中，追求生产力的提高是非常重要的，这使得环境越来越不利于专业人员的实践（Brami 等，2012）。其结果导致团队人员流动性高，职业倦怠现象发生率增加（Desailly-Chanson 等，2016）。

（二）卫生专业的结构

一方面，法国医疗行业的结构模式可以说是过时的。它将医生置于首要地位，即医生在卫生系统中始终是第一线提供者。

其他卫生专业人员受医疗机构管辖，在《公共卫生法典》（Public Health Code）中被称为"医疗辅助人员"。自1978年起，虽然一些职业（如护士或物理治疗师）具有自主性，但它们仍然被视为辅助职业。

护士对医疗系统的贡献是巨大的：法国有60多万名护士在各种各样的环境中工作（DREES，2018）。然而，《公共卫生法典》只承认三个护理专业（儿科护士、麻醉护士和手术室护士）。令人惊讶的是，医院护理环境日益专业化，而护理专业人员的数量如此之少（Mossé，2018）。为了促进人力资源管理，护士倾向于多功能性的概念。大部分护士受雇于公共部门（DREES，2018）。大多数家庭护理由独立执业的护士提供（Bourgueil等，2005）。2006年，护理专业获得了一个自我监管机构，即国家护理集团。

另一方面，护理教育的学术化起步较晚。直到2009年，进入护理行业才需要学士学位。这种延迟阻碍了护理研究能力的发展。

目前，法国不存在护士短缺。然而，一项前瞻性研究指出，到2040年，为了满足日益增长的医疗需求，该系统将不得不增加50%以上的护理人员（DREES，2018）。

为了满足人口不断增长的需求，医疗体系将面临当前和未来的挑战，这将是一个重大挑战。

三、临床护理的发展：高级护理实践的根源

为了充分利用法律赋予护士的自主权，有必要为他们提供额外的教育，使他们能够反思自己的实践，并使用护理学科开发的理论框架。这是在多专业团队中重新定义他们的专业贡献，并利用他们的自主治疗造福患者及其亲属的先决条件。同样，在实践环境中促进临床护理专业知识的发展也是必要的。

（一）项目起源

临床护理的发展始于20世纪80年代，是为了满足人们在健康和护理方面不断变化的需求和期望，同时也是为了满足护士的愿望。

在瑞士护士 Rosette Poletti（Debout，2014）的推动下，该项目由法语区国家瑞士和法国共同发起。

（二）塑造框架

目标框架受到北美已建立多年的临床护理专家职能的影响。它指导这类护士的活动，当然是针对患者及其家属，但也针对医疗保健人员和组织。目的是让这些护士成为变革的推动者，为持续的质量改进和风险管理做出重大贡献。该临床课程为管理或教育以外的护士提供了一种新型的职业途径。

创建时，临床职业路径被认为是渐进的，包括在几年内分布的三个层次。

• 1 级：注册临床护士。

• 2 级：临床护理专家（该术语在法语中被翻译为 "infirmière spécialiste clinique"，意为 "临床护理专家"）在护理团队中强调了这一职能的变革力量，主要强调改变护理组织和护士的实践。

• 3 级：护士顾问。

尽管也有人提出了一些更专业的培训课程，特别是在癌症领域，但人们更倾向于采用一种相当普遍的方法。

（三）课程特色

分布在几年内的模块课程是在非全日制的基础上实施的，并允许护士继续从事工作，这有利于内容的整合。

该课程主要由在学术环境之外的私立学校提供。法国和外国大学建立伙伴关系的多次尝试都没有取得积极成果。

受益于这项计划的护士提高了技能，这些技能使他们能够充分利用赋予其职业的自主权，其目的是改善向患者提供的护理，并在全球范围内实现积极的健康护理效果。这类课程的主要目标之一是提高临床思维逻辑的专业水平，促进护理分类法，尤其是护理诊断，以明确护士的临床判断。在该项目中，护士的自主治疗作用得到了大力发展。

该课程的特点是对护理学科产生的知识有很强的渗透性，为护士的临床实践提供了理论框架。医生在这个项目中几乎没有贡献。

除了这些纯粹的临床内容外，该课程还鼓励护士系统地了解组织。它培养了受训人员所需的技能，以支持医疗团队的专业发展，并发挥有效的临床领导作用，促进创新的引入和对医疗行业变革的支持。

最终认证由同行评审团组织，评审团最初是国际性的。

（四）对角色的正式承认：险些错失良机

1995年，作为护士管理人员教育方案改革的一部分，考虑对获得临床护理认证的护士给予法定和财务承认。不幸的是，这个项目未能成为现实。一个法国临床护士学会注册了临床护士的头衔，希望继续提供这些课程的学校很快给出反应，即在做出有利于他们的决定多年之前便已启动了法律程序。

在该行业内部紧张的背景下，卫生部决定不承认这一角色。因此，1995年仍然是临床护理专家错失良机的一年。

（五）注册临床护理专家普查困难重重

在临床职业道路的各个层面上确定有证书的专业人员是很困难的。应该记住，建立国家护士勋章的法律从2006年（Hamel，2008）才开始。然而，据估计，许多护士获得了1级认证，2级认证的人数要少得多，3级认证的人数非常少（ANFIIDE，2016）。

无论他们是受雇公立医院还是在私人诊所工作，这些护士中的大多数都将通过该计划获得的知识和技能重新投入到他们的临床实践中。

（六）医疗环境中临床能力的再投资

这种类型的课程对护士很有吸引力。虽然护士最初是以个人名义报名参加这些课程，但获得证书的护士所取得的积极成果促使医院设立了在职培训计划，以便对医院的许多护士进行认证。

再投资的机会并不缺乏，因为在这一时期，医疗保健部门引入了许多需要临床护理专业知识的变革。

例如，包括专注于疼痛管理、获得性免疫缺陷综合征、发展姑息护理或癌症护理的公共卫生计划。慢性病患者患病率和发病率的增加也产生了新的需求，临床护理专家可以满足这些需求，特别是在健康宣教领域。

此外，20世纪90年代末引入的医院认证，使得有必要依靠这种类型的护士来实施持续的质量改进过程。

尽管临床护理专家产生了增值，但他们并没有获得与他们的投资相称的立法变化和财务认可。他们中的绝大多数人不同意保持1995年的现状。

2000年初，在全国护理协会（ANFIIDE）内成立了一个具体的共同利益小组。它很快就被命名为高级护理实践网络（Advanced Practice Nursing Network，RéPASI）。这个小组的工作主要是基于国际护士理事会高级实践护士网络的出版物。

四、从临床护理到高级护理实践

在寻求更好的医疗服务供需匹配为标志的背景下，自 21 世纪初以来，两种动态交织在一起，使得法国立法和法规中引入了高级实践，并在 2018年 7 月实现。这两种趋势对高级实践的概念采取了不同的看法。

第一个倡议来自渴望发展其临床专业知识的护理专业人员。这种愿望源于患者需求的变化（复杂情况、临终支持、对慢性病患者的支持等）和护理团体的职业化进程。这一举措源于临床职业道路的发展，以及临床护士和临床护理专家的专业组织，特别是 RéPASI 的立场。护理专业将高级实践视为一种策略，可以为获得护理服务的问题做出护理贡献，同时鼓励发展护理专业知识，为患者造福。由 ICN 执业护士 / 高级护理实践网络开发的参考框架、从国外这一领域的经验中获得的教训被纳入了护理专业的高级实践愿景。

第二项举措在 21 世纪初出现，其将高级实践作为解决医疗短缺问题的有效策略。这种短缺是由于在医学学习的第 1 年结束时实行了非常严格的人数限制，再加上年轻医生完全可以自由选择他们希望在法国执业的地方，尽管他们的大学培训在很大程度上是由国家在公立大学内提供补贴。这一策略的主要目的是通过转移到其他专业的活动来节省医疗时间，而这些活动以前是国家的专属医疗特权。这种高级实践的观点受到了世界卫生组织提出的任务转移概念的影响（World Health Organization，2007）。这些建议是由马赛医学院院长 Berland 教授在 2003 年撰写的一份报告中提出的（Berland，2003）。

在编写本报告的过程中进行的书目检索强调了高级护理实践在那些已经实施的国家中的好处。然而，这一趋势的倡导者只保留了这一概念的某些特征。这种方法仍然以从生物物理的角度来解决患者的健康问题为中心，却忽略了以患者的经历为中心的整体护理方法的附加值，而这正是高级实践的特点。

因此，我们可以看到，在评估法国引进先进做法的相关性时，参与反思的利益相关者对先进做法有一种多元化的看法。然而，政治决策者在理解这一概念时似乎更受第二种潮流的影响。

五、试验和漫长的谈判

在法国，改变医疗行业的结构并将以前完全由医生执行的活动转移给"医疗辅助人员"总是一个敏感的话题。对于一些医生和许多医疗专业组织，尤其是私人执业医师协会来说，这会让他们感到失去了健康领域的垄断地位，对一些人来说，这也会带来潜在的财务损失。Didier Tabuteau 指出，这种恐惧可能与医疗行业的历史有关。在法国大革命期间，随着卫生官员的创立，医疗行业失去了垄断地位（Tabuteau，2012）；医学界花了 1个世纪的时间才在 19 世纪末恢复了垄断，现在他们想保持这种垄断。

事实上，这一高度政治化的主题在围绕该项目进行的 15 年讨论中，已经随着历届政府的取向发生了许多变化。

虽然报告和实验成倍增加，但在决策方面却产生了明显的滞后性。特别是在 2011 年，Hénart-Berland-Cadet 的报告强调，鉴于人口健康需求的不断增加和获得医疗服务的日益困难，在这一领域需紧迫做出决定（Hénart等，2011）。这种延迟在临床环境中产生了有害的后果，正如 2007 年 HAS进行的公众调查所强调的那样，即使超出专业人员的执业范围，他们也被迫为遇到的困难寻找解决方案（Haute Autorité de Santé，2007）。

2009 年，作为补充更广泛的公共卫生法的一部分，一篇文章介绍了卫生专业人员之间基于协议的合作概念（Ministry of Health，2009）。这些协议由地方一级（医院、保健中心等）的相关专业人员起草，同时必须由地区卫生局（Regional Health Agency，ARS）和卫生高级管理局（High Authority for Health，HAS）批准。这篇文章的目的是通过在明确的协议中描述活动的转移而使其合法化。这一机制直接受到了 WHO 在 2007 年提出的任务转移概念的启发（World Health Organization，2007）。然而，为起草协议所规定的方法对于希望参与这种性质的项目团队来说，实施起来非常麻烦。此外，这些协议的提名性质有时会给专业人员和机构在提供护理的连续性方面带来困难。事实上，如果委托人（医生）或被委托人（如护士）不在，活动就不能再进行了。同样，由于个人原因被迫调到另一家医院的护士也不能保留在他 / 她刚离开的岗位上发展起来的技能的益处。在

2019 年之前，这种类型的做法没有附加的经济模式：一个发展这些补充技能并实施这些减损活动的护士不会得到额外报酬。最后，为培养实施医生委托的活动所需的技能而进行的额外教育非常注重干预，不一定包括发展护理专业知识，而这对于以患者为中心的方法有效实施此类协议至关重要。HAS 对方法进行的评估中发现了这些缺陷（Haute Autorité de Santé，2015）。然而，尽管有这些缺点，这个系统将被保留，方法只是被简化了（Ministry of Solidarity and Health，2018a）。这些合作协议受到了许多专业组织的批评，包括国家护理协会。该项目与关于引入高级护理实践的讨论一起实施，造成了很多混乱，给人一种错误的印象，即任何包含在合作协议中的护士都可以被视为高级实践护士。

由于历任卫生部长多次宣布即将公布引入高级护理实践的立法，但都被反复推迟到以后，一些大学想率先预测未来高级护理实践的教育。因此，法国的两所大学提出了两个专门针对高级实践的硕士课程。由于法国没有立法界定高级实践护士的职能，为了避免鼓励护士非法行医，这些课程的预期专业是临床护理专家，但通常使用的名称是高级实践护士。从2012 年起，由于发生政治变化，卫生部长和高等教育部长在法国没有关于高级实践的立法的情况下，否决了其他这类课程的发展。

2016 年，由 ANFIIDE 进行的一项研究确定了约 103 名护士从这些课程毕业（ANFIIDE，2016）。将这些专业人员引入往往没有准备的实践环境中，使他们难以重新投资他们在硕士期间的收获，这导致他们中的许多人感到沮丧。此外，这些高级实践护士中的一些人已经加入了合作协议，以便从实践的法律框架中获益。

这些现象增加了法国背景下高级实践和合作协议之间的混淆。

因此，法兰西岛地区卫生局 2014 年发起了一项倡议，即 PREFICS 项目，目的是鼓励该地区的医院和卫生中心设立高级护理实践职位。在该项目框架内确定了一些硕士学位课程，以培养该倡议中的未来护士，但在这些课程中可以看到巨大的异质性（Agence Régionale de Santé-Ile-de-France，2016）。

应该指出的是，所有这些来自不同教育途径的专业人员都认为自己是高级实践者。

六、高级护理实践立法和监管发展的漫长过程

2016 年（Safon，2016），经过长期谈判获得投票通过《卫生系统现代化法》第 119 条。之后，它将允许所有具有"医疗辅助人员"资格的专业获得高级实践资质。许多专业组织都在努力实现这一结果，不仅针对决策者，而且针对多样化的护理专业。

该法律通过后，目的是继续就该法律进行游说活动，获取文案以执行该法律条款。

卫生部花了将近 1 年的时间才开始起草这些文案。

2016 年 12 月—2017 年 4 月，卫生部朝着这个目标迈出了第一步。卫生部在一个被宣布为"参与式"的过程中成立了一个大型专家组，已经组织了来自临床环境的专业人员和管理人员的听证会，以便更好地确定需求，同时确定该领域的创新。因此，这两个临床硕士项目的许多毕业生能够向这组专家介绍他们的护理方法。此次听证会所收集的经验来自不同的医疗、医院、门诊和职业卫生部门，涉及身体和精神健康问题。然而，卫生部不希望让现有的三个护理专业参与对引进先进做法的思考，这造成了强烈的不满。

在这些听证会之后，2017 年 4 月卫生部举行了最后一次会议，期间卫生部代表向工作组专家提交了一份草案。后者认为，所提出的建议没有反映专家组的工作，强调卫生部选择了一个非常具有约束性的高级实践前景，将高级实践护士强加于医疗机构。这项提议被护理代表拒绝了。

随后，法国的政治事件中断了这项工作几个月。在 2017 年上半年选举了新总统、新国民议会并任命了新政府之后，这场辩论直到 2017 年秋天才恢复，这是改善医疗服务的国家计划的一部分（Ministry of Solidarity and Health，2017）。

然而，负责该项目的新部长采用的方法与前一任不同，他成立了三个非常紧密的小组，小组的日程安排非常紧凑，而谈判桌旁的护士人数很少。

第一个小组由卫生部牵头，负责起草关于高级实践护士执业的法规。在这一组内部谈判过程中，很快发现了焦灼的问题，尤其是缺乏一线医疗保健提供者的定位、授予高级实践护士的自主权等。选择的认证领域也是

争论的主题。最初的项目计划提出四个认证领域：慢性病、肿瘤学/血液肿瘤学、慢性肾病/透析/肾移植和精神病学/心理卫生。然而，尽管法国在精神病学和精神卫生保健领域的主要需求已经确定，但精神科医生的代表拒绝在这一领域引进高级实践护士。为了不延误文案的出台，卫生部决定在 2018 年设立三个领域，并继续就精神病学和心理卫生领域进行额外 1 年的谈判。

第二组由高等教育暨研究部牵头。目的是确定课程，以便在 2018 年秋季招收第一批学生。该小组制订了一系列行为和能力框架（图 10-1），以及一个国家级课程，其中列出了高等实践护理学生必须遵循的教育路线的大致概述，大学认证的标准也已经确定。

1. 评估患者的健康状况，对已病理确诊的患者做延续性治疗
2. 根据对患者健康状况的总体评估，确定并实施患者的护理计划
3. 设计并实施预防和治疗性健康教育措施
4. 与所有相关参与者合作，组织患者护理和健康路径
5. 通过行使临床领导力，实施并采取行动，以评估和改进专业实践
6. 研究、分析和产生专业和科学的数据

▲ 图 10-1　法国高级实践护士能力框架

第三组的任务是提出一种经济模式，使这类活动能够获得报酬。

应该指出的是，所有这些文案都是为了满足政府制订有志向的时间表而迅速编写的。前两组同时开始工作，第三组推迟。

此外，在这些草案文本的最终确认过程中，具备"医疗辅助人员"资格的专业代表组成的辅助医疗专业高级委员会（High Council of Paramedical Professions，HCPP）没有批准这些草案，他们认为这些草案不够理想。

尽管该咨询机构未对此进行验证，但实施文案于 2018 年 7 月发布。2019 年 8 月，他们进行了修订，以引入精神心理卫生领域认证，在经过 1 年的谈判后，精神病专家最终接受了该认证。

七、定义高级护理实践的文章总结（发表于 2018 年 7 月和 2019 年 8 月）

2018 年 7 月公布并于 2019 年 8 月修订的实施文案，是基于 2016 年投票通过的《卫生系统现代化法》（Ministère des Affaires Sociales et de la Santé，2016）第 119 条已经设定的组成部分。

因此，法国的高级实践护士受一项法律（Ministère des Affaires Sociales et de la Santé，2016）、两项法令（Ministère de l'enseignement supérieur，de la recherche et de l'innovation，2018；Ministère des solidarités et de la santé，2018b）和 三 项 法 案（Ministère des solidarités et de la santé，2018c，d；Ministère des solidarités et de la santé–Ministère de l'enseignement supérieur，de la recherche et de l'innovation，2018）管理。他们为这个角色建立了一个特定的受保护的头衔。

对这些文案的分析揭示了法国高级实践护士形象的显著性。

- 高级实践护士必须是团队的一部分，因此，他 / 她的行为与他 / 她在医院或社区工作的团队其他成员的行为是相互依赖的。
- 高级实践护士可受雇于公共部门（民用部门及军事卫生服务部门）或私营部门，他 / 她也可以从事私人执业。
- 高级实践护士的执业范围比其他护士更广，他们有开处方的权力。然而，授予这类护士的自主权由决定将稳定的慢性病患者转诊给高级实践护士的医生监督。患者可能会拒绝这个建议。医生事先确定患者的诊断并开出治疗处方。高级实践护士组织患者的护理路径。

医生和高级实践护士撰写并签署的组织协议，决定了他们的干预和合作方法。在与医生的合作实践中，高级实践护士负责其决策和行动。

高级实践护士在目前由文案定义的四个干预领域之一获得认证。

- 稳定的慢性病、常见息肉病的护理常规和预防。
- 肿瘤学和血液肿瘤学。
- 慢性肾病、透析、肾移植。
- 精神病学和心理卫生。

如果医生认为患者的病情稳定，任何疾病的患者，无论年龄大小，都可以从高级实践护士的干预中受益。

更具体地说，高级实践护士的护理为两类：临床和致力于团队/组织。

（一）临床活动

高级实践护士的认证领域决定了护士在随访由医生转诊、被视为稳定的慢性病患者时可以实施的临床活动性质。护士调动他/她的技能，与患者合作，通过开展广泛的活动来维持这种稳定状态。

- 预防措施，尤其是对患者的治疗性健康教育。
- 更新或调整最初由医生指定的治疗计划。
- 为支持护士的临床推理或医生的临床推理而制订诊断检查的处方（实验室检查、X 线等）（高级实践护士有权制订的检查清单由法案规定）。
- 具体技术程序的执行。
- 家庭护理护士提供的护理处方。
- 将患者转诊给适当的健康专业人员，以满足他们的需求。

此外，高级实践护士在分配给诊所的任务框架内执行与诊所有关的活动。

（二）聚焦于团队或组织的活动

它们基本上以团队为中心，旨在提高护理质量和安全性、个人/团队业绩。

高级实践护士为实现这一目标可以开展的行为范围多种多样：向工作人员传授知识、推广循证护理、实施持续质量改进和风险管理流程、引入临床创新、护士的持续专业发展、对研究的贡献等。

在医院，这些行为是在与护士管理者建立的协作实践的背景下实施的。

八、课程

2016 年通过的法律第 119 条坚持认为，有必要验证资格认证计划，以获得高级实践护士的称号。该课程必须在大学中实施。希望提供此类课程的大学（医学院）必须获得高等教育、研究和创新部（Ministry of Higher Education，Research and Innovation，MESRI）的认证。

一项法令和一项法案规定了国家课程大纲，课程以能力为基础。

2018 年发布的课程包括护理教育计划中的创新要素，因此，为了尊重大学的自主性，在实施国家课程时，将灵活性留给了各院系，教师的选拔由大学内部机构确认。最终证书由大学颁发。

灵活性尤其可以在以下方面体现。

- 基于课程的教学项目设计。
- 该计划的实施方式（面对面、远距离、学习型或混合型）。
- 学生选拔过程。
- 总结性评估框架。

该大学（医学院）将首次在法国全面实施护士专业课程，同时在护理学院和该大学的合作框架内实施注册前护理教育（学士学位水平）和护士麻醉师研究生课程。医生和护士将为该项目的理论和临床部分分别进行专业教学。

课程结束时，学生将获得国家文凭，允许他/她从事高级实践护士（受保护的头衔），他/她所达到的学习水平在硕士学位水平上得到认可，但不授予国家硕士学位。

研究和高等教育评估高级委员会（High Council for the Evaluation of Research and Higher Education，HCERES）对该项目的实施情况进行评估，作为对相关大学所有任务和活动进行定期评估的一部分。

（一）学生选拔

选择学生的方法不同于以前在护理教育中采用的方法。国家或地区层面均未设定年度入学名额。每所大学根据其能够调动的教育资源来确定其招生能力。

遴选过程由每所大学根据大学自身确定的标准和程序确定。在国家层面上，只有一个条件是强制性的：申请人必须拥有护理文凭或同等头衔来授权他/她在法国执业。

选择过程的另一个特殊性是，在预注册课程结束后可以直接进入该课程。然而，在这种情况下，新毕业的人只有在获得文凭后，如果他/她能证明至少有 3 年的护士经验，才能作为高级实践护士执业。

如果之前的学习经历被认可，可能直接进入第三学期。拥有临床护理硕士学位的护士如果愿意，可以申请利用这一途径。然而，没有针对该申请人的个人资料制订具体的总体措施（新的法律或规定通过之前享受的特权），因此他们必须采取独特的方法，结果与他们的职业道路有关，也与他们充分利用简历的能力有关。

（二）项目结构

该项目是 Y 形的，分为四个学期。鉴于这类活动对高级实践护士工作的重要性，以临床为导向的教学单元在本课程中占主导地位。

它由一个医生／护士成对组成的教学团队实施。

第一学期和第二学期是该课程的共同核心。第二学期安排 2 个月的临床实习。

在第二学期结束时，学生选择他／她希望在课程结束时获得认证的领域。

第三学期和第四学期针对各个领域。

在第三学期，临床教学仍然是中心环节。学生可以在他们选择的实践领域加深知识并应用技能，从而加强基础知识，培养对临床思维掌握，以及有效协调患者路径的技能。

第四学期的形式不同。学生需要进行为期 4 个月的实习，并且必须撰写硕士论文，让学生在受益于管理的同时实施研究过程。

（三）临床实习

这两次实习让学生从理论和实践的结合中受益。在实习期间，由一对医生和护士进行指导，学生也能从中受益。

第一次临床实习至少持续 2 个月，必须在第二学期完成。它可以让学生了解他／她渴望锻炼的活动和角色范围。该实习还使他／她能够发展临床推理技能，尤其是临床检查表现。

第二次实习在第四学期进行，为期至少 4 个月。在本学期的临床实习中，学生应能够将上学期获得的临床知识重新投入到临床领域。此外，通过有效的临床领导，该课程使学生能够执行分配给高级实践护士的所有任务，尤其是专门为医疗团队开展的活动。

（四）硕士论文

第四学期的一个重要部分是学生在护士或高级实践护士的指导下完成与论文相关的活动。

本课程提供了实现硕士论文的四种方式。

• 文献综述。

• 专业实践分析。

• 基于临床经验、受特定理论框架启发的批判性分析。

- 一项研究。

课程结束时，学生将获得国家文凭和硕士学位，该文凭的学术水平是被他们所就读大学认可的。在这个系统中，培养学生的结构与认证高级实践护士的结构相同。

新毕业的高级实践护士拥有这一专业头衔后，可以向护理组织注册新资格，并履行其职责。

九、文章发表后利益相关者的反响

《高级实践护士实践与教育规范》（*Practice and Education of Advanced Practice Nurse*）的出版引起了广泛反响。

奇怪的是，一方面，患者协会对这个问题几乎没有发表意见。另一方面，医疗专业组织有诸多反应。私人执业医师工会尤其强烈地表达了他们的立场，表示医师不需要高级实践护士，而是需要行政助理，能让他们有更多的临床时间。对私营执业部门薪酬损失的担忧也显而易见。一些医疗专业组织对患者和人群采取了保护措施，坚持要求医生对高级实践护士的临床活动进行监督，从而对这一新的护士群体所培养的能力和技能形成了潜在的负面影响。

护理组织并没有对立法所创造的高级实践护士的形象做出反应，尤其是因为草案文本已被保健预付款计划废除。虽然 ANFIDE 对在卫生系统中引入这一角色表示欢迎，但草案文本中缺乏雄心壮志令人遗憾。许多专业护理组织对医疗霸权强加给这一新角色感到遗憾，这降低了高级实践护士的自主权；学生在教育结束时获得的能力和技能水平似乎被低估了。尽管有大量关于该问题的国际数据，但具有国际证据的法语文案的疏漏也让他们感到惊讶。鉴于法国许多地区的初级保健供应不足，高级实践护士作为一线卫生服务提供者的定位不足也令人遗憾。最后，它们强调了文案中为医生保留诊断、咨询等特定术语的语义选择。

专业组织采取的这些立场已通过媒体和社交网络传达。

2018 年夏天，临床护理硕士毕业生也表达了痛苦和失望。立法者不想为这一护士群体的官方认证搭建桥梁。因此，希望从认证中受益的人的档案将由他们申请大学的项目管理者进行单独检查，而这可能导致不同大学间认证标准的不同。

十、观点

法国卫生系统引入高级实践护士表明，从长远来看，与在其他国家环境中评估的效益相似。

- 改善民众（尤其是慢性病患者）的医疗保健服务。
- 强调高级实践护士的干预对患者的附加价值。
- 创造更有利于护理实践的实践环境，与护理管理同步。
- 提供证据，证明综合护理方法对患者的益处。
- 护士社会形象的演变。

然而，要将这一新的护理功能引入卫生系统并确保其可持续性，仍有许多挑战需要应对。

（一）国家课程的有效实施

虽然教育计划通常由医学院实施，但该计划必须以护理学科为基础，并在整个过程中发挥护理领导作用。虽然国家课程规定护士/医生组对以确保各单位之间的协调，但与医生不同，国家没有明确规定护士的学术地位。而2019年，法国成立了一支护理教师队伍，这一观察评论似乎有些自相矛盾。

鉴于这一角色的创新性质，有必要为导师做好充分准备。第一批学生确实将由护理专家和医生指导，然后，随着高级实践护士队伍的增长，这种指导可以由他们的同龄人进行。

开拓精神往往会激励第一批承担这一新角色的学生。这种开拓性的职位阻碍了他们从建模过程中获益，但建模过程对于职业身份的发展至关重要，更准确地说，对于适应高级护理实践的特殊性至关重要。

在最初的几年里，学生们将不得不努力工作，让人们了解他们注定要扮演的这个新角色，尤其是在法国，许多误解仍然围绕着高级实践护士。

此外，还需要观察注册后立即参加该课程的学生的职业道路。如果新毕业的高级实践护士不能在这3年期间履行其职责，则将面临技能和能力丧失的重大风险。

最后，在项目实施过程中留给大学的自主权，加上分配给大学的认证机构的角色，使大学面临着高级实践护士教学异质性的风险。

（二）高级实践护士在临床情境中的成功发展

引进高级实践护士和部署首批合格专业人员的阶段是卫生系统中始终独一无二的时刻。因此，有必要预测他们在临床环境中的发展，并为他们提供有利的实践环境，以便为此类职位创造吸引力。

确实，仅仅通过创建一个或多个高级实践护士职位来屈服于时代发展是不够的，希望他们能在多专业团队中找到自己的位置。启动这种性质的项目意味着重新考虑团队内的护理组织，以便整合这名新参与者（Schober，2017）。考虑到这一领域的现有证据，应在医院和社区建立护理组织模式。

高级实践护士必须与医生建立合作执业关系。

他们还必须获得必要的合法性和可信度，以便在护理团队中发挥有效的临床领导作用。第一批高级实践护士必须继续认同护理专业。

对于那些将在医院工作的人来说，与护理管理层建立协同关系也很重要，以避免给人留下两个角色之间竞争的印象。

（三）评估高级实践护士的附加值

法国议会议员已要求卫生部在2021年底之前对在卫生系统中引入高级实践护士的影响进行初步评估。该评估的结果将对该角色的未来具有决定性意义。然而，卫生部尚未就将使用的评估方法进行沟通。调整指标的选择和评估方法至关重要。绝对有必要避免在评估过程中过于关注节省的医疗时间，而没有考虑高级实践护士采用的整体方法的附加值。

（四）提出与所做贡献相称的经济模式

为奖励在公共或私营部门、独立执业的高级实践护士的活动而设计的经济模式尚未完全为人所知。在这一领域做出的第一个决定涉及在私人诊所工作的高级实践护士，他们远远达不到高级实践护士学生的期望。此外，关于公共部门薪酬的第一次预测也使未来的高级实践护士感到失望。

所选择的经济模型将反映社会对这一角色的认可，也将是吸引这个临床职业的一个影响因素。

（五）变更文件与创建干预新领域

法国的医疗保健正在进行重组。在这种动态的背景下，今后关于高级实践护士作为第一线保健提供者将有必要作为影响部长级职位的决定。它将改善初级医疗服务普及，并缓解急救服务的拥挤。

创建新的干预领域，以更好地满足人民的保健需要。例如，2019年

11 月启动了一次会诊，以检查高级实践护士在急诊科的潜在贡献。其他部门也表示希望从高级实践护士中受益，如军队卫生服务和职业卫生团队。

但是，必须避免认证领域过于分散，以免出现高级实践护士干预领域重叠的风险。

结论

在对法国情况描述的最后，高级实践护士的简介已经被引入到卫生系统中，这显然是解决医疗保健供应和护理专业的演变，但不是一场真正的革命。根据国外在这一领域的经验，第一次立法决定很可能为进一步发展开辟了道路，特别是在授予高级实践护士自主权方面。

在获得适当的立法框架之前，在法国介绍高级护理实践的过程开始于在教育领域结合受益于这些技能发展的护士实践的变化。令人遗憾的是，在这一问题上出现了严重的滞后，而且政治倾向也极不稳定。因此，高级实践护士的三种类型依次产生于三个教育系统：非学术教育、硕士学位和硕士水平认可的大学教育。由于缺乏立法框架和适当的实践环境，专业人士在他们学习课程过程中难以将所掌握的技能付诸实践。

在立法文本及这些文案的内容发表之前的漫长谈判过程也表明了法国卫生专业的社会学，以及法国护理专业领导力的行使方式。法国当前的医疗环境以护士和护士管理者为医疗行业的利益行使领导权为标志，在临床、管理和教育方面，医疗行业似乎希望占据主导地位。与高级实践护士执业范围相关的选择没有考虑到特定人群的需求，忽略了为维持医疗专业和"医疗辅助人员"之间保健专业的初始结构的建议（Bryant Lukosius 和 DiCenso，2004）。法律和法规中使用的术语的语义分析表明了起草者使用的参考框架，以及那些似乎被故意避免使用的术语，因为它们被认为是专为医生保留的。然而，有必要强调国家护理协会在该项目中的重要作用。而且要注意到，甚至在第一个高级实践护士毕业之前，就已经建立了一个专门的工会，以捍卫他们的利益、未来的工作条件和报酬。这在护理行业是一种相当罕见的现象。

因此，法国护士历史上的一个新阶段正在开启。未来，高级实践护士无疑将有助于维护全民健康覆盖率，从而有助于法国人民的健康。

本课题也将通过研究提供许多探索的对象。

参考文献

[1] Agence Régionale de Santé-Ile-de-France (2016) Projet "Préfguration d'Infrmiers Cliniciens Spécialisés". Rapport fnal—Synthèse.

[2] ANFIIDE (2016) L'infrmière de pratique avancée, bilan d'étape, état des lieux en France.

[3] Berland Y (2003) Mission "Coopération des professions de sante: le transfert de tâches et de compétences". Rapport d'étape.

[4] Bourgueil Y, Marek A, Mousquès J (2005) La participation des infrmières aux soins primaires dans six pays européens et au Canada.

[5] Brami L, Damart S, Kletz F (2012) Réformes de l'hôpital, crise à l'hôpital: une étude des liens entre réformes hospitalières et absentéisme des personnels soignants. Politiques et management public 29:541-561.

[6] Bryant-Lukosius D, DiCenso A (2004) A framework for the introduction and evaluation of advanced practice nursing roles. J Adv Nurs 48:530-540.

[7] Debout C (2014) [The clinical nursing practice some elements of clarifcation in the French context]. Soins; la revue de reference infrmiere 26-31.

[8] Debout C (2016) Vieillissement, chronicité et virage ambulatoire: impact sur les soins à domicile. Journal de droit de la santé et de l'assurance maladie 25-29.

[9] Debout C (2018) Infrmière de pratique avancée en France: première esquisse. Soins 63:59-65

[10] Debout C, Magnon R (2014) Léonie Chaptal, un leader visionnaire. Les Tribunes de la santé 73-83.

[11] Desailly-Chanson MA, Siahmed H, Elshoud S (2016) Etablissements de santé Risques psychosociaux des personnels médicaux: recommandations pour une meilleure prise en charge Mise en responsabilité médicale: recommandations pour une amélioration des pratiques. Rapport Inspection Générale des Affaires Sociales [Report of the Inspector General of Social Affairs].

[12] Direction de la recherche, des études, de l'évaluation et des statistiques (2017) L'état de santé de la population en France: rapport 2017.

[13] DREES (2018) 53% d'infrmiers en plus entre 2014 et 2040, une forte hausse qui répond à la demande de soins. Etudes et rapports.

[14] Hamel F (2008) Mouvements infrmiers, représentation professionnelle et confits sociaux. Rech Soins Infrm 44-48.

[15] Haute Autorité de Santé (2007) Les pratiques actuelles de coopération: analyse des témoignages des professionnels de santé.

[16] Haute Autorité de Santé (2015) Les protocoles de coopération art 51.

[17] Hénart L, Berland Y, Cadet D (2011) Rapport relatif aux métiers en santé de niveau intermédiaire.

[18] Leroux-Hugon V (1992) Des saintes laïques. Les infrmières à l'aube de la IIIe République, Paris. Sciences en situation.

[19] Ministère de l'enseignement supérieur, de la recherche et de l'innovation (2018) Décret no 2018-633 du 18 juillet 2018 relatif au diplôme d'Etat d'infrmier en pratique avancée.

[20] Ministère de la Santé (2009) Loi Hôpital, patients, santé et territoires (HPST).

[21] Ministère des Affaires Sociales et de la Santé (2016) LOI n° 2016-41 du 26 janvier 2016 de modernisation de notre système de santé.

[22] Ministère des solidarités et de la santé (2017) Renforcer l'accès territorial aux soins.

[23] Ministère des solidarités et de la santé (2018a) Ma santé 2022: un engagement collectif.

[24] Ministère des solidarités et de la santé (2018b) Décret no 2018-629 du 18 juillet 2018 relatif à l'exercice infrmier en pratique avancée.

[25] Ministère des solidarités et de la santé (2018c) Arrêté du 18 juillet 2018 fxant la liste des pathologies chroniques stabilisées prévue à l'article R. 4301-2 du code de santé publique.

[26] Ministère des solidarités et de la santé (2018d) Arrêté du 18 juillet 2018 fxant les listes permettant l'exercice infrmier en pratique avancée en application de l'article R. 4301-3 du code de santé publique.

[27] Ministère des solidarités et de la santé-Ministère de l'enseignement supérieur, de la recherche et de l'innovation (2018) Arrêté du 18 juillet 2018 relatif au régime des études en vue du diplôme d'Etat d'infrmier en pratique avancée. JORF.

[28] Mossé P (2018) Une économie politique de l'hôpital-contre Procuste.

[29] OECD (2017) How much do OECD countries spend on prevention? (OECD health working papers no. 101). https://doi.org/10.1787/f19e803c-en.

[30] Poisson M (1998) Origines républicaines d'un modèle infrmier, (1870-1900): histoire de la profession infrmière en France. Editions hospitalières, Vincennes.

[31] Safon M-O (2016) Loi de modernisation de notre système de santé. IRDES, Paris.

[32] Schober M (2016) Introduction to advanced nursing practice: an international focus. Springer.

[33] Schober M (2017) Strategic planning for advanced nursing practice. In: Strategic planning for advanced nursing practice. Springer, pp 9-33.

[34] Simonet D (2014) Assessment of new public management in health care: the French case. Health Res Policy Syst 12:57.

[35] Tabuteau D (2012) Santé et politique en France. Rech Soins Infrm 6-15.

[36] Tabuteau D (2013) Les pouvoirs de la santé: la complexité d'un système en quête de régulation. Les tribunes de la santé.

[37] Vigneron E (2018) Histoire et Préhistoire de la coopération hospitalière et des groupements hospitaliers de territoire (GHT). Bull Acad Natl Med 202:1967-1979.

[38] World Health Organization (2000) The world health report 2000: health systems: improving performance. World Health Organization.

[39] World Health Organization (2007) Task shifting: rational redistribution of tasks among health workforce teams: global recommendations and guidelines.

第 11 章　德国临床护理专家的角色和实践

CNS Role and Practice in Germany

Elke Keinath　著

摘　要

本章描述了德国高级实践护士的角色和实践。它概述了关于高级护理实践的共同概念，关注评价和教育等问题，举例说明了高级护理实践现存的专业问题和前景。

高级护理实践是德国医疗保健服务中的一个新兴概念。目前，大多数高级实践护士的工作领域可与临床护理专家相当。他们为患者提供直接的临床护理，为护士和（或）其他医疗保健人员提供支持和力量，并努力实现组织内部的变化。Hamric 高级护理实践综合模型和 PEPPA 框架被广泛用于提供关于高级护理实践能力和实施的指导。在高级护理实践实施过程中缺乏监管是一个很大的障碍。本章将把谵妄管理作为德国高级护理实践的一个例子进行说明。同时介绍了与高级护理实践有关的教育和专业发展，并在本章的结尾做出展望。

关键词

临床护理专家，高级实践护士，谵妄管理，新兴高级护理实践，德国，Hamric 高级护理实践综合模型

目前在德国执业的绝大多数高级实践护士可与临床护理专家相当（Mendel 和 Feuchtinger，2009；Feuchtinger，2016），他们涵盖了临床护理

专家实践的三个领域：直接患者护理、护理、护理人员和组织（Chan 和 Cartwright，2014：359）。

正如本系列之前的专著（Schober，2016，2017）所述，德国的高级护理实践仍处于早期阶段（Maier 等，2017）。关于高级护理实践的第一批出版物出现在 2000 年（Sachs，2007；Advisory Council on the Assessment of Developments in the Health Care System，2007；Mendel 和 Feuchtinger，2009）。10 年后，人们仍然会发现像"文化滞后"（Schaeffer，2017：27）或"异国情调"（Teigeler，2014：12）等词语。20 世纪 90 年代中期，弗赖堡大学医院在临床环境中聘用了第一个具有学术资格的护士（Feuchtinger，2016）。在 21 世纪，越来越多的高级护理实践角色得到落实，特别是在医院环境中（Teigeler，2014；Boeckler 和 Dorgerloh，2014；Weskamm，2017；Feuchtinger，2016）。作为榜样，他们为具有学术资格的护士打开了临床环境作为可能的职业道路，仅次于管理、教育或科学。然而，临床职业仍然很少见。

对于德国护理界的许多人来说，"专家"一词与 Benner 的"从新手到专家"（Benner，2001）紧密相连。关于共性和差异的讨论，以及由此产生的在基础、专家和高级水平之间的明确区分（Spross，2014：29）的深入讨论仍在进行。然而，结合国际概念，对于高级实践护士的角色有一些共同的理解。

- 高级实践是临床专家的同义词（Dowling 等，2013：132）。
- 他们需要以临床为中心，与患者和（或）他们的家人一起工作。直接患者护理被认为在患者所在的地方（Spirig 和 DeGeest，2004：233）。
- 高级护理实践应是原有护理领域的延伸和拓展（Gaidys，2011：17；DBfK，2017：1）。
- 这些角色需要基础护理培训之外的进一步培训和教育，这些角色拥有额外的能力和责任（Spross，2014）。
- 跨病房或部门的护理发展仍然是高级实践护士角色的重要特征（Kaden 等，2012；Schmitte 等，2014；Hock 等，2017）。
- 成功的实施需要管理支持，以及高级实践护士和护理管理人员之间的定期交流。为确保高级实践护士能按照机构的规划发展和目标实施，护理主任是董事会的一员至关重要（Sniatecki 等，2017：280）。

2013 年三个德语专业组织（德国、奥地利和瑞士）的立场文件是一个重要的里程碑，因为它提供了高级实践护士的定义，以及这些角色（DBfK等，2013：2）的可能名称"Pflegeexperte APN"（护理专家 APN）。虽然这个名称不受法律保护，但添加字母"APN"将其与其他没有学术资格的护理专家区别开来，并将其与国际先进实践概念联系起来。然而，该名称在高级实践护士角色之间没有区别，如与执业护士或临床护理专家。

一、在德国应用的高级护理实践模型

与德国高级护理实践的一般发展阶段相适应，关于不同高级护理实践的模型和概念的讨论还处于起步阶段。最广为人知和应用最广泛的模型是Hamric 高级护理实践综合模型（Hamric 等，2014），它与能力的讨论有关（DBfK 等，2013：1），以及 Bryant-Lukosius 和 DiCenso 的 PEPPA 框架，用以指导德国高级实践护士角色的实施（Feuchtinger，2016）。

大多数高级实践护士都是按照 Hamric 模型来描述他们的任务和能力（Teigeler，2014；Drexler 和 Weidlich，2016；Naegele 等，2016；Schmitte，2016；Weskamm，2017）。虽然所有人都强调在临床环境中与患者和（或）他们的家庭一起工作的重要性，但 Hamric 模型的其他能力在不同程度上根据高级实践护士个体的环境和工作描述呈现出来。显而易见的是，其中一些角色在日常工作中具有普遍性，而另一些则更具有专业性。后者的重点在于支持患者，而前者的重点在于支持护士和其他照顾特定患者的医护人员（Weidlich 等，2017：266）。

由于跨部门的任务，高级实践护士要么被分配到一个部门并在矩阵组织中工作（Boeckler 和 Dorgerloh，2014：14），要么组成一个领导团队，他们在其中担任临床领导，而另一个人担任管理领导（Drube 等，2016：94）。

二、德国高级护理实践的评价

高级护理实践的评估不是可选的（Kleinpell，2013：27）。在德国高级实践护士角色的早期阶段，评估与确定患者、家庭、团队或医疗保健服务的需求相关，并通过确保确定的需求与高级执业护士的角色、能力、实践范围之间的良好匹配来促进角色清晰（Bryant-Lukosius 等，2016：37）。基于对 PEPPA 框架的扩展，PEPPA-Plus（Bryant Lukosius 和 Dicinso，2004）指导针对高级实践护士角色评估的阶段特定问题的开发（Bryant Lukosius 等，2016）。可以想象，PEPPA-Plus 适用于德国环境，但需要更多的应用来证实这一点。由于具有多因素的影响，高级护理实践不能被孤立地看待，因此评估是一个复杂的过程（Schaeffer，2017：28）。评估复杂干预措施的合适方法包括定性和定量方法，并建立在构成性和总结性步骤的基础上（Höhmann 和 Bartholomeyczik，2013）。目前，大多数评价是构成性的，包括描述性统计数据，如培训课程的数量和参与者的数量（Höhmann 和 Bartholomeyczik，2013：308）。高级实践护士缺乏监管和许可证，使这些角色的评估更加复杂。

三、德国高级实践护士的教育

毫无疑问，成熟的护理科学加上临床环境中具有学术资格的护士是成功开发和实施高级护理实践的重要因素。然而，在德国，护理学术结构的建立却很晚。第一个学术护理课程直到 20 世纪 90 年代才建立（Robert Bosch Stiftung，1992），最初提供的课程是针对有兴趣进入管理或教学领域的有经验的护士。直到 2004 年，才开设了第一个护理学士学位，将学术培训与护理考试相结合（Friesacher，2014：35）。护理科学实施较晚和研究资金的缺乏导致了护理和高级护理实践中的数据获得困难（Schaeffer，2017：290）。

目前，德国高级护理实践的课程没有标准化，提供的课程各不相同，其内容也各不相同（Maier，2017：62）。全国范围的高级护理实践课程是缺失的。2013 年，Ullmann 和 Lehwaldt 提出需要更多以临床为重点和以患者为导向的高级护理实践课程内容，以促进自主（护理）实践和必要的决策技能。Pulcini（2014：142）建议教职员工继续深入高级护理实践。在德国，这是一个具有挑战性的概念，因为教育和临床实践的不同部门之间几乎没有重叠。课程设置者可能不具备作为高级实践护士的工作经验。

四、医院环境中的高级实践护士示例

高级实践护士在医院环境中的典型角色是对谵妄患者进行护理的高级实践护士，无论是在综合医院环境（Bürger 和 Kugler，2016），还是在重症监护病房（intensive care unit，ICU）的环境中（Krotsetis 和 Nydahl，2014；Sniatecki，2016，2017）。高级实践护士受到良好的教育，能够成功地对这些患者进行结构化和跨专业管理。

谵妄的发生会对患者的痊愈过程和治疗结果产生重大影响（Arbeitsgemeinschaft der Wissenschaftlichen Medizinischen Fachgesellschaften e.V.，2015：6）。

谵妄是在重症监护患者中最常见的症状，已报道的发病率为30%～80%（AWMF，2015：6）。谵妄的症状表现为认知功能或知觉受损、意识紊乱、发病急、病程波动，通常是可逆的（AWMF，2015：24）。

谵妄可以表现为多种形式：过度活跃、低活跃或混合形式。过度活跃的形式更容易识别，因为患者会不安或激动；低活动性谵妄患者可能会嗜睡、安静和孤僻。据估计，在常规临床评估中，2/3 的谵妄综合征患者未被识别（AWMF，2015：26）。因此，指南建议使用适当的谵妄评估工具进行至少 8 小时的结构化筛查（AWMF，2015：13），以确保识别出低活动性或混合性谵妄患者。早期谵妄治疗可以对预后产生积极影响（AWMF，2015：3）。预防措施发挥着尤为关键的作用，特别是当非药物选择，如重新定位策略（如加强沟通或确保使用眼镜或助听器）占据了中心舞台（AWMF，2015：8～9），这是护士直接影响患者健康的众多机会之一。

对谵妄患者的直接临床实践表明，需要对这些患者进行关于评估、预防、监测、治疗和评价的结构化管理（Sniatecki，2016：278）。在确定了需求后，目标是提高所提供的护理和卫生服务的质量。对此，在单位和医院的管理结构中提出了这个问题，最终导致了该组织服务提供方面的变化（Sniatecki 等，2017：286～287）。在实施结构化评估工具形式的重症监护病房意识模糊评估法（confusion assessment method for the intensive care unit，CAM-ICU）后（Ely 等，2001）的形成性评估显示，谵妄患者人数较实施前增加。这证实了以下假设，即患有低活动性谵妄或混合型谵妄的患者没有更早被发现，因此没有得到任何支持或治疗（Sniatecki 等，2017：287）。

在直接的临床实践中花费时间，有助于加深患者和高级实践护士之间的关系，以便及早发现（情绪）变化，并授权工作人员及时采取措施（S.Sniatecki，个人交流，27/04/2018）。

虽然预防性和非药物治疗方案主要受护士的影响（Bürger 和 Kugler，2016），但另一项降低谵妄风险的关键策略是避免镇静和药物治疗（avoiding sedation and its medication，AWMF）。因此，跨专业的方法和与医务人员的密切合作是成功的先决条件（Sniatecki，2016）。向谵妄患者家属进行咨询可以提供大量关于患者日常行为或好恶的信息。尽管如此，家庭在处理这种情况时也需要指导（Krotsetisa 和 Nydahl，2014）。

高级实践护士通过他们掌握的先进技能不仅在直接与患者接触中提供临床指导，同时通过指导或教学，在正式或非正式教学课程中，以小组或一对一的形式赋予护士和其他工作人员能力（Sniatecki，2016），或通过开发易于使用的循证口袋卡促进循证实践（Bürger 和 Kugler，2016）。这与他们作为"变革推动者"，以及护理科学与实践之间的中介的看法是一致的（Mendel 和 Feuchtinger，2009：208）。

领导力还体现在通过文章或会议报告为护理和高级实践护士团队做出贡献，让其他人从他们的策略和发现中受益（Krotsetis 和 Nydahl，2014；Sniatecki，2016；Bürger 和 Kugler，2016；Sniatecki 等，2017；Bürger，2017；Nydahl，2018）。

五、关于高级护理实践的专业问题

与许多国家一样，由于人口统计学和流行病学的变化，德国的医疗保健服务面临多重挑战。政治家们和专业组织，DPR 和 DBfK 等一些支持高级实践护士角色开发的组织（DBfK，2013）都认识到医疗保健制度改革的必要性。然而，仅仅在职业之间转移任务会失败。相反，流程需要更改（Wolke，2017：37）。

实施高级护理实践的具体挑战是由于缺乏护理注册和资质，因此没有规范高级实践护士的角色。这是推动高级护理实践概念的主要障碍，因为监管意味着角色清晰（Maier 等，2017：34），并有助于高级护理实践的可持续性（Schober，2016：124）。目前，高级实践护士的角色概念在德国尚未明确。高级护理实践的教育和研究缺乏资金（Schaeffer，2017：29）。临床薪酬结构刚刚开始考虑学历（DBfK，2016：2）。

根据法律，德国医疗保健服务的中心职业是医生。近年来，一些新的专业团体，如医师助理（physician assistants，PA），已经被讨论和实施。2017 年，联邦医学委员会同意支持实施医师助理的授权实践（Bundesärtzekammer，2017：113），而不是像高级实践护士那样的自主实践。虽然医师助理的出现可能会给一些护士带来合适的职业发展，但护理协会 DBfK 强调，这不是护理的延伸和扩展，而是与高级护理实践的发展存在竞争（DBfK，2017：1）。

六、展望

虽然高级护理实践在护理界越来越为人所知，但它在政治或社会方面仍不被普遍认知。许多高级实践护士在专业和政治上参与进一步的高级护理实践。通过在当地或通过与媒体的联系，他们展示和讨论他们的角色，以及向公众展示积极的患者体验，从而在社会上提高对高级实践护士支持的医疗保健服务的认识。国内和国际网络交流有助于德国高级实践护士从其他国家实施高级护理实践的经验中受益。

可以设想，随着具有学术资格的护士人数增加，以及临床实践中的更多榜样，人们对临床职业的兴趣将会增加，中长期内，德国高级实践护士的数量将会增加。

未来的护理计划已经考虑到高级护理实践，如网站上关于技能组合的案例研究所示。图中显示了高级实践护士如何通过增强护理团队为提供医疗服务做出贡献（Robert Bosch Stiftung，2018）。

在未来几年中，高级护理实践和高级实践护士将继续发展成为提供以患者为中心的医疗保健的重要基石，特别是针对所有环境和地区中有复杂需求的患者。然而，这需要对高级实践护士角色进行结构化实施、规范和评估，以及具有国际兼容的教育。

参考文献

[1] Advisory Council on the Assessment of Developments in the Health Care System/ Sachverständigenrat zur Begutachtung der Entwicklung im Gesundheitswesen (SVR) (2007) Kooperation und Verantwortung: Voraussetzungen einer zielorientierten Gesundheitsversorgung. http://www.svr-gesundheit.de/fleadmin/user_upload/Gutachten/2007/Kurzfassung_2007.pdf. Accesssed 14 May 2018.

[2] Arbeitsgemeinschaft der Wissenschaftlichen Medizinischen Fachgesellschaften e.V. (AWMF) (2015) S3-Leitlinie Analgesie, Sedierung und Delirmanagement in der Intensivmedizin: AWMF-Registernummer: 001/012.

[3] Benner PE (2001) From novice to expert: excellence and power in clinical nursing practice. Prentice Hall, Upper Saddle River, NJ.

[4] Boeckler U, Dorgerloh S (2014) Advanced nursing practice: Eine Option für deutsche Kliniken. CNE Pfegemanagement 2:14-15.

[5] Bryant-Lukosius D, DiCenso A (2004) A framework for the introduction and evaluation of advanced practice nursing roles. J Adv Nurs 48(5):530-540. https://doi.org/10.1111/j.1365-2648.2004.03235.x.

[6] Bryant-Lukosius D, Callens B, DeGeest S, Degen Kellerhals S, Fliedner M, Grossmann F, et al (2016) Advanced nursing practice roles in Switzerland: a proposed framework for evaluation. Basel. http://www.swiss-anp.ch/fleadmin/2_ANP-Wissen_Forschung/PEPPA_Plus_fnal_Version.pdf. Accessed 8 Apr 2018.

[7] Bundesärztekammer (2017) Beschlussprotokoll des 120. Deutschen Ärztetages vom 23. bis 26.05.2017 in Freiburg. http://www.bundesaerztekammer.de/fleadmin/user_upload/downloads/pdf-Ordner/120.DAET/Beschlussprotokoll_120_DAET.pdf. Accessed 25 May 2018.

[8] Bürger F (2017) Development of an evidence-based pocket card for non-pharmacological Delir Prevention Entwicklung einer evidenz-basierten Pocket Card für die nicht-pharmakologische Delirprävention. Vortrag auf dem Acute Care Symposium. https://www.uniklinik-freiburg.de/acute-care-symposium/programm.html. Accessed 14 May 2018.

[9] Bürger F, Kugler C (2016) Die Entwicklung einer evidenzbasierten Pocketcard nonpharmakologischer Interventionen für die Pfege von Menschen mit Delir im Akutkrankenhaus. Pfegewissenschaft 18(3/4):140-150. https://doi.org/10.3936/1335.

[10] Chan GK, Cartwright CC (2014) The clinical nurse specialist. In: Hamric AB, Hanson CM, Tracy MF, O'Grady ET (eds) Advanced practice nursing: an integrative approach, 5th edn. Elsevier, St. Louis, pp 359-395.

[11] Deutscher Berufsverband für Pfegeberufe (DBfK) (2013) Advanced nursing practice: Pfegerische Expertise für eine leistungsfähige Gesundheitsversorgung.

[12] Deutscher Berufsverband für Pfegeberufe (DBfK) e.V (2016) Infoblatt Entgeltordnung TVöD 2017. https://www.dbfk.de/media/docs/download/Allgemein/Infoblatt-EntgeltordnungTVoeD-2017.pdf. Accessed 25 May 2018.

[13] Deutscher Berufsverband für Pfegeberufe (DBfK), Österreichischer Gesundheits- und Krankenpfegeverband (ÖGKV), Schweizer Berufsverband der Pfegefachfrauen und Pfegefachmänner (SBK-ASI) (2013) Advanced nursing practice in Deutschland, Österreich und der Schweiz. www.dbfk.de/de/veroeffentlichungen/Positionspapiere.php. Accessed 13 May 2018.

[14] Deutscher Berufsverband für Pfegeberufe e.V (2017) Position des Deutschen Berufsverbandes für Pfegeberufe zu, Physician Assistants'. https://www.dbfk.de/media/docs/download/DBfKPositionen/Position-DBfK-zu-Physician-Assistants-2017.pdf. Accessed 13 May 2018.

[15] Dowling M, Beauchesne M, Farrelly F, Murphy K (2013) Advanced practice nursing: a concept analysis. Int J Nurs Pract 19(2):131-140. https://doi.org/10.1111/ijn.12050.

[16] Drexler S, Weidlich S (2016) Patientensetting im Blick. Heilberufe 68(9):54-55. https://doi.org/10.1007/s00058-016-2346-6.

[17] Drexler S, Garbe K, Feuchtinger J, Kaiser S, Köberich S, Mielke J et al (2017) Pfegeentwicklung am Universitätsklinikum Freiburg und dem Universität-Herzzentrum

Freiburg Bad Krozingen. In: Stemmer R, Remmel-Faßbender R, Schmid M, Wolke R, Anderl-Doliwa B (eds) Aufgabenverteilung und Versorgungsmanagement im Krankenhaus gestalten: Von erfolgreicher Praxis lernen. Medhochzwei, Heidelberg, pp 253-271.

[18] Drube I, Wegner Y, Steinhauer M, Pavelcsik S, Bruch A (2016) Pfege im Gesundheitszentrum Glantal- auf dem Weg zur evidenzbasierten Pfegepraxis. In: Deutsches Netzwerk APN & ANP g.e.V (ed) Advanced Practice Nurses Magazin. Deutsches Netzwerk APN & ANP g.e.V, Goch, pp 92-99.

[19] Ely EW, Inouye SK, Bernard GR, Gordon S, Francis J, May L et al (2001) Delirium in mechanically ventilated patients: validity and reliability of the confusion assessment method for the intensive care unit (CAM-ICU). JAMA 286(21):2703-2710. https://doi.org/10.1001/jama. 286. 21.2703.

[20] Feuchtinger J (2016) ANP—Studiert und doch nah an der Praxis. Heilberufe 68(6):48-49.

[21] Friesacher H (2014) Studienmöglichkeiten in der Pfege. Im OP 20(01):34-44. https://doi.org/10.1055/s-0033-1363927.

[22] Gaidys U (2011) Qualität braucht Kompetenz und Verantwortung—Herausforderungen und Perspektiven einer Advanced Nursing Practice für die Gesundheitsversorgung aus pfegewissenschaftlicher Sicht. Pfege 24(1):15-20. https://doi.org/10.1024/1012-5302/a000087.

[23] Hamric AB, Hanson CM, Tracy MF, O'Grady ET (eds) (2014) Advanced practice nursing: an integrative approach, 5th edn. Elsevier, St. Louis.

[24] Hock S, Lang J, Meissner K, Schmitt A, Werner J (2017) Praxisentwicklung durch APN in der Kinderintensivpfege intensiv 25(6):314-22. https://doi.org/10.1055/s-0043-119091.

[25] Höhmann U, Bartholomeyczik S (2013) Komplexe Wirkungszusammenhänge in der Pfege erforschen: Konzepte statt Rezepte. Pfege & Gesellschaft 18(4):293-312.

[26] Kaden A, Keinath E, Knisch A, Marquard S, Müller A, Schmitte H (2012) Pfegeentscheidungen treffen—am Fall lernen. PADUA 7(3):122-126. https://doi.org/10. 1024/1861-6186/a000058.

[27] Kleinpell RM (2013) Measuring outcomes in advanced practice nursing. In: Kleinpell RM (ed) Outcome assessment in advanced practice nursing, 3rd edn. Springer, New York, NY, pp 1-43.

[28] Krotsetis S, Nydahl P (2014) Delir und Angehörige auf ITS—ein ganzheitlicher Ansatz intensiv 22(4):198-201. https://doi.org/10.1055/s-0034-1383876.

[29] Maier CB (2017) Advanced practice nurses (APN) in der Primärversorgung. Die Schwester Der Pfeger. 56(11):60-63.

[30] Maier CB, Aiken LH, Busse R (2017) Nurses in advanced roles in primary care: Policy levers for implementation. OECD health working papers, no. 98. Paris. https://doi.org/10.1787/a8756593-en.

[31] Mendel S, Feuchtinger J (2009) Aufgabengebiete klinisch tätiger Pfegexperten in Deutschland und deren Verortung in der internationalen Advanced Nursing Practice. Pfege 22(3):208-216. https://doi.org/10.1024/1012-5302.22.3.208.

[32] Naegele M, Rebafka A, Leppla L, Mößner U, Engelhardt M, Haseman M (2016) Onkologische Pfege zwischen Forschung und Praxis. Heilberufe 68(7-8):56-58. https://doi.org/10.1007/s00058-016-2288-z.

[33] Nydahl P (2018) Wenn auf den Schlaganfall ein Delir folgt. Die Schwester Der Pfeger. 57(1):86-90.

[34] Pulcini J (2014) International development of advanced practice nursing. In: Hamric AB, Hanson CM, Tracy MF, O'Grady ET (eds) Advanced practice nursing: an integrative approach,

5th edn. Elsevier, St. Louis, pp 133-145.

[35] Robert Bosch Stiftung (1992) Pfege braucht Eliten: Denkschrift der Kommission der RobertBosch-Stiftung zur Hochschulausbildung für Lehr- und Leitungskräfte in der Pfege; mit systematischer Begründung und Materialien. Bleicher, Gerlingen.

[36] Robert Bosch Stiftung (2018) 360° Pfege. https://www.qualifkationsmix-pfege.de/ qualifkationsmix/ fallbeispiele/. Accessed 3 May 2018.

[37] Sachs M (2007) "Advanced Nursing Practice"-Trends: Implikationen für die deutsche Pfege: Ein Literaturüberblick mit Beispielen aus den USA, Großbritannien und den Niederlanden. Pfege & Gesellschaft 12(2):101-117.

[38] Schaeffer D (2017) Advanced Nursing Practice—Erweiterte Rollen und Aufgaben der Pfege in der Primärversorgung in Ontario/Kanada. Pfege & Gesellschaft. 22(1):18-35.

[39] Schmitte H (2016) Grenzen überwinden in der psychiatrischen Versorgung. Heilberufe 68(11):58-60. https://doi.org/10.1007/s00058-016-2464-1.

[40] Schmitte H, Kaden A, Keinath E, Knisch A, Meißner K, Müller A (2014) Die Pfege voranbringen. Die Schwester Der Pfeger. 53(1):18-23.

[41] Schober M (2016) Introduction to advanced nursing practice: an international focus. Springer International Publishing, Cham.

[42] Schober M (2017) Strategic planning for advanced nursing practice. Springer International Publishing, Cham.

[43] Sniatecki S (2016) Keine Party auf Station? intensiv 24(5):276-80. https://doi.org/10.1055/ s-0042-111708.

[44] Sniatecki S, Keinath E, Knisch A, Herrmann V, Meißner K, Werner J (2017) ANP konkret: Entwicklung einer advanced nursing practice (ANP) im Florence-nightingale-Krankenhaus. In: Stemmer R, Remmel-Faßbender R, Schmid M, Wolke R, Anderl-Doliwa B (eds) Aufgabenverteilung und Versorgungsmanagement im Krankenhaus gestalten: Von erfolgreicher Praxis lernen. Medhochzwei, Heidelberg, pp 273-289.

[45] Spirig R, DeGeest S (2004) Editorial: "advanced nursing practice" lohnt sich! Pfege 17(4):233-236. https://doi.org/10.1024/1012-5302.17.4.233.

[46] Spross J (2014) Conceptualizations of advanced practice nursing. In: Hamric AB, Hanson CM, Tracy MF, O'Grady ET (eds) Advanced practice nursing: an integrative approach, 5th edn. Elsevier, St. Louis, pp 27-66.

[47] Teigeler B (2014) Mit master am Patientenbett: advanced nursing practice. Die Schwester Der Pfeger 53(01):12-15.

[48] Ullmann P, Lehwaldt D (2013) Hochschulische Masterprogramme im Kontext der modernen Pfegebildung: die nationale Perspektive. In: Darmann-Finck I, Hülsken-Giesler M, eds. bwp@ Spezial 6-17. Hochschultage Berufiche Bildung 2013, Fachtagung 14: FT14-Pfege Pfegebildung im Zeichen des demographischen Wandels, pp 1-14. https://www.bwpat.de/ ausgabe/ht2013/fachtagungen/fachtagung-14. Accessed 1 May 2018.

[49] Weskamm A (2017) "Das Bestmögliche für den Patienten herausholen": Pfegeexperten APN in der Praxis. Die Schwester Der Pfeger. 56(3):40-44.

[50] Wolke R (2017) Ökonomische Aspekt von Aufgabenneuverteilung und Einsatz akademisch qualifzierter Pfegender im Krankenhaus. In: Stemmer R, Remmel-Faßbender R, Schmid M, Wolke R, Anderl-Doliwa B (eds) Aufgabenverteilung und Versorgungsmanagement im Krankenhaus gestalten: Von erfolgreicher Praxis lernen. Medhochzwei, Heidelberg, pp 21-51.

第四篇　亚　洲

Asia

第 12 章　日本临床护理专家的角色与实践

CNS Role and Practice in Japan

Pamela A. Minarik　　Garrett K. Chan　　Shiori Usami　著

摘　要

本章的目的是从角色的发展历史到当前的挑战和机遇描述日本临床护理专家的角色和实践。

日本是一个老年人比例高、健康预期寿命高的发达国家，临床护理专家是其第一个注册后的护士角色。本章简要介绍了自 1874 年以来现代日本护理的历史，并指出了 20 世纪 90 年代初在医院开展的首次临床护理专家实践。在日本，管理卫生专业人员执业范围的法律是全国统一的。国家法律规定了日本卫生保健专业人员的执照资格。本章介绍了临床护理专家角色和实践的定义。一个案例示例描述了一位日本临床护理专家的实践。美国临床护理专家是日本临床护理专家的典范。最初，这一角色侧重于住院患者护理，包括直接和间接护理活动。在日本，临床护理专家的实践能力由三个组织共同认可：日本护士协会（JNA）、日本高校护理课程协会和专业护理专业组织。JNA 对个人临床护理专家进行认证。JANPU 制订临床护理专家教育课程。

对临床护理专家结果研究的讨论包括对进一步研究的建议。精神病学临床护理专家成果研究已经证明了精神病学联合临床护理专家的有效性，影响了卫生政策。本章对高级护理实践发展的现存问题进行回顾，而这些问题与其未来发展和机遇息息相关。

关键词

临床护理专家角色，日本临床护理专家发展历史，临床护理专家
有效性研究，日本高级实践护士，临床护理专家认证系统，临床
护理专家实践能力，认证，案例范例

一、背景

　　日本是一个正在经历许多社会变革的发达国家。老年人在人口中的比
例在增加，15 岁以下的人口在下降。健康相关指标不断改进，健康预期寿
命很高（JNA，2016）。日本拥有全民医疗保险制度，所有公民都能从中受
益（JNA，2016）。临床护理专家提供专业的专科护理实践，以促进日本人
民的健康，是医疗保健系统中不可或缺的一部分。

二、临床护理专家角色简史

　　1874 年，明治维新后，近代日本护理开始从中医逐渐向西医转变发
展。1987 年，厚生劳动省发表了一份关于护理专家需求的报告（Komatsu，
2010）。这是第一次提到临床护理专家角色（Dr.Eiko Okaya，个人交流，
6/11/18）。在 1987 年的报告之前，护士接受的培训和教育像全科护士一样，
没有任何专业化。随着更多技术的引入，越来越多的患者患有复杂的健康
状况，护理照护变得越来越复杂，同时面临着医院内感染增加和多重耐药
微生物的挑战，政府意识到日本对于临床护理专家的需求。

　　日本护士协会（Japanese Nurses Association，JNA）成立了一个认证
委员会，该委员会参考美国的临床护理专家角色，耗费 7 年时间建立了临
床护理专家系统（Dr.Keiko Okaya，个人交流，6/11/18；Komatsu，2010）。
1994 年，日本护士协会建立了临床护理专家系统，并于 1995 年制订了相
关规定和细则。1996 年，日本护士协会与日本高校护理课程协会（Japanese
Association of Nursing Programs in University，JANPU）就每个组织在临床
护理专家方面的作用达成了一致。日本护士协会的角色是认证个人临床护
理专家；日本高校护理课程协会的角色是制订培养临床护理专家学生的教
育课程。从 1996 年开始，日本护士协会开始认证三个专业的临床护理专

169

家：癌症护理、精神和心理健康护理、社区护理。1998 年，日本高校护理课程协会开始制订硕士水平的临床护理专家教育课程（Dr.Keiko Okaya，个人交流，6/11/18）。截至 2017 年 12 月，日本已有 2104 名被认证的专家，他们在 13 个专科的医院、门诊和社区环境中工作。他们的专业包括癌症、精神心理健康、社区健康、老年学、儿童健康、女性健康、慢性病护理、危重护理、感染控制、家庭健康、家庭护理、遗传和灾难护理。排在前三位的专业是癌症、精神心理健康和危重症护理（JNA，n.d.）。

2007 年，日本临床护理专家协会（Japanese Association of Certified Nurse Specialists, JACNS）（http://jpncns.org/）成立，致力于提高护理质量，保证服务质量，并为促进人民健康提出政策建议（Komatsu，2010）。日本临床护理专家协会自 2014 年起举办会议，涵盖所有专业。70% 的临床护理专家属于日本临床护理专家协会。日本临床护理专家协会推进研究以证明临床护理专家的有效性，并向政府提出政策建议（Usami，2015a 和 b）。

临床护理专家是日本第一个高级实践护士角色，他们在专业内协作方面遇到了问题。许多临床护理专家在医疗保健中的有效利用方面遇到了问题，这是由于管理者对如何最好地利用临床护理专家来改善患者护理存在误解，可能是因为重视年龄资历的社会认知，以及在社会文化涉及群体归属的组织中，个体临床护理专家很难融入组织。早期有远见的护理管理人员和后来与临床护理专家共事的人为此提供了强有力的支持。然而，随着时间的推移，医院开始从中央政府医疗保险系统获得资金，用于特定专科的临床护理专家服务，如肿瘤和姑息治疗、精神科联合咨询小组。目前，日本临床护理专家协会正在倡导对痴呆症团队进行报销。

在日本，临床护理专家的数量远远少于注册护士。自 20 世纪 90 年代初以来，临床护理专家一直在日本医院实践，但通常以护士的身份工作，每周仅有一天作为临床护理专家工作。许多临床护理专家都是护理研究生院的教员。一些临床护理专家以临床护理专家的身份执业，并在护理学校兼职授课。距离东京较远的县和农村不太可能在医疗机构中执行临床护理专家的角色。适当利用临床护理专家将提高其关注度并显示其有效性。

三、注册临床护理专家的定义和实践

日本护士协会的临床护理专家认证体系通过认证具有特定高级专业护

理知识和技能的临床护理专家促进医疗保健和人民福祉的发展，并推动护理科学的发展。临床护理专家为有复杂护理问题的个人、家庭和群体提供高效、高水平的护理（JNA，2016）。临床护理专家的角色和活动包括①向患者、家庭和社区提供优秀的护理实践；②咨询护士和其他医疗保健提供者；③协调；④伦理协调以保护个人和他人的权利；⑤护士教育；⑥研究活动（JNA，2016）。

四、临床护理专家实践的概念化 / 模式

美国的临床护理专家是日本临床护理专家的典范。最初，该模式侧重于住院患者的护理，包括直接和间接护理活动。重点是出色的直接患者护理，但间接护理也很重要。20 世纪 80 年代末至 90 年代初发展精神病学联合临床护理专家的最初动机之一是在医院提供护士支持（一种间接护理活动）（Minarik 和 Sato，2016）。现在，约 30% 的临床护理专家在社区环境中执业，如家访中心和诊所门诊（Dr.MiekoTanaka，个人交流，6/11/18）。

五、临床护理专家实践胜任力

胜任力通常被定义为提供高质量和安全的患者护理所需的知识、技能和行为 / 态度 / 能力。在日本，临床护理专家的执业能力由三个组织联合认可：日本护士协会、日本高校护理课程协会和专业护理组织（JANPU，2015；Komatsu，2010）。临床护理专家能力建立在注册护士能力的基础上（Komatsu，2010）。这些能力是在教育计划期间通过课程和受监管的临床实践获得的。Komatsu（2010）推进日本癌症护理学会制订临床护理专家认证考核的课程和岗位描述，以发展其核心胜任力。日本临床护理专家协会在 Benner（Usami，2014）的基础上开发了临床护理专家的临床分级。然而，没有适用于所有专业的全部临床护理专家的核心能力的标准。

六、结果测量和评价

日本护理需要临床护理专家的结果数据，以证明临床护理专家干预的有效性和临床护理专家对护理质量的影响。根据 Komatsu（2010）的

说法，癌症临床护理专家的结果数据仅有 14 年内发表的个案报告中的描述性数据。Komatsu（2010）呼吁进行精心设计的试验，以测量复杂患者接受癌症临床护理专家干预的结果。目前，除了精神科临床护理专家外，还没有发表过关于临床护理专家结果的研究（Dr.Atsuko Uchinuno，个人交流，8/6/18）。

精神科临床护理专家结局研究已经证明精神病学联合临床护理专家的有效性，并影响了卫生政策。Usami（2015）和 Nozue（2016）等的研究显示，精神心理健康临床护理专家的干预改善了住院的躯体疾病患者的抑郁评分。Usami（2009）等的研究证明了综合医院精神科联合咨询小组的有效性。团队由临床护理专家、精神病学家、临床心理学家、一名护士和一名社会工作者组成，通常由临床护理专家领导。Usami 和同事向政府提交了 2009 年的报告，这导致改变了为医院精神病学联合咨询小组资助的政策。这种精神病学联合临床护理专家的报销在精神科临床护理专家中是第一次。

七、临床护理专家的教育

日本高校护理课程协会认证临床护理专家课程。临床护理专家课程有 26 个单元、38 个单元或 46 个单元 3 种选择。所有的临床护理专家课程必须包括以下公共科目（公共科目 A）：护理教育、护理管理、护理理论、护理研究、咨询、护理伦理学和护理政治学（JANPU，2015）。除了公共科目 A 之外，38 个单元和 46 个单元的临床护理专家课程还必须包括身体评估、病理生理学和临床药理学（公共科目 B）。此外，所有的三种临床护理专家课程都必须包括日本高校护理课程协会确定的专业教育课程。《日本精神病学联合护理导论》（*An introduction to psychiatric liaison nursing in Japan*）（Minarik 和 Sato，2016）中描述了精神心理健康学临床护理专家教育专业内容的一个例子。Komatsu（2010）描述了肿瘤学临床护理专家的历史、教育和实践，包括专业教育内容。

尽管临床护理专家硕士教育的目标是培养临床实践方面的专家，但日本的课程可能没有要求足够的临床护理专家实践学习时间，导致了毕业生专业实践准备不足（Minarik 和 Chan，2014）。此外，临床护理专家的实践可能在地理上并不接近，这导致临床护理专家学生需要为临床实践学习而通勤。

值得注意的是，日本引入了执业护士的角色，以帮助满足患者的一般护理需求，特别是在农村偏远地区，因为这些地区缺乏内科医生（Fukuda 等，2014；Kondo，2013）。这一新兴的高级实践角色仍在各个国家的护理组织中发展。日本高校护理课程协会（2015）批准了一门初级保健课程。此外，其正在确定执业护士与临床护理专家的区别。

2015 年，一项关于护理的法律修正案要求执行法律规定的医疗干预的护士接受针对 38 项干预的培训（JNA，2016）。这一新系统将允许训练有素的护士进行干预，而无须等待医生的决策。持有结业证书和资格证书完成培训课程并不是执业证书，没有法律依据。这一新系统将如何影响临床护理专家尚不清楚。

八、资格认证：监管、法律和认证要求

在日本，管理卫生专业执业范围的法律是全国性的。国家法律规定了日本医疗保健专业人员的资格，如护士、助产士、公共卫生护士、医生和牙医。因此，不同地区的实践在法律上没有不同。法律没有将临床护理专家认证识别为专家，也没有为临床护理专家单独颁发许可证。临床护理专家的认证由日本护士协会的认证系统执行，并得到了社会认可。然而，并不是所有的机构都包括临床护理专家角色，而且这些活动可能因机构政策而异。

要获得临床护理专家的认证，护士必须完成研究生院的硕士课程，在获得国家护士执照后，积累至少 5 年的护士经验，然后通过日本护士协会提供的资格考试。临床护理专家专业的毕业生可以在毕业 6 个月后参加考试（Dr.Mieko Tanaka，个人交流，6/11/18）。认证每 5 年更新一次（JNA，2016）。

高级实践护士一词对于包括哪些角色没有一个普遍统一的定义。日本高校护理课程协会使用了这个词，但日本护士协会没有使用。大学之所以使用这个词，是因为受到了日本高校护理课程协会的影响。制订一个新的高级实践护士国家执业证书，以区分高级执业和注册护士执业的想法已经萌生（Dr.Keiko Okaya 和 Dr.Mieko Tanaka，个人交流，6/11/18）。高级实践护士一词的使用是动态的，尚未确定。当参与者（即不同的专业护理组

织）持有不同的意见时很难建立共识，特别是随着执业护士角色的引入，达成共识更加困难。

九、展望未来：挑战与机遇

总体而言，在日本，公众对临床护理专家角色的认可和了解有限。因此，日本的临床护理专家可以采取一些具体措施，帮助提高这一角色的知名度和认可度。第一，如果临床护理专家/高级实践护士角色旨在适应社会和医疗保健系统的背景和人口需求，它将是最有效的。健康日本 2021 年（http://www.kenkounippon21.gr.jp/kenkounippon21/about/kakuron/）的目标可以为行动提供指导（Minarik 和 Chan，2014）。第二，那些作为临床护理专家/高级实践护士执业的人可以与新兴的执业护士合作，通过将护理视角纳入护理中，使护理更全面，而不是主要关注医疗模式和程序，以确保高级实践护士的两个角色都能展示高级实践的真正价值。第三，必须就成为高级实践护士所需的课程标准、核心胜任力、执业范围、获得认证和执业的最低资格达成全国性共识，以便护理专业、其他医疗保健学科、政府和公众之间不会对谁是高级实践护士及他们能够做些什么来帮助改善人群的健康结果保持歧义。第四，在制定高级实践护士的实践范围、职称、认证和教育标准时应给予足够的关注。高级实践护士实践和法规的关键组成部分的编写者需要以足够广泛的方式确定高级实践护士的实践范围和执业、认证和教育标准，以满足高级实践护士实践的各种情况，并不断发展以适应科学和实践的进步。通过立法来修改法律是很难的，因为这一过程受到政治的严重影响。如果专业护理组织制定了教育、能力和认证的国家标准，那么，法律应该将这些国家标准作为高级实践护士被认可和实践授权的标准。

大学和医院可以通过从过渡到实践的支持计划为新手临床护理专家提供导师支持，帮助他们在工作环境中牢固确立自己的地位（Minarik 和 Chan，2014）。这种支持将提高他们为临床护理专家学生提供临床经验的能力，对于增加可见的和实践中临床护理专家的数量是必要的。

为了获得更多的角色认可，并提供证据表明临床护理专家改善了患者、人民、教育和医疗保健系统的结局，临床护理专家需要实施和研究大规模的创新。

日本护理领导人正准备确定日本高级实践护士的实践范围和模式。我们建议为日本的临床护理专家和执业护士角色提供单一的实践范围（Minarik 和 Chan，2014）。

十、展望高级护理实践的未来

以下是设计未来高级实践护士角色的建议步骤。作者无法说明日本未来的高级实践护士会是什么样子，也无法说明这些步骤在日本是否必要。日本护理领导人必须创建符合日本背景的日本高级实践护士（Minarik 和 Chan，2014）。以下是一些建议的步骤。

1. 确定必要的胜任力（即知识、技能和态度）和实践范围。

2. 定义和编撰核心教育基础，包括教育期间所需的临床学时。在教育期间，充足的临床实践学习至关重要，这是发展临床专业知识的基础。支持性项目，如帮助应届毕业生临床护理专家过渡到实践项目，对于个人临床护理专家角色发展和角色整体的成功至关重要（Minarik 和 Chan，2014）。认证后，临床护理专家需要接受临床护理专家的进一步培训，以提高他们的临床能力，特别是在直接的患者和家庭护理方面。

3. 从一开始就设计结果研究，以衡量临床护理专家 / 高级实践护士的影响。结果应根据它们对日本医疗体系和日本医疗挑战的重要性来选择（Minarik 和 Chan，2014）。基于证据的结果将使公众和其他提供者看到临床护理专家 / 高级实践护士的有效性。

Minarik 和 Chan 在一份面向日本护理读者的出版物中写道："在提供高级护理时，护士带来了与医生同事不同的视角。他们使用相同的科学方法（数据、诊断、计划、治疗、评估），获得相同的生理心理测量数据，包括实验室测试，并使用许多相同的干预措施。然而，与被动地遵守处方和指示相比，高级实践护士注重患者和家人的积极参与并将健康促进和疾病预防作为护理计划的核心组成部分，除了医学症状和诊断外，其对环境和资源因素的关注也与医生不同。高级实践护士必须包含护理视角，否则他们只会成为一个迷你版医生，失去他们的护理身份。临床护理专家和执业护士可以在医疗系统中共存，因为临床护理专家是专家，执业护士是全才"（Minarik 和 Chan，2014：46）。

结论

本章从角色的发展历史到当前的挑战和机遇描述和定义了日本临床护理专家的角色和实践。临床护理专家是日本第一个研究生护理角色。本章包括了自1874年以来现代日本护理的简要历史，并指出了20世纪90年代初开始的第一次在医院中仿效美国临床护理专家的临床护理专家实践。一个案例描述了日本精神心理健康临床护理专家的实践。在日本，临床护理专家的执业能力由三个组织共同认可：日本护士协会、日本高校护理课程协会和专业护理专业组织。一个精神科临床护理专家结果研究证明了精神病学联合临床护理专家的有效性，影响了卫生政策，推动了关于临床护理专家结果的研究。同时，本文回顾了高级护理实践发展的现存问题，并展望了未来的挑战和机遇。在日本，尊重高级实践护士之前的角色发展，并在此基础上勾画高级实践护士角色的未来非常重要。

> **案例：精神心理健康临床护理专家实践**
>
> 精神心理健康护理临床护理专家可以在精神科住院或门诊照护因精神疾病而反复入院的患者，也可以在综合医院或流动诊所照护有未诊断的精神障碍或正在应对问题的患者。精神科临床护理专家为个人、团体和家庭提供心理治疗，咨询护士和其他提供者，教育护士，协调护理和伦理问题，并进行研究。
>
> 本案例是日本精神心理健康护理的临床护理专家直接护理和咨询的一个案例。这一病例涉及一名34岁的K女士，她是精神病院的住院患者，被诊断为严重抑郁障碍和边缘性人格障碍。她因割腕和过量服药的自伤行为入院，这些行为被贴上了"疯狂"标签。
>
> 她的病史包括家庭压力源。她大学毕业后，当了5年的城市公职人员。已婚，有一个女儿。丈夫死于癌症后，她独自抚养孩子。32岁时，她再婚，并与第二任丈夫生育了一个孩子。然而，她的丈夫无法帮忙照看孩子，她一个人照顾两个孩子。全家搬到离她丈夫工作地点更近的地方居住。在这次搬家之后，她开始割伤手腕并服药过量。

这是她第三次入院，并因在出院后 3 个月内发生而被定义为重复入院，原因依然是过激行为（手腕割伤和服药过量）。在病房，她表达了愤怒，因为在晚上她想要一个倾听者的时候护士没有倾听。多学科团队意见不一，对她的治疗目标和治疗方法都存在分歧。

在与临床护理专家互动之前，K 女士的行为包括每天吃 3～4 顿饭，晚上失眠，白天睡觉。她对护士不倾听的行为感到愤怒。

对于患者，临床护理专家实施了一种基于理论的护理方法 [心理分析系统自我护理疗法（psychoanalytic systems self-care therapy，PAS-SCT）]，这一方法旨在通过深思熟虑的行动帮助治疗困难的患者实施自我护理，这些患者存在多次过激行动并反复入院。PAS–SCT 是由临床护理专家和她的同事 Kotani 博士（Usami 和 Kotani，2018）开发的一种自我护理疗法。心理治疗模式基于 Orem-Underwood 自我护理模式，该模式也是日本精神科护理（Usami 和 Kotani，2018）和 Kotani 博士发展的心理分析系统理论的基础（2018）。

临床护理专家每周与 K 女生见面 3 次。心理治疗的重点是如何控制她的自我伤害行为，改善她的暴饮暴食、活动和休息失衡、独处和社交失衡的问题。使用基于理论的心理治疗（PAS–SCT），临床护理专家鼓励患者表达她的愤怒，并澄清她未得到满足的需求。临床护理专家和 K 女生专注于制订留在社区所需的自我护理目标。设定的目标是控制食物摄入量，形成活动和休息、独处和社交的平衡。

通过心理治疗，K 女生逐渐意识到她一直在生丈夫的气，因为她的丈夫抱怨她的理财和缺乏家务管理。通过治疗，K 女士开始控制冲动的自我伤害行为，并提高了自我照顾能力。

临床护理专家就加强自我护理的干预措施对初级护士进行了培训。在指导之后，初级护士每天都对患者进行这些干预。

在向多学科小组汇报时，临床护理专家定期分享关于 K 女士在该病房的护理信息，并告知小组 K 女士的心理动态评估。共享信息和重视团队合作有助于提高团队的功能。该团队能够共同努力，为 K 女士制订治疗目标，并确定每个团队成员的角色。

　　然后，临床护理专家为其丈夫提供心理教育和心理支持。临床护理专家和 K 先生谈到了如何回应患者和应对她的行为。她的丈夫理解了她的行为，并能应对她。

　　在这个案例中，临床护理专家的结果是改善了患者的自我护理能力，改进了多学科团队的团队合作和协作。在日本，精神科临床护理专家的作用是改善患者的自我照顾能力、提供者的团队合作、组织或社区的运作。临床护理专家可以促进具有挑战性的患者出院，使其回归正常的社区生活。

参考文献

[1] Fukuda H, Miyauchi S, Tonai M, Ono M, Magilvy JK, Murashima S (2014) The frst nurse practitioner graduate programme in Japan. Int Nurs Rev 61:487-490.

[2] Japanese Association of Nursing Programs in University (2015). http://www.janpu.or.jp/download/pdf/apn_e.pdf. Accessed 4 Aug 2018.

[3] Japanese Nursing Association (2016) Nursing in Japan. https://www.nurse.or.jp/jna/english/pdf/nursing-in-japan2016.pdf. Accessed 31 July 2018.

[4] Japanese Nursing Association (n.d.) Nursing education in Japan. http://www.nurse.or.jp/jna/english/nursing/education.html. Accessed 4 Aug 2018.

[5] Komatsu H (2010) Oncology certifed nurse specialist in Japan. Jpn J Clin Oncol 40(9):876-880

[6] Kondo A (2013) Advanced practice nurses in Japan: education and related issues. J Nurs Care S5:004. https://doi.org/10.4172/2167-1168.S5-004.

[7] Kotani H (2018) A psychoanalytic systems theory, We can change. Institute of Psychoanalytic Systems Psychotherapy Press, Tokyo.

[8] Kotani H, Usami S (2018) PAS self care therapy. Institute of Psychoanalytic Systems Psychotherapy Press, Tokyo.

[9] Kotani H, Usami S (2018): The First PAS Self Care Therapy Book in Honor of Patricia Underwood Institute of Psychoanalytic-Systems Psychotherapy, Printed in Japan.

[10] Minarik PA, Chan GK (2014) Advanced practice nursing in the United States and Japan: issues comparison, lessons learned and future directions for Japan. Advanced Practice Nursing, A bulletin of the Development of Postgraduate Education Program for Mid-Level Providers (Advanced Practice Nurses) and the Innovation of a Health Delivery Model 3(1):33-53.

[11] Minarik PA, Sato Y (2016) An introduction to psychiatric liaison nursing in Japan. ISPN Connections: Newsletter of the International Society of Psychiatric Mental Health Nurses, 19(3 Fall). https://www.ispn-psych.org/assets/docs/Newsletters/2016%20Fall%20Newsletter.pdf. Accessed 5 Aug 2018.

[12] Nozue K, Usami S, Fukuda N, Kuwahara T, Ishii M, Fukushima Y, Hayashida Y, Ando S, Ueno K, Shimokawa T (2016) Randomized controlled study evaluating the intervention effect of certifed nurse specialist in psychiatric mental health nursing on depressive cancer patients. J Jpn Acad Nurs Sci 36:147-155. https://doi.org/10.5630/jans.36.147.

[13] Usami S (2014) A proposal for advanced practice nurses as core of new health care delivery system (5th symposium): from the perspective of a CNS in psychiatric mental health nursing and an educator of CNS: fusion of independent practice model and collaborative model. Advanced Practice Nursing, A bulletin of the Development of Postgraduate Education Program for MidLevel Providers (Advanced Practice Nurses) and the Innovation of a Health Delivery Model 3(1):4-5. (Japanese).

[14] Usami S (2015a) The realities and evaluation of certifed nurse specialist. Japanese J JACNS 1:9-13.

[15] Usami S (2015b) Activities and evaluation of certifed nurse specialists in transitional care. Nursing, 65(14), P23-27, 67(7), 78-90.

[16] Usami S, Fukushima Y, Nozue K, Okaya K, Hiyama M, Migita K, Hirata S, Kitasato M (2009) The effectiveness of psychiatric liaison consultation team for the people with physical illness in the general hospital. Bulletin of Kumamoto University, School of Health Sciences (Medicine) 5, 9-18. Retrieved February 27, 2009, from Kumamoto University repository system at http://hdl.handle.net/2298/11269.

[17] Usami S, Nozue K, Sachiko A, Ueno K, Fukuda N, Ishii M (2015) Evaluation research of CNS in psychiatric nursing for the patients with depression and anxiety among chronic illness. Journal of Japanese Association of Certifed Nurse Specialist 1:1-7.

第 13 章　中国临床护理专家的角色与实践❶

Clinical Nurse Specialist Role and Practice in Mainland, China

Huaping Liu　Hu Yan　著

摘　要

"临床护理专家"这一概念在 20 世纪 90 年代初被引入中国，近几十年来发展迅速，但是，中国临床护理专家的内涵与其他国家不同，结合护理在中国的发展情况，这一概念更倾向于专科护士而不是临床护理专家。目前来讲，关于护士的培训项目、认证、注册，以及专科护士的管理由各级各类机构进行，并且尚无法律对临床专科护士的行为进行规范。总之，我们仍然处于临床护理专家发展的初级阶段。在未来，我们将重点构建统一的临床护理专家定义，以及其核心胜任力的要素，改进培训计划，并建立一个全国性的组织来管理临床护理专家，从而更有效地促进临床护理专家在中国的发展。

关键词

临床护理专家，专科护士，中国，高级实践护士

一、临床护理专家的角色与实践简史

1888 年，第一所护理学校在中国福州成立，从那时起，中国护理事业

---

❶　译者注：对原著所述与我国国情及政策法规有悖的部分进行了删改。

180

的发展过程艰难而曲折。2004年，中国终于建立了一套全面的护理教育体系，包括职业教育、本科教育、硕士教育和博士教育。改革开放以来，国内外的学术交流越来越多，因此护理也进入了一个快速发展的阶段，大量新的护理理念被引入中国。然而，直到20世纪90年代初，"临床护理专家"这一概念才被引进中国并开始应用。

2001年，广州开办了中国第一所肠道造口治疗师培训学校。2005年，中国卫生部颁布了《中国护理事业发展规划纲要（2005—2010）》，开创了中国临床护理专家发展的先河，同时发布了五个核心的护理专科（急诊科护理、器官移植护理、手术室护理、肿瘤护理、重症护理）。中国卫生部（现名：国家卫生健康委）办公室于2007年出版了专科护士（specialty nurse，SN）的课程培训大纲，正式明确了临床护理专家培训项目的报名标准、培训目标、培训时长、培训内容、评价标准。《中国护理事业发展规划纲要》的每个版本都一再强调临床护理专家的重要性及其发展问题。

临床护理专家的定义

目前，中国各界学者对临床护理专家的定义还未达成共识，众多护理学者对其进行了研究和分析，中国本科及以上学历的护士比例仅占14.6%，不可能像发达国家那样要求每个临床护理专家都必须是研究生。因此，争论的焦点在于临床护理专家的定义是否应该与专科护士保持一致。专科护士侧重强调基本的护理实践，而临床护理专家更强调高级护理实践（Chen 和 Li，2017）。

在关于临床护理专家定义的最新研究中，大多数专家都同意中国的临床护理专家应倾向于专科护士，因为专科护士这一概念已被长期采用，更适合中国国情。他们得出的最终结论是，一方面，临床护理专家应受过某种特定护理专业系统的实践和理论培训，通过专科护士的评价考核，并且取得医疗卫生行政部门的资格证明；另一方面，临床护理专家应具备2～15年的临床工作经验，并能够为患者提供高质量的护理服务（Chen 和 Li，2017）。

二、临床护理专家实践能力

专科护士的核心胜任力已在中国被广泛探讨和研究，不同的护理专科发展了各自的核心能力。2017年，梁教授提出，专科护士的核心竞争力应该包括专业价值观、专业发展能力、专科护理实践技能、临床教学能力、临床科研能力，以及组织、管理和合作的能力（Liang，2017）。

Gao 于 2015 年开展了关于构建介入放射科护士核心胜任力模型的研究。该模型包括 17 个胜任力要素和 5 个维度。这 5 个维度分别是人格特征（身体素质、无菌观念、内在专注力、自信心、责任感）、提供直接临床护理的能力（分析病情能力、放射相关知识、介入手术配合）、沟通与合作能力（语言和沟通技巧、团队合作）、紧急救援能力（指挥能力、救援技能、可预见性、灵活性）、科研与发展能力（创新、学科兴趣、专业学习技能）。

三、结果评估与评价

结果评估和评价在不同的医院和机构差异很大。在大多数情况下，考试题目与某一类型的专科护士的核心能力的要素不一致，评价的形式通常为资格审查、笔试、面试，以及客观的结构化的临床考试。

例如，专科护士的发源地广东省表示，专科护士申请者应先通过资格审核，然后再进行笔试、面试和技能测试（Peng 和 Chen，2011）。在四川省，申请人只需要完成培训课程，并成功通过笔试和技能测试，即可获得四川省护理协会及培训基地颁发的专科护士证书（Sichuan Nursing Association，2016）。

一般来说，中国没有统一的认证流程，在大多数情况下，申请人完成所有的培训课程并通过评估测试，即可获得专科护士资格证（Chen 和 Li，2015）。

四、临床护理专家教育

发达国家经过多年的发展已经构建了成熟的培训项目。虽然中国的临床护理专家培训项目在近几年才得到发展，但仍然取得了良好的成效。目前，中国主要通过两种方式提供专业护理教育：在职培训和学历教育。

五、专科护士在职培训项目

专科护士在中国内地的培训时间视培训机构而异，多为 2～6 个月，短于国外的临床护理专家培训项目（通常持续 6 个月以上）。目前在中国，培训项目的开发主要由以下机构承担：中华护理协会、省市级护理协会、省市级护理质量控制中心、部分医学院、医院、专科护士培训中心，或者坐落在中国内地的海外临床护理专家培训机构。例如，安徽省的专科护士必须完成 4～6 个月的理论学习和临床实践（Song 等，2007）。

六、护理专业硕士

2010 年，中国国务院学位委员会决定设立护理专业硕士（Master of Nursing Specialist，MNS），以培养高层次、专业化的护理专业人员，并提供一种新的方法来推动专科护士的发展（Yang 等，2015）。到 2017 年为止，全国共有 86 个院校招收护理专业硕士，并且人数每年都在增长。在中国，虽然没有建立护理专业硕士统一的核心竞争力标准，但临床实践技能已被广泛认为是护理专业硕士学生应具备的最重要的能力。除此以外，专业发展能力、批判性思维能力、科研能力、临床教学能力、护理管理技巧、沟通与合作技能、伦理决策能力也很重要（You 等，2012；Xu 等，2009）。

七、资格认证：监管、法律及认证要求

在中国，目前没有全国统一的专科护士准入标准，不同省份标准各不相同。在广东省，专科护士的准入标准如下：①注册护士；②本科及以上学历；③ 8 年以上的临床护理工作经验或 5 年以上的专科护理工作经验；④具备一定的英语水平（CET-4）；⑤有较强的临床观察、评估和解决复杂问题的能力；⑥扎实的理论基础和熟练的护理专业技能（Peng 和 Chen，2011）。在江苏省，专科护士的准入标准为大专及以上学历，有 10～15 年的临床工作经验，并有专科护理领域的工作经验。专科护士证书由国家及省政府、护理协会或临床护理专家机构颁发（Wang 等，2017）。

取得资格证书后，专科护士还需要接受评估并在几年后才能进行注册。2018 年，山西医学科学院针对再次注册的护士建立并发布了国家专科护士评估标准（Guo 等，2018）（表 13–1）。这一标准主要评价以下五个方面。

1. 作为临床护士，应提供专业护理，以会诊的形式解决复杂的临床问题。

2. 作为支持者和协调人，应负责解释和协调医护、医患及护患之间的问题。

3. 作为教育工作者，应对患者的问题有一定的敏感度和深刻的理解力，促进患者的自我管理，并在护理理论教学、技能培训和评估方面成为同行

表 13-1　再次注册的专科护士评估（Guo 等，2018）

方　　面	条　　目
工作表现	每年至少参加 5 次机构内部讨论
	参与专科护理门诊工作
	参与危重患者抢救
	参与医院内临床护理专家相关法规和标准的制订
	在所注册专科领域工作 5 年以上
在职学习	每年至少参加一个其他医院或机构组织的临床护理专家培训项目
	每半年至少参加一次本医院组织的临床护理专家培训项目
	每年在所注册的专科领域取得一定的学分
	紧跟所注册专科领域最新的研究和发展并且每 4 个月报告一次
临床教学	至少每年在其他医院或机构做一次讲座
	至少每半年在本医院做一次讲座
	在工作所在部门组织查房并探讨护理专业实践
	在专科护士培训中逐步发展
科研表现	每年至少申请一项专利
	每 2 年在全国护理杂志上发表至少一篇论文
	5 年内在所在专业领域成功申请科学基金
注册标准	如果离开本专业超过 2 年，则需要重新评估和注册
	注册前必须参加包括知识和技能的专业考试

的领导者。

4. 作为研究人员，应密切关注专科护理领域的最新进展，并将研究成果应用于日常工作中。

5. 作为临床工作领导者，应积极参与和促进护理专业的发展（Wang 等，2017）。

对于专科护士的工作安排，其中有些工作是与医生合作开展的。例如，在内分泌科、妇科和产科，医生会把患者转到护士诊所，而有些护士诊所，如血管通路护理或伤口护理诊所，则需要患者提前预约。据调查，30% 以上的护士同时担任专科护士和护士长的角色，他们 80% 的时间都用来管理科室，这表明我们需要进一步明确责任分工、角色定位。

八、展望未来：机遇与挑战

经过多年的努力，中国在专科护士的培养和管理方面取得了巨大的进步。在中国大多数医院，医疗机构的领导者越来越重视专科护士，每年都会有大量的护士去不同的机构参加专科护士培训。专科护士还建立了专门的网站（http://www.gc-nurse.com/）以分享他们的经验，以及国内外专科护士发展的最新信息。目前许多护理学者对临床护理专家的培训课程、评估、注册和管理进行了大量的研究。

但是专科护士在中国的进一步发展仍面临挑战。首先，到目前为止，我们对专科护士的定义并不一致，这将导致大家对专科护士的理解有所不同，并有可能影响到国家的监管和护理相关的沟通，从而阻碍专科护士的发展。其次，基于学员数量众多，我们仍需要更多合格的专科护士培训教师。再次，要提高专科护士培训项目的质量。最后，为了更有效地管理专科护士，我们需要建立一个更加统一的资格认证体系，颁布相关法律，确保专科护士在临床中的应用。还需强调的是，正如中国古话所讲："三分治七分护。"中医一直在治疗慢性和复杂疾病方面被广泛认可，我们应该重视中医药专科护士在未来的发展（Wang 等，2017）。

九、临床护理专家实践范例

护士主导的糖尿病患者门诊

在中国，护士主导门诊中的护理实践是由一群经验丰富、受过高等教育、专业等级较高的护士来进行和开展的，尤其是专科护士在某些护理领域可以提供先进的护理服务。他们可以独立工作或与其他医疗工作者合作。在护士主导的门诊中，专科护士并非进行疾病诊断或提供治疗，而是将整体观作为护理原则，与患者合作，以满足患者及其家属的需求，维持或促进患者的健康状况。

2002 年，中国第一家由护士主导的糖尿病患者门诊在北京执业。从那时起，更多的医院为糖尿病患者开设了护士主导门诊。专科护士在护士主导的糖尿病患者门诊中提供健康教育，定期在门诊举办讲座，针对糖尿病患者组织不同形式的健康教育，如发放宣传册、组织病友分享经验、患者家庭访视等。专科护士在门诊的工作内容包括告知患者医疗程序及合作的注意事项、口服糖耐量试验的意义、药物治疗相关知识、心理咨询、足部护理、血糖自我监测、如何注射胰岛素、如何识别高血糖症和低血糖症等。

专科护士在护士主导的糖尿病患者门诊工作期间，仍然存在一些问题，如专科护士需要同时在门诊及其他部门工作，只有少数几家医院设置了护士主导门诊，另外在门诊工作时间、专科护士的资格、护理程序、工作范畴等还未建立统一的管理方案。护士对门诊的贡献并未与他们的工作表现相关联，也就是说患者的消费账单是直接从医生的挂号费中收取的，而不是从个人护理费中收取。

参考文献

[1] Chen FJ, Li JP (2015) The introduction of specialist nurses in China and abroad and its enlightenment. J Nurs Training 30(3):209-211.

[2] Chen FJ, Li JP (2017) Analysis of related problems of specialist nurses in China. J Nurs Sci 24:68-71.

[3] Gao SQ (2015) Study on the competency model of nurses in the intervention operation room. The Second Military Medical University, Shanghai.

[4] Guo HL, Zhang XH, Cui LP et al (2018) Construction of assessment criteria for national professional nurses after qualifcation certifcation. Nurs Res 02:256-258.

[5] Liang L (2017) Construction of competency factor system for specialist nurses. People's liberation army Journal of nursing 21:20-3.

[6] Peng GY, Chen WJ (eds) (2011). Standard of nursing management. Guangzhou, pp 17-63.

[7] Sichuan Nursing Association (2016) Enrollment Guide for training programs of specialist nurses. http://schl.scyx.org.cn/news-pxl.asp. Accessed 21 July 2018.

[8] Song GQ, Fang T, Zhu XQ et al (2007) Experiences of training program for specialist nurses in emergency department. Chin Nurs Res 21(4):1027-1029.

[9] Wang JF, Han L, Guo HL et al (2017) Development status of specialist nurses at home and abroad and its enlightenment to the development of TCM nursing specialist. J Nurs Sci 11:93-97.

[10] Xu J, Shang LP, Wang BQ et al (2009) Construction of nursing master's degree education in line with CNS. Nurs Res 4:1103-1105.

[11] Yang JY, Jia NF, Li GX et al (2015) Problems and refection in the training and certifcation of specialized nurses in China. Chinese J Modern Nurs 6(21):635-636.

[12] You LM, Wan LH, Yan J et al (2012) Training status of specialist nurses and its enlightenment to professional master's degree training. Chinese J Nurs Educ 5(9):211-214.

第 14 章　土耳其临床护理专家的角色与实践

The Role and Practice of Clinical Nurse Specialist in Turkey

Sultan Kav　著

摘　要

在各种环境中，临床护理专家为护理发挥着至关重要的作用。在土耳其，护理专业领域在医疗保健和护理专业的进步和需求方面呈现平行发展。随着护理法的新部署，"护理专家"一词已成为土耳其护理实践中官方认可的头衔。本章将介绍土耳其护理教育的历史、角色和实践、法规、现行项目、挑战，以及临床护理专家的未来。

关键词

专科，临床护理专家，证书课程，护理教育，历史，护理角色，土耳其

一、土耳其临床护理专家角色与实践简史

克里米亚战争期间，Florence Nightingale 的工作经常被认为是现代护理的开始。然而，直到 1912 年巴尔干战争，现代护理才在土耳其开始。1920 年，Bristol 海军上将护理学校开始了一个为期 2.5 年的护理教育项目，为美国医院培训护士，随后在 1925 年成立了为期 2 年的 Kizilay 护理学校协会，该协会是在土耳其共和国创始人 Mustafa Kemal Atatürk 的努力下成

立的（Dal 和 Kitis，2008；Can，2010；Terzioglu，2011）。

土耳其是第一个为本科护理教育提供条件的欧洲国家，其次是英国（Smith，2006）。第一所土耳其大学护理学院于 1955 年在 Ege 大学开设。直到 1968 年才设有护理硕士学位。

1968 年启动了护理学硕士课程，随后于 1972 年在 Hacettepe 大学启动了护理博士教育课程（Dal 和 Kitis，2008；Bahçecik 和 Alpar，2009；Terzioglu，2011）（表 14-1）。

国际护理理事会于 1992 年确定了护理专业，并开始研究这些专业的整合。土耳其国家护理和护理教育理事会于 2005 年启动了一个名为"全国护理与助产专业化研究"的项目，确定了以下专业标准（Adibelli 等，2017）。

- 护理专业化必须在国家层面进行。
- 必须与护理 / 助产的目的、职能和伦理标准相适应。

表 14-1 土耳其护理教育的发展史

历史发展	年 份
听取 Besim Omer Pasha 医生就保健服务不足问题向红新月会提出的建议，开办为期 6 个月的志愿医务人员培训课程	1912
Bristol 海军上将护理学校开展了一项为期两年半的护理教育项目	1920
克泽拉伊护理学校成立于共和国时期，是土耳其第一所护理学校	1925
土耳其护士协会成立	1933
卫生部成立了三年制护理学校，于 1958 年延长至四年制	1946
Ege 大学护理学院是土耳其第一个提供大学水平教育的高校（四年制护理专业学士学位）	1955
哈西德佩大学开设了护理学硕士课程	1968
哈西德佩大学开设了护理博士课程	1972
建立护理大专院校两年制教育	1988
卫生职业高中划归高校，变革本科护理教育	1992
修订后的《护理法》确立	2007

- 护理/助产的专科化必须在明确的领域体现。
- 必须涵盖社会需要的领域。
- 必须将重点放在护理和助产的核心教育。
- 专业实践必须通过专业发展和继续教育来实现，包括正规和非正规教育。

二、临床护理专家的定义

土耳其于 2007 年在法律上界定了护理专业。根据《护理法》，完成护理领域研究生教育的护士有权成为专科护士。专科护士指专门从事与其专业相关的研究生教育的护士，其文凭由各部注册。

第 8 项：通过完成与其专业相关的研究生课程进行专业培训并获得卫生部注册文凭的护士，以及从国外这些课程毕业并获得同等文凭的护士，可作为专科护士进行工作（Law No：5634RG：2.5.2007/26510）。

拥有护理学士学位的护士在完成研究生教育并专注于特定的临床领域后，可以作为"专科护士"工作。从学士学位课程毕业后，护士将获得一份授权文件，允许他们在由卫生部确定的单位级别确定的标准框架内执业，该框架基于具体护理单元患者所需，如重症监护室、肿瘤科、急诊、造口护理和糖尿病护理。修订后的法律还规定，护士的权力和责任将由其教育水平决定（Nursing Regulation，Official Gazette Date 8.03.2010. Number：27515）。

三、临床护理专家实践能力

根据 2011 年颁布的《护理条例修订法》，专业化已经具备了法律依据。在该条例中，包括以下内容。

- 护士对专业领域进行全面的健康评估。计划、实施和管理护理计划。如果护理目标无法实现，则制订新的策略。
- 在与医疗诊断和治疗程序相关的危急情况下，向护士提供咨询，以便做出恰当的决定，并帮助护士的专业发展。
- 计划对患者及其家属的健康教育。告知患者护理和治疗方法可能产生的不良反应。为患者提供获得最新和可靠健康信息的手段。
- 向个人、机构和组织提供与专业知识和伦理问题相关的咨询。可以参加所在机构的伦理研究委员会。

2011 年 4 月 19 日，第 27910 号官方公报列出 / 公布了根据单位 / 服务机构 / 工作领域划分的护士职责、权限和责任的定义。这些定义如下。

- 重症监护。
- 急救护理。
- 内科护理（糖尿病教育护士、肿瘤护士、康复护士、内镜室护士）。
- 外科护理（手术室、造口和伤口护理护士）。
- 心理健康护理（精神科护士、儿童和青少年精神科护士、会诊联络精神科护士、酒精和药物滥用中心护士）。
- 儿科和新生儿护理。
- 女性健康和产科护理。
- 社区健康护理（家庭护理护士、妇幼保健和计划生育中心护士、社区心理健康中心护士、职业健康护士、学校健康护士、刑事和拘留所护士）。

护理干预清单包括一个附件，用于检查护士是否可以独立做出决定，或在医嘱下共同做决定。

专业化训练使从业人员在有关特殊领域获得深入知识，进行定性研究，并提高他们的科学知识。一个在其专业领域有足够知识和技能的护士无疑会有权力与能力作出决定（Baykara 和 Şahinoğlu，2014）。

四、临床护理专家的教育

护理的初始教育必须由大学的本科课程提供。在土耳其，有不同类型的本科护理学院：健康系、护理系、健康科学学院和护理学院。虽然学院的名称不同，但这些学院课程的设定均基于土耳其高等教育委员会规定。根据这些规定，护理教育必须至少包含 4 年或 4600 小时的理论课程和临床实践。其中理论课程必须至少占总教育学时的 1/3，临床实践必须占总教育学时的一半。申请护理教育的最低要求是高中文凭（Can，2010；Güner，2015）。在 2017—2018 学年，土耳其共开设 124 个本科护理专业，其中 90 个来自于州立大学、34 个来自于基金会大学（https://yokatlas.yok.gov.tr/lisans-anasayfa.php）。

土耳其高等教育委员会（Higher Education Council，CoHE）管理所有

的本科与研究生教育。专业护理教育由硕士和博士课程提供（表14-2）。该委员会于2010年通过了参照欧洲高等教育区学术资格体系和欧洲终身学习资格体系而制订的土耳其国家高等教育资格体系（http://www.yok.gov.tr/en/web/cohe/higher-education-system）。

表14-2　护理学硕士和博士项目课程

护理硕士项目课程	护理博士项目课程
护理学硕士	护理学博士
护理基础	护理基础
儿科护理	内科护理
公共卫生护理	儿科护理
外科护理	公共卫生护理
护理教育	护理教育
护理管理	护理管理
内科护理	外科护理
女性健康和产科护理	女性健康和产科护理
心理健康和精神病学	心理健康和精神病学护理
重症监护护理	
老年护理	
肿瘤护理	

　　研究生课程的入学要求包括：护理学学士学位（硕士学位入学要求）和硕士学位（博士学位入学要求）学术研究生入学考试和英语水平测试的合格成绩，以及由各学校自行组织的护理常识测试。
　　硕士课程由两部分组成：完成一定数量的课程并进行相关学科的研究。学生需要在2个学期内至少修满21学分（120 ECTS）。学生必须在4个学期内完成硕士学位的所有要求。
　　土耳其的护理学博士教育最初只有一个领域的护理学课程，现在被分为 8 个部分：护理学基础、内科护理、外科护理、女性健康与产科、儿童健康与疾病、心理健康与精神病学、公共卫生和护理学教育（Yavuz，2004）。2001 年有 6 所大学提供护理学博士教育，2015 年有 20 所大学提供护理学博士教育，现今共有 44 所大学提供博士课程（图 14-1）。

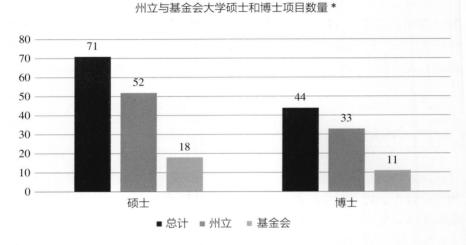

州立与基金会大学硕士和博士项目数量 *

▲ 图 14-1　护理硕士和博士项目数量

*. 来源于各学校官网

　　在土耳其，护理学博士学位是通过健康科学研究所的博士课程以护理学哲学博士的形式颁发，学制约 4 年。学生需要在博士课程中至少修满 24 学分（120 个 ECTS 的必修课和选修课，以及 120 个 ECTS 的博士论文学习）。学生顺利完成课程后，他们会在导师的指导下在自己选择的领域进行研究。论文完成后，要通过由 5 名学术委员会成员组成的评审团进行答辩，通过答辩的学生将被授予博士学位。与硕士项目明显不同的是，博士项目的学生需要通过综合 / 资格考试（由 5 名考官组成的委员会进行综合笔试和口试，其中至少有 1 名考官是校外人员）才能继续攻读博士学位（Can，2010）。

　　高等教育委员会于 2017 年 11 月组织了一次关于护理学本科教育的研讨会，以提升护理学本科项目标准与课程教育质量。在这份研讨会报告中，共记录了 79 054 名护理专业的学生，其中包括 71 538 名本科生，6157 名研究生，1359 名博士生。共记录了学校工作人员 1562 人，其中包括 694 名教职员工，教授 125 人，副教授 140 人，助理教授 429 人。除教职员工外，其他工作人员的数量为 868 人（A report of the Council of Higher Education workshop on undergraduate education in nursing，2017）。

根据《土耳其卫生教育和劳动力报告》（*Ministry of Health Statistics Year Book*，2016），目前共有 871 334 名医护人员在土耳其工作，其中医生 144 827 人，牙医 26 674 人，药剂师 27 864 人，护士 152 952 人，助产士 52 456 人，其他卫生人员 144 609 人。

五、认证：监管、法律和认证要求

在土耳其，护士按第 657 号公务员法或第 4857 号劳动法规定工作。1954 年 2 月 25 日颁布的 6283 号《护理法》及其 2007 年 4 月 25 日的修正案认定，护理实践需要由具有本科学历的人员提供，这将护士的定义修改为可以授予护理本科学历的大学毕业生。该法的另一项修正案使护士可以在其领域获得授权证书，也可以让那些获得研究生学历的护士获得专科护士的头衔。透析护理、感染控制护理、糖尿病护理、造口和伤口护理、化疗护理和重症监护护理认证项目起步较早，并根据卫生部制订的认证要求进行了修订和扩展。表 14-3 列出了现行的认证教育计划。

在土耳其，存在"专科培训"和"认证培训"两种分支。专科教育由大学的研究生课程提供，而卫生部和机构则提供证书课程。认证项目不是学术性的，教学时长、内容和充分性水平各不相同（表 14-3）。专科护理协会和大学也协同提供此类课程。

表 14-3 现行护士认证计划

领 域	年 份	理 论[*]	实 践[*]	总 计[*]
血液透析和腹膜透析护理	2014	26	454	480/60
重症监护	2015	120/15	120/15	240/30
肿瘤护理	2015	56/7	64/8	120/15
姑息治疗护理	2015	35/5	80/10	115/15

（续表）

领　域	年　份	理　论*	实　践*	总　计*
糖尿病护理	2015	88/11	72/9	160/20
造口和伤口护理	2015	80/10	160/20	240/30
营养护理	2015	80/10	80/8	160/18
家庭保健服务护理	2015	52/7	108/13	160/20
手术室护理	2015	96/12	80/10	176/22
儿科重症监护	2016	80/10	120/15	200/25
急救护理	2016	120/15	120/15	240/30
感染控制护理	2017	35/10	120/15	155/25
儿科急诊护理	2017	80/10	120/15	200/25
新生儿重症监护	2017	66/10	120/15	186/25
精神科护理	2017	94/12	156/20	250/32

*.学时数 / 工作天数

六、展望：挑战与机遇

　　尽管护理工作从 20 世纪 60 年代就已开展，并且随着护理法的新修正，"护理专家"的称号在护理相关法律中获得法律的认可。但是，在护士的就业与雇佣领域中并没有依法使用专家 / 临床护理专家头衔。到目前为止，护士可以使用其专家头衔的唯一环境是大学（Oflaz，2011；Ustun，2016）。

　　接受过额外培训的护士仍然只被认定为普通护士，尽管他们已经完成了重要的进一步专业化培训。虽然法律上对护理专家与专科护理已有规定，并且护士在许多医疗服务单位工作（救护车、急救服务、重症监护、内科疾病、综合诊所等），然而他们无法获得这些单位所特有的专业头衔或专业知识。这种情况使他们无法选择一个领域实现专业化。此外，尽管他们在一个专业领域工作可获取更广泛的相关知识，却无法成为一名专科护士。按规定攻读硕士、博士的护士，无法按其专业领域从事卫生服务工作（Çelik 等，2011；Oflaz，2011；Ustun，2016）。

在 Adibelli 等（2017）进行的一项确定护士专业化的意见和建议的研究中，包括 458 名在公立医院工作的护士报告了关于专业化的担忧。护士的一些担忧如下：培训不实用，在工作生活中用不上（77.5%）；为减轻医生的工作量，护士承担了非护理工作（73.8%）；没有足够的协会和机构保护护理专业（52%）；护士的权力和责任不足（39.5%）。

七、专科护理的未来

专业化将在多个方面促进护理工作：提高服务和护理质量，减少实际错误，提高工作忠诚度与满意度（Hacihasanoglu Asilar，2017）。护士群体作为世界上最大的医疗保健专业劳动力，在全球范围内提供 70%～80% 的医疗保健，影响着对患者、家庭、社区和医疗保健系统的护理（World Health Organization，2015）。人口老龄化标识着慢性病的增加，以及对复杂、综合和长期的病情管理的医疗需求可能增加。近年来，土耳其私营医疗保健部门与土耳其各地医疗保健服务的发展同步增长，预计在未来一段时间内，随着合格医疗人员从公共行业向私营行业的转变，该部门将继续保持这一强势地位。

在当今的卫生系统中，只有经过专业化训练，才能以合格和充分的方式提供必要的护理服务。然而，关于土耳其临床护理专家对患者护理的有效性和贡献的研究很少（Ardahan 和 Ozsoy，2015）。需要研究生课程以临床为导向，并应根据其专业领域聘用护士。需要将专业化和专科护理统一考试合法化，以使其得到所有其他学科的认可，而不是仅靠现行的研究生教育和认证体系。

参考文献

[1] Adibelli D, Turan GS, Çinar H (2017) A new system for nursing specialisation: the thoughts and opinions of nurses. J Res Nurs 22(5):354-369.

[2] Ardahan M, Ozsoy S (2015) Nursing research trends in Turkey: a study on postgraduate and doctorate theses. Gümüşhane Univ J Health Sci 4(4).

[3] Bahçecik N, Alpar SE (2009) Nursing education in Turkey: from past to present. Nurse Educ

Today 29(7):698-703. https://doi.org/10.1016/j.nedt.2009.05.008.

[4] Baykara ZG, Şahinoğlu S (2014) An evaluation of nurses' professional autonomy in Turkey. Nurs Ethics 21(4):447-460. https://doi.org/10.1177/0969733013505307.

[5] Can G (2010) Nursing education in Turkey. Nurse Educ 35(4):146-147.

[6] Çelik S, Keçeci A, Bulduk S (2011) Is nursing a profession in Turkey? Hosp Top 89(2):43-50. https://doi.org/10.1080/00185868.2011.587735.

[7] A report of the Council of Higher Education workshop on undergraduate education in nursing. 2017. http://www.yok.gov.tr/web/guest/hemsirelik-lisans-egitimi-calistay-raporu-yayimlandi. Accessed 8 June 2018.

[8] Dal U, Kitiş Y (2008) The historical development and current status of nursing in Turkey. OJIN: Online J Issues Nurs 13(2). https://doi.org/10.3912/OJIN.Vol13No02PPT02.

[9] Güner P (2015) Preparedness of fnal-year Turkish nursing students for work as a professional nurse. J Clin Nurs 24(5-6):844-854. https://doi.org/10.1111/jocn.12673.

[10] Hacihasanoglu Asilar R (2017) Specialisation trends in nursing. International congress of Black Sea nursing education (ICOBNE) abstract book, October 12-13, 2017, Samsun, Turkey, p 30. https://www.icobne.com/bildiri-kitabi/. Accessed 8 June 2018.

[11] Law on Amending the Regulation of Nursing (n.d.) Offcial Gazette Date 19.04.2011, Number: 27910. http://www.resmigazete.gov.tr/eskiler/2011/04/20110419-5.htm. Accessed 8 June 2018.

[12] Ministry of Health Health Statistics Yearbook (2016). http://ohsad.org/wp-content/uploads/2017/12/13160.pdf. Accessed 8 June 2018.

[13] Nursing Law (n.d.) Law No: 5634 RG: 2.5.2007/26510. www.saglik.gov.tr/TR/dosya/1-46937/h/hemsirelikkanunu.doc. Accessed 8 June 2018.

[14] Nursing Regulation (n.d.) Offcial Gazette Date 8.03.2010. Number: 27515. http://www.resmigazete.gov.tr/eskiler/2010/03/20100308-4.htm. Accessed 8 June 2018.

[15] Ofaz F (2011) Specialization in nursing: in the world and Turkey. SENDROM 23(4):97-100

[16] Smith JP (2006) Higher education and nursing. J Adv Nurs 53(3):259.

[17] Terzioglu F (2011) The history of nursing in Turkey. Nurs Hist Rev 19:179-182.

[18] Ustun B (2016) Psychiatric nursing in Turkey real or a myth? J Psychiatr Nurs 7(3):157-162.

[19] World Health Organization (2015) Options analysis report on strategic directions for nursing and midwifery (2016-2020). http://www.who.int/hrh/nursing_midwifery/options_analysis_report. pdf?ua=1. Accessed 8 June 2018.

[20] Yavuz M (2004) Nursing doctoral education in Turkey. Nurse Educ Today 24:553-559.

第 15 章 沙特阿拉伯临床护理专家的角色与实践

The Role and Practice of Clinical Nurse Specialists: An International Focus on Saudi Arabia

Denise Hibbert 著

摘 要

自 20 世纪 80 年代以来，临床护理专家的作用在沙特阿拉伯就已显而易见，并且护士教育已经从专科水平提升至学士学位水平。尽管如此，临床护理的形象不佳依然阻碍了高级护理实践的进步，并且导致护理学院的招生十分困难。护理学在沙特的缓慢推行延迟了针对护理专家及高级实践护士的高等教育计划的发展，这反过来又阻碍了临床护理专家的合理化。沙特卫生专业委员会负责护士在沙特阿拉伯的注册执业，并下设护理科学委员会，但并未规范护理实践或维护护士职称。这导致了现今明显的后果：缺乏经验丰富的临床护士担任临床护理专家。希望沙特政府的 2030 年医疗保健愿景包括高度可靠的组织，推动高级实践护士相关议程的发展。

关键词

沙特阿拉伯，护理专家，临床护理专家，高级实践护士，专业实践

一、临床护理专家的角色与实践简史

沙特阿拉伯的护士培训始于20世纪50年代中期（El-Sanabary，1993）。有证据表明，自20世纪80年代以来，出现临床护理专家角色以照顾专科病患群体。有关高级实践护士的工作描述最早出现在20世纪90年代，而旨在推进高级实践中发展临床护理专家的临床分级阶梯于2008年首次在医院层面获得批准。尽管如此，雇佣临床护理专家作为高级实践护士并不常见，这很可能是由于沙特护士人数少且临床护理形象不佳（Hibbert等，2012，2017；Kleinpell等，2014）。据2016年卫生部（Ministry of Health，MOH）报告，沙特阿拉伯共有470家医院，70 844张床位和2259个初级保健中心用于服务31 742 308人。同时报告指出，人均护士比率仅为每10 000人57名护士。根据报告，沙特护士占护理劳动力的比例从2008年的29%提升至49%。然而其中只有14.9%受雇于最可能需要临床护理专家的三级转诊中心（MOH，2008，2016）。例如，作者估计沙特阿拉伯目前只有12名合格的肠造口治疗师（造口术、伤口和失禁护士）。

沙特阿拉伯的临床护理专家常与身患慢性病与复杂疾病的患者群体合作，如那些有造口、伤口、失禁、疼痛、慢性肾衰竭、感染控制和姑息治疗的患者。这些临床护理专家常见于专科中心，但在卫生部医院、全科诊所或社区医院中很少存在。他们致力于满足患者群体的需求，这与国际上报告的需求类似，包括护士主导的诊所。它们通常包括容易接触到知识渊博的关键专业人员，连续的专家护理与协调，获取基于证据的信息、标准和资源，以及多学科团队和跨组织的倡导。他们还参与其专业知识相关的教育、领导和研究（Hibbert等，2012）。

二、临床护理专家的定义

从官方角度来说，沙特阿拉伯目前尚未定义高级实践护士或临床护理专家的角色和工作范畴。从非官方角度，国际护士理事会的定义通常被引用：有硕士学位的护士，工作级别比注册护士高，并且有更多的责任和义务。因此，没有标准化或受保护的职称或说明。沙特卫生专业委员会（Saudi Commission for Health Specialties，SCFHS）在注册护士资格时为其分配与工作无关的职称，并未考虑角色、级别或执业范围。拥有学士学位的护士被称为"护士专家",拥有硕士学位的护士被称为"高级专家",拥有博士学位的护士被称为"护理顾问"。从非官方角度来说,临床护理专家或临床专家的职称已被用于职位描述中,以体现临床护士在专科或亚专科人群中的作用,其级别比科室护士更高,责任也更大。在本专业内具备更高水平的知识、技能和专业知识,利用循证实践、管理资源、维持护理标准和质量、教育他人,以及根据人群需求开发或整合服务的能力(Hibbert等,2012,2017;Kleinpell等,2014;SCFHS,2017)。

三、临床护理专家实践的概念化/模型化

虽然没有一个全国统一的临床护理专家模型,但 Hibbert 等(2012)讨论出了一个基于以患者为中心的整体护理、英国护士顾问的四个领域(专家临床实践、教育、研究和领导)和专科护士 - 医生协作的概念化模型。在这个模型中,拥有硕士学位的结直肠临床护理专家和结直肠外科医生,为实现以患者为中心的整体护理而努力。他们利用重叠的专业知识和技能,辅以各自不同的专业知识,尊重对方的专业意见,并以平等为基础进行决策(图 15-1)。临床护理专家可能会、也可能不会进行高水平工作,这取决于他们的资质、经验和医院赋予的权限。尽管缺乏全国统一的认可,但其所担任的角色与其他国家相当(Hibbert 等,2012)。

- **专家临床实践**:沙特阿拉伯的临床护理专家倾向于照顾患有慢性和复杂疾病的专科人群,在各种背景下提供以患者为中心的整体和个性化的护理。在急诊和护士主导的诊所,他们利用批判性思维和自主决策技能,评估、诊断、制订治疗计划和评估专科人群。他们参与直接护理、健康促进和疾病预防、康复与自我护理促进。他们擅长建立治疗关系、宣传、教育和咨询。他们往往是关键且可接触到的跨环境、跨专业医疗保健专家,因此会参与到护理协调中。

- **领导**:临床护理专家与多学科团队(multidisciplinary teams,MDT)、患者及其家属合作,确保在提供以患者为中心的护理时拥有良好的沟通和宣传。他们使用创新且高性价比的方法来寻找、获取和利用资源。他们基于循证实践来优化患者预后,并开发、维护和规范护理路径和指南。他们对护理的质量、安全和有效性负责,是变革管理的榜样。他们在评估患者的需求、发展和改造病患服务方面起着重要作

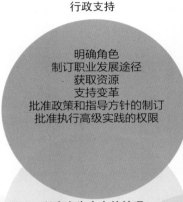

行政支持

明确角色
制订职业发展途径
获取资源
支持变革
批准政策和指导方针的制订
批准执行高级实践的权限

以患者为中心的护理

专业的护理知识和技能
患者权益维护
同情心，同理心，赋权
研究和循证实践
领导发展与变革
教育提供者
模范作用

专业的医疗知识和技能
欢迎合作
欢迎共同决策
营造公开辩论的氛围
赋能临床护理专家推动变革
推动职业发展

结直肠临床护理专家

结直肠外科医生

▲ 图 15-1 结直肠临床护理专家与外科医生合作护理的模型

用。他们需要了解他们的患者群体因组织、政治或经济变化而可能遭受的影响。

- **研究**：临床护理专家应参与新知识的开发和传播，并成为知识传播和证据实施的专家。

- **教育**：他们需要在护士的发展、临床监督和指导方面提供正式和非正式的教育。虽然并非国家标准，但一些医院已经制订了临床护理专家职业阶梯（图 15-2），以确保护士的工作范畴与其技能、经验和高等教育的发展相符。这种临床职业阶梯与模型（图 15-1）共同作用，于 2008 年首次在利雅得费萨尔国王专科医院和研究中心实施，用于护理结直肠疾病患者（Hibbert 等，2012，2017）。

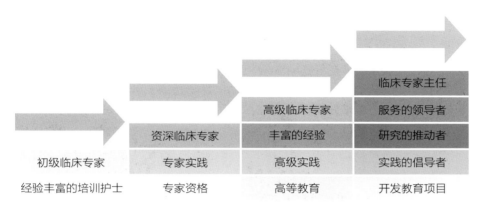

▲ 图 15-2 职业路径 - 临床分级阶梯

四、临床护理专家实践胜任力

目前没有评估临床医生能力的统一准则，因此每家医院都使用自己的评估方法。作者所在的大型三级转诊中心在所有新入职员工的入职培训中采用一种能力框架。此外，正在提升实践能力的护士还需要满足其角色所需的额外能力。由于缺乏高级实践护士，通常由同一领域的顾问医师担任临床监督员，并由资深的护士教育者和领导者提供护理意见。临床护理专家与他们的监督和管理人员负责确定特定角色所需的能力。能力经过在实践和教学的临床监督中培养，在这一过程中知识、技能、批判性思维、决策能力都会被正式评估。常见的能力评估适用于以护士为主导的诊所、侵入性或诊断程序、高级评估技能和开具处方。在通过权利委员会申请权利之前，临床护理专家和临床主管都需要在记录本上签字。对于有经验的高级实践护士，如果其已在医疗机构以外的地方执业，要接受权利委员会和临床主管对证书和权利的审查（Hibbert 等，2017）。

五、效果测评

对于临床护理专家而言，患者结局的测量并没有进行标准化，结果也没有在全国范围内共享。一些机构利用基于目标设定的指标对工作人员的绩效和评估进行审查，员工的期望通常是基于级别或等级的。生产力数据、患者安全和质量指标，如压力损伤、患者满意度、急诊就诊次数和住院时长都很常见，而成本效益则不太常见。以单元为基础的临床护理专家可能会发现根据单元的绩效很容易证明其影响力，而以人群为基础的临床护理专家则很难衡量其价值。作者所在机构的高级实践护士委员会最近设法在医院衡量患者满意度的标准中加入了以护士为主导的诊所，与医生诊所的满意度相比，它的满意度很高。作者和同事还在他们的电子档案中添加了几个专门针对患者的结局测量。生活质量评分与大便失禁、便秘、排便障碍、直肠低位前切除术后功能、造口术后周围皮肤状况一起进行测量。暂时没有结果数据。

六、临床护理专家的教育

目前，沙特阿拉伯没有为基于单元或基于人群的临床护理专家提供大学教育。有一所大学提供了高级实践护士的教育计划，但没有提供针对专业实践的高等教育。2010 年，沙特阿拉伯卫生专业委员会批准了第一个为期 12 个月的全日制培训计划（包含理论和临床实践），旨在为护士提供必要且先进的知识、技能和能力，以护理患有造口、伤口和失禁的患者、管理护士主导的诊所。该计划一直持续到 2016 年，当时只有 7 名护士毕业，沙特阿拉伯卫生专业委员会建议应考虑开设为期 24 个月的全日制高级课程。很遗憾，在职的外籍人员不能参与此类课程。沙特阿拉伯卫生专业委员会不承认任何形式的远程和网络学习，最近教育部也宣布非全日制教育不足以满足晋升条件。获得奖学金的沙特护士可前往美国、英国和澳大利亚等国家访学。这些国家可以通过多种途径培养临床护理专家和高级实践护士，而在沙特阿拉伯并没有国家法规、条例或高级实践护士的认证，因此很难形成具有统一标准且受保护的职称（Hibbert 和 Al-Dossari，2015；Hibbert 等，2017）。

七、资格认证：监管、法律和认证要求

目前在沙特阿拉伯并没有针对高级实践护士的法规或条例。因此，在认证或权利方面尚无官方立场。当地大学最近开发的高级护理实践项目，以及沙特阿拉伯卫生专业委员会对发展社区执业护士的支持，有望在国家层面引发关于资格、认证和权利的商讨。一些医院在岗位描述中指定所需的教育水平，包括专业证书。如果特定角色需要高级评估、侵入式操作或

开具处方，则可能需要临床护理专家接受临床监督并通过多学科委员会申请资格认证和待遇（Hibbert 等，2017）。

八、发展

"护理患者的同时为我们未来的高级实践护士奠定坚实基础"（Hibbert 等，2017）。

沙特阿拉伯政府的 2030 年愿景旨在提高健康意识和疾病预防，提高护理质量并提供更好的服务，优化卫生资源，减少专科治疗的等待时间。希望这将突出对受过高等教育、经验丰富和积极主动的护理专家担任临床护理专家角色的需求（Government of KSA，2018）。

（一）挑战

- 临床护理形象不佳。
- 临床实践中的沙特籍护士人数少。
- 缺乏满足人群需求的合格临床护理专家。
- 没有大学教育课程，没有职业发展。
- 没有国家认可的高级实践护士模型来满足需求和可用资源。
- 没有相关法规。
- 没有相关管理条例。
- 没有受保护的职称。
- 没有指导高级实践护士的临床学术结构。
- 缺乏对高级实践护士角色的认识和理解。
- 没有关于认证或权利的国家准则。

（二）机会

- 沙特阿拉伯政府的 2030 年愿景包括改善教育和医疗保健，表明护士需要在更高的实践水平上工作。
- 继续推进护理专业化，提升临床护理形象。
- 将沙特高级实践护士作为榜样。
- 理论上，沙特阿拉伯卫生专业委员会对高级实践护士提供支持。
- 设立沙特阿拉伯卫生专业委员会的高级文凭。
- 在利雅得设立第一个以大学为基础的高级实践护士项目。

九、临床护理专家实践的范例

2008 年，在沙特阿拉伯利雅得费萨尔国王专科医院和研究中心，一位硕士学位的临床护理专家开发了临床分级阶梯，以促进专业护理实践的发展（图 15-2）。在阶梯的顶端，结直肠临床护理专家为所有照顾结直肠疾病患者的专科护士提供指导。患者人群包括所有因结直肠手术入院、患有包括遗传性肿瘤在内的结直肠癌、药物治疗失败时患有炎症性肠病、有造口、在不需要手术时和饮食药物调整失败时有排便障碍和肠功能障碍的个体（Hibbert 等，2012，2017）。

在他们的调查、治疗和随访过程中，患者通常需要信息、教育、宣传、建议、咨询和护理协调。患有遗传性肿瘤的家庭还需要遗传咨询、家庭会议、病例追查、筛查和登记。造口患者在急性期接受护理，在护士主导的诊所对造口或造口周围皮肤并发症及相关主诉（便秘、高输出回肠造口术和造口旁疝）进行预防、评估、诊断和管理。临床护理专家在会诊期间会为肠外瘘患者提供专家建议，必要时他们也可以提供直接护理，这通常涉及对其他团队成员的教育和技能培养，与此同时，临床护理专家也是与伤口愈合、流出物控制、液体和电解质平衡、营养管理相关的关键专家（Hibbert 等，2015）。

排便障碍或肠功能障碍的患者可能会出现大便失禁、肠梗阻、药物治疗无效的便秘、无法缓解的肛门或直肠疼痛。这些病症的起源可能是先天性（神经源性病症、肛门闭锁、泄殖腔异常）、医源性（癌症的直肠切除和放射治疗、家族性息肉病或溃疡性结肠炎的直肠结肠切除术和回肠肛门袋、肛门手术）和外伤性（产科损伤、穿刺损伤）的。但它也可能具有与重大心理创伤相关的行为基础，包括但不限于性虐待（性虐待所导致的排便时由于耻骨直肠肌异常引起的协同障碍或骨盆门缺乏松弛）。其中一些情况的并发症可导致慢性盆底问题，如明显的盆底下降、直肠膨出、膀胱膨出、网膜膨出、小肠膨出、直肠套叠或直肠脱垂、孤立性直肠溃疡综合征、尿失禁或大便失禁。这些情况对生活质量具有重大的长期影响（Rao 和 Patcharatrakul，2016）。在治疗关系中，这些患者由临床护理专家提供整体照护。在大多数情况下通常无法治愈。目的是通过促进适应，以及改善健康的应对机制来减轻症状并提高生活质量。患者进行以下检查和评估。

- 深入、专业的病史和身体评估。
- 肛门直肠生理学和放射学检查。
- 生活方式评估，包括营养。
- 教育水平和教育需求及认知能力评估。
- 评估情绪、社会心理、性和精神问题。
- 通过提供信息和教育（解剖和身体功能，包括饮食、饮水、运动、药物和心理影响）进行患者授权、健康促进和行为改变。
- 改变饮食和药物。
- 盆底肌、肛门括约肌和腹外斜肌的练习（增强力量和耐力，改善直肠感觉和容量）。
- 建议和咨询，必要时转诊至精神科。
- 行为疗法和生物反馈的正强化。
- 必要时协助转诊（营养师、精神科医生、结直肠外科医生）（Hibbert 等，2012；Hibbert 和 Rafferty，2015）。

直到 2010 年，沙特阿拉伯才为排便障碍患者提供综合服务，在此之前，无法通过手术、医疗干预或物理治疗得到帮助的患者要么被留下来继续应对他们的慢性病，要么花巨大的费用被送到美国或英国进行治疗。2010 年，这名硕士学位的临床护理专家与结直肠外科医生取得了成功合作。在 2008—2010 年，临床护理专家前往国外的卓越中心学习以深入了解护理模式，以及在沙特阿拉伯建立卓越中心所需的基础设施和资源。临床护理专家还获得了知识和技能以期在发展服务、建立护士主导的诊所和肛门直肠生理实验室（包括采购最新的设备和医疗用品）中发挥作用。在沙特阿拉伯，由结直肠外科医生提供临床监督，评估临床护理专家在专科体格检查、病史采集，以及直肠、盆底检查和直肠镜检查方面的能力；获取和解释肛门直肠测压、阴部神经末梢运动潜伏期肌电图和直肠内超声的数据和诊断报告的能力，以及提供生物反馈的能力。此后，临床护理专家为该患者群体自主提供以护士为主导的服务，并根据需要使用临床监督程序（Hibbert 等，2012；Hibbert 和 Rafferty，2015）。

临床护理专家负责招募、培训更多的工作人员，包括一名高级实践临床护理专家和一名资深临床专家。调查和转诊标准循证指南的制订和实施改善了患者流程并实现了一站式患者体验。最近的证据表明，在阻塞性排便管理中每 1～4 周提供至少 6 个疗程的生物反馈是最佳的，这使得临床护理专家无法领导一个旨在减少等待时间并满足这些要求的性能改进项目。在前三个季度取得了积极结果，患者满意度良好（Cadeddu 等，2015；Hibbert 和 Rafferty，2015）。

自 2009 年以来，临床护理专家开发并指导了沙特肠造口治疗课程。该课程为专科护士提供理论知识和临床经验，不仅可以在专业内执业，还可以在其他机构中设立类似的服务。到目前为止，已在 3 个城市中的 5 个机构成功推行。临床护理专家以临床监督员的身份参与结直肠手术团队，并参与培养了超过 16 名的结直肠外科医生。这名临床护理专家还是一所医学院的外科高级讲师。

该临床护理专家参与护理和合作研究，并且是沙特结直肠癌筛查指南制订专家小组的成员。在专业范围内撰写了几篇出版物，并且被认为是组织、国家和国际层面的专家。是《沙特医学杂志》（*Saudi Medical Journal*）的编辑委员会成员，也是国家和国际协会的执行委员会成员。参与了一年一度的全国专业会议和公众宣传日。曾受邀在国内和国际上发表演讲。此外，还是一家全球慈善组织的教育委员会主席，该组织旨在为患有造口、伤口和失禁的患者提供循证护理。为此，她参与了国际教育的提供，以及网络研讨会、书籍和指南等教育资源的研发。

如前所述，针对该患者群体有几种特定的能力。

- 病史和体格检查（包括直肠和盆底）。
- 直肠镜检查。
- 护士主导的专科诊所（包括阅读和解释专科放射学和实验室报告）。
- 采集、编辑和报告肛门直肠测压和气球排出试验。
- 采集和报告阴部神经末梢运动潜伏期和肌电图。
- 直肠超声。
- 生物反馈。
- 非医生处方。

以下是该专业临床护理专家实践的典型成果。

- 改善获得医疗服务的机会。
- 提高患者的流程。

- 患者知情和授权。
- 症状减轻或改善。
- 适应和提高应对技巧。
- 提高患者满意度。
- 提高生活质量。
- 降低成本。
- 更好地利用结直肠手术服务。
- 提高公众意识。
- 增加家庭附近的专科服务和治疗。
- 提升临床护理形象。
- 推进护理实践。

结论

沙特阿拉伯尚未确定临床护理专家的作用、范围和实践水平。在"照顾患者，规划未来"方面，具有专业知识、技能和能力的护士正在填补空白。希望政府的 2030 年愿景和沙特护士的增加能够改善临床护理的形象，推动护理实践的进步。

参考文献

[1] Cadeddu F, Salis F, De Luca E, Ciangola I, Milito G (2015) Effciency of biofeedback plus transanal stimulation in the management of pelvic foor dyssynergia: a randomized controlled trail. Tech Coloproctol 19(6):333-338. https://doi.org/10.1007/s10151-015-1292-7.

[2] El-Sanabary N (1993) The education and contribution of women health care professionals in Saudi Arabia: the case of nursing. Social Sci Med 37(11):1331-1343.

[3] Government of KSA (2018) Vision 2030 Kingdom of Saudi Arabia. http://vision2030.gov.sa/en.

[4] Hibbert D, Al-Dossari RR (2015) Developing enterostomal therapy as a nursing specialty in Saudi Arabia: which model fts best? Gastrointest Nurs 13(3):41-48. https://doi.org/10.12968/gasn.2015.13.3.41.

[5] Hibbert D, Rafferty L (2015) The development of nurse-led bowel dysfunction clinics in Saudi Arabia: against all odds. Gastrointest Nurs 13(5):33-40. https://doi.org/10.12968/gasn.2015.13.5.33.

[6] Hibbert D, Al-Sanea NA, Balens JA (2012) Perspectives on specialist nursing in Saudi Arabia: a national model for success. Ann Saudi Med 32(1):78-85. https://doi.org/10.5144/0256-4947.2012.78.

[7] Hibbert D, Aboshaiqah AE, Sienko KA, Forestell D, Harb AW, Yousuf SA, Kelley PW, Brennan PF, Serrant L, Leary A (2017) Advancing nursing practice: the emergence of the role of advanced practice nurse in Saudi Arabia. Ann Saudi Med 37(1):72-78. https://doi.org/10.5144/0256-4947.2017.72.

[8] Kleinpell R, Scanlon A, Hibbert D, Ganz F, East L, Fraser D, Wong F, Beauchesne M (2014) Addressing issues impacting advanced nursing practice worldwide. OJIN 19(2):5. https://doi.org/10.3912/OJIN.Vol19No02Man05.

[9] Ministry of Health (2008) Kingdom of Saudi Arabia: statistical year book. www.moh.gov.sa.

[10] Ministry of Health (2016) Kingdom of Saudi Arabia: statistical year book. www.moh.gov.sa.

[11] Rao SC, Patcharatrakul T (2016) Diagnosis and treatment of dyssynergic defeaction. J Neurogastroenetrol Motil 22(3):423-435. https://doi.org/10.5056/jnm16060.

[12] Saudi Commission for Health Specialties (2017) The executive regulations for professional classifcation and registration for health practitioners. Saudi Arabia. www.scfhs.org.sa.

第五篇　非洲与大洋洲

Africa and Oceania

第 16 章 尼日利亚临床护理专家的角色与实践

The Role and Practice of Clinical Nurse Specialist in Nigeria

Chidiebele Constance Obichi　John Emenike Anieche　Eunice Ogonna
Osuala　Ukamaka Marian Oruche　著

摘　要

尽管临床护理专家在美国被公认为专业从业者已有 50 年，但尼日利亚仍然缺乏临床护理专家角色体系。尼日利亚通过联邦政府、州政府和私营机构这三种途径为护士提供专业教育和培训。接受过研究生教育的护士应充分实践其所受教育和培训。此外，在传染病治疗，以及生殖、孕产妇、新生儿和儿童保健方面扩大业务的护士也应得到适当认可。本章探讨了在尼日利亚发展临床护理专家角色所面临的挑战，以及通过对护士的专业教育和培训，临床护理专家角色在尼日利亚的发展情况。无论教育途径、背景或专业如何，尼日利亚护士在没有接受过正规硕士教育的情况下可能已经获得了许多临床护理专家所需的核心能力。因此，尼日利亚早就应该对其发展认可，并在法律上将临床护理专家的角色和实践纳入尼日利亚卫生系统各级护士的职业结构中。

关键词

尼日利亚，专科护士，临床护理专家，高级护理实践，护理教育，助产士

一、临床护理专家

尽管临床护理专家在美国被公认为专业从业者已有 50 年（National Association of Clinical Nurse Specialists，2004；Hamric 等，2009），但尼日利亚仍然缺乏临床护理专家角色体系。临床护理专家是美国四个高级实践护士角色之一，其演变是由于社会需要解决患者对专科急症护理的需求日益增加，并增加患者在初级护理诊所获得优质和可负担护理的机会（Gordon 等，2012；Dunn，1997）。

根据全国临床护理专家协会的规定，临床护理专家是具有研究生学位或专业认定程序研究生证书的注册护士，是在疾病诊断和治疗方面提供循证护理干预和推进护理实践和改善患者结局的临床专家，同时也可以成为拥有处方权的独立执业者（National Association of Clinical Nurse Specialists，2004）。临床护理专家的专业可以由人群（儿科、老年病学、女性健康）、地点（重症监护、急诊室）、疾病或医学亚专业（糖尿病、肿瘤学）、护理类型（精神、康复）或问题类型（如疼痛、伤口、压力）来进行定义（National Association of Clinical Nurse Specialists，2004）。

二、尼日利亚护理教育培训简史

尼日利亚的护理教育以大学为基础或以医院为基础（学徒制），主要由联邦和州政府、私营机构（传教士和个人组织）提供。大多数尼日利亚护士是通过始于 1949 年的以医院为基础的护理项目接受的教育。这些项目是在医院环境下提供一般护理或基础护理教育及培训。此外，尼日利亚医院不授予资格证书，毕业生会获得更高的国家文凭证书，并在毕业时获得注册和许可。其中，大多数的注册护士都在急诊医院和社区卫生中心工作（Ayandiran 等，2013；University of Nigeria Teaching Hospital，2018；Agbedia，2012）。

1965 年，经国家大学委员会（National Universities Commission，NUC）和尼日利亚护理与助产士委员会（Nursing and Midwifery Council of Nigeria，N&MCN）批准，尼日利亚开始培养具有护理学学士学位（Bachelor of Nursing Science，BNSc）的护士。然而，这些本科毕业生很少。因此，联邦政府于 1999 年批准了私立学士学位护理课程，以增加护理学学士学位护士的数量（Ojo 和 Onasoga，2009）。所有毕业生获得尼日利亚护理与助产士委员会的专业注册和许可后，可在医院和社区（如学校、保健中心和制造业）工作（Ayandiran 等，2013；University of Nigeria Teaching Hospital，2018；Agbedia，2012）。这些护士的职责包括以下方面。

- 利用护理程序提供护理。
- 帮助患者应对住院期间所经历的生理和环境变化。
- 与医疗团队合作，确保安全并实施护理干预。
- 开展和参与旨在改善患者护理和护理专业发展的研究。
- 参与有效预算和审计。
- 参与循证护理实践。
- 参与临床服务部的结构设计，以实现高效和优质的护理（University of Nigeria Teaching Hospital，2018）。

继发展中国家卫生人力严重短缺的报告之后，WHO 2008 年建议采取"任务转移"的公共卫生策略来应对获得性免疫缺陷综合征流行，增加卫生服务的可及性，同时加强卫生人力资源不足的国家的整体卫生系统。其目标是使护士、助产士等卫生保健工作者能够根据国家卫生系统所有级别扩大的实践范围提供护理，并允许在卫生保健工作者中创造新的角色。2014 年，尼日利亚国家卫生委员会（Federal Ministry of Health，2018）批准并实施任务转移政策，特别是在农村和人员不足地区（Federal Ministry of Health，2014）。任务转移 II 型是"扩大护士和助产士的执业范围，使他们能够承担以前由医生和非医师的临床医生（在高收入和低收入国家都有没有受过医师培训，但具备比普通护士更多诊断和临床技能的卫生保健人员）承担的部分任务"（Federal Ministry of Health，2014）。从医生到护士的任务转移模式增强了护士作为获得性免疫缺陷综合征患者主要医疗保健提供者的作用。该模型已成功用于治疗尼日利亚（Iwu 和 Holzemer，2014；Iwu 等，2010）、南非（Sanne 等，2010）和卢旺达（Shumbusho 等，2009）的获得性免疫缺陷综合征患者，并降低了埃塞俄比亚孕产妇和胎儿的死亡率和发病率（Gessessew 等，2011）。

三、尼日利亚临床护理专家的角色和实践方式

目前有三类护理教育和培训途径为尼日利亚临床护理专家的角色和

实践发展提供了平台，包括以医院为基础的途径（National Association of Clinical Nurse Specialists，2004）、以大学为基础的途径（Hamric 等，2009）和任务转移途径（Gordon 等，2012）。

（一）以医院为基础的途径

基于医院的普通或基础护理文凭是一个为期 3 年的计划，是获得专业护理教育和培训的第一步。经过 1～2 年的临床经历，即为期 12～24 个月的基础专业培训（post-basic specialized training，PBST）之后，注册护士专注于一个特定的护理领域（大多数人选择助产）。为了获得进一步的专业教育，注册护士可以在他们选择的专科中获得多项认证（University of Nigeria Teaching Hospital，2018；Agbedia，2012）。完成 PBST 后，毕业生将获得 N&MCN 的认证、注册和许可，可在其专业领域执业，包括重症监护、助产、烧伤和整形、儿科、急救护理、眼科、骨科、肾脏内科、心理和精神健康、围术期、肿瘤、社区健康护理，以及麻醉方向。研究表明，PBST 护士对尼日利亚卫生系统产生了积极的影响，包括提高患者满意度、减少医疗并发症、减少急诊率和死亡率、改善疼痛管理、减少住院时间和患者费用（Ojo 和 Onasoga，2009）。

尽管大多数尼日利亚护士都接受过以医院为基础的培训，但在这种形式的教育培训缺乏自由教育、创造力、责任感、独立的临床决策、对护理过程的理解和恰当应用、循证护理和高级护理实践技能的内容（Agbedia，2012；Ojo 和 Onasoga，2009）。因此，完成 PBST 的 RN 可能会参加以大学为基础的 4 年制课程（也称为直接入学）来获得 BNSc 学位。总的来说，以医院为基础的途径，护士至少需要 8 年的时间才能获得 RN 执照（3 年）、护理专科证书（1 年）和护理 BNSc 学位（4 年）。因此，可以说"由于文凭课程和学士学位课程之间教育的不必要重叠，尼日利亚护士接受了过度培训"。这一结果导致许多 PBST 护士进入大学阶段的进度很慢（Agbedia，2012），因此，他们的专科教育和培训并不是在研究生阶段获得的。然而，凭借至少 8 年的培训和多年的临床经验，这些护士可能会从事其专科之外的护理工作，尤其是在该国农村和医疗服务不足的地区。

（二）以大学为基础的途径

如果要在研究生阶段接受以大学为基础的专业教育和培训（PhD），那么护士必须首先完成 5 年的 BNSc 课程。在完成 BNSc 课程后，他们将由

N&MCN 注册为"普通"护士、注册助产士（registered midwives，RM）或注册公共卫生护士（registered public health nurses，RPHN）。下一步是从护理专科中取得硕士学位，如妇幼保健、内外科、心理健康和精神病学、行政管理、护理教育和社区卫生护理。完成硕士或博士课程后，毕业生将有能力在各级医疗保健和教育机构从事临床、行政和管理、教育和研究工作，还可以从事企业组织和其他相关机构的工作（University of Nigeria Teaching Hospital，2018）。尽管硕士护士应充分发挥其教育和培训的作用，但由于尼日利亚没有设置高级临床实践角色，也没有国家层面的组织架构和指南来促进临床护理实践的提升，因此他们大多数从事科研工作（Chiegboka，2015）。

（三）任务转移途径

任务转移是指在适当的情况下重新分配特定的工作任务，将高素质医务人员的工作分配给经过短时间培训和缺少资质的医务人员，以便更有效地利用可及的医疗人力资源（Federal Ministry of Health，2018）。目前，尼日利亚护士和助产士的工作已扩展到治疗 HIV 感染、生殖、孕产妇、新生儿和儿童照护方面（Federal Ministry of Health，2014），包括以下内容。

- 提供早期男婴的包皮环切术。
- 修复宫颈裂伤和复杂的阴道裂伤。
- 评估患者开始抗逆转录病毒治疗（antiretroviral therapy，ART）的准备情况。
- 处理严重的妊娠和分娩并发症 [贫血、先兆子痫、子痫、疟疾胎儿畸形、产程延长和（或）难产、高血压、出血和感染]。
- 开具抗逆转录病毒（antiretroviral，ARV）处方并转介到药房。
- 诊断严重的 HIV 疾病并确认 HIV 感染。

此外，研究表明在尼日利亚，任务转移给护士和助产士可将患者的等待时间减少 62%，将医生工作量减少 41%（Iwu 等，2010；Udegboka 和 Moses，2009），提高了护士的工作满意度，并可收治更多的 HIV 患者（Iwu 和 Holzemer，2014）。

尽管任务转移在尼日利亚处于实施的早期阶段，但医疗和护理监管机构计划规范相关护士的招聘、培训和评估标准，以评价其对卫生系统的积极影响。同样重要的是，这些机构应该为相关护士培训和继续教育

（Hamric 等，2009）开发（National Association of Clinical Nurse Specialists，2004）标准的符合情境的课程（Iwasiw 等，2008），在目前的医疗背景下明确界定临床护理专家的角色和实践范畴（Gordon 等，2012）、能力和即时转诊医师的指南（National Association of Clinical Nurse Specialists，2004）。同时，相关护士执业时应该定期接受医师和非医师的临床医生的支持性督查临床指导，而相关机构（Gordon 等，2012）应该系统收集有关任务转移模型实施的规划信息（Federal Ministry of Health，2018）。

四、未来：挑战与机遇

根据 Ayandiran 等的观点，尼日利亚迫切需要有接受过高等教育的护士来提高临床护士的批判性思维和促进循证护理实践（Ayandiran 等，2013）。临床护理专家实践的特点是将循证实践融入医疗保健、护理方案的制订和护理干预措施的创新，以及引领和培训护士（Gordon 等，2012）。高等教育对于推进临床护理专家的核心能力至关重要。根据 Sun 和 Larson（2015）的观点，接受过研究生教育的学者加入可以实现将研究转化为临床护理的循证实践。西非护理学院（Fellows of West African College of Nursing，FWACN）（Madubuko，n.d.）的研究员在 2008 年提议在西非局部区域发展高级实践护士角色。然而，自提出该议案以来，并没有取得太多进展。

发展高级实践角色的障碍包括护士和医生之间的职业竞争，以及对失去收入的恐惧。一项研究（Ugochukwu 等，n.d.）探讨了 24 名护士对阻碍尼日利亚东南部五个州高级实践护士角色发展因素的看法，其中首席护理官员（参与者）表示，"医生认为护士将接管他们的工作或取代他们"。另一个障碍来自于医生对护士不道德行为、较低医疗质量和管理、滥用职权的担忧。还有一个障碍来自医疗组织，理由是由于护士没有得到足够的培训来适应扩大后的工作职责，高级护理实践会对医疗组织在非洲的效果产生负面影响。其他障碍则包括有限的资源，以及培训、指导、支持和督导这个扩展角色的成本（Madubuko，n.d.；Ugochukwu 等，n.d.；Oloo，2003；Mullan 和 Frehywot，2007；Dovlo，2004；The Nigerian Medical Association，2005）。

此外，非洲护理和助产研究中最缺乏的研究之一就是以临床为重点的研究（Sun 和 Larson，2015）。在尼日利亚，大多数拥有护理研究生学历的护士更愿意从事科研工作。因此，护理教师比临床护士开展的研究更多，而临床研究的缺乏与临床缺少硕士和博士教育的护士有关。值得注意的是，少数在医院为患者提供直接护理并同时获得硕士学位的护士尽管拥有高级护理学位，并且直接为患者提供护理，但既没有得到专业发展的认可，也没有得到用人单位的奖励。研究表明，阻碍护士在卫生机构开展科研的障碍包括对研究重点缺乏了解，人员不足，缺乏经验丰富的护理研究人员、组织支持和资金，缺乏护理研究指导者，缺乏研究成果传播的引领（Ayandiran 等，2013）。

结论

无论培训途径、背景或专业如何，尼日利亚早就应该在卫生系统各级护士的职业结构中发展、认可、合法设立临床护理专家角色并开展实践。尼日利亚的护士和助产士可能在没有接受正规硕士教育的情况下就已获得临床护理专家的核心能力。因此，N&MCN 应与专业护理协会 [尼日利亚护士和助产士协会（National Association for Nigerian Nurses and Midwives，NANNM），北美尼日利亚护士协会（National Association of Nigerian Nurses in North America，NANNNA）]、其他护理专业协会和其他所有相关者合作，推动在政策层面上认可高等学历护士的临床工作，给予适当的薪水，建立临床护理专家的角色和实践标准，并开发包括专科的临床实习和指导的临床护理专家的硕士教育课程。

参考文献

[1] Agbedia C (2012) Re-envisioning nursing education and practice in Nigeria for the 21st century. Open J Nurs 2(3):226-230.

[2] Ayandiran EO, Irinoye OO, Faronbi JO, Mtshali NG (2013) Education reforms in Nigeria: how responsive is the nursing profession? Int J Nurs Educ Scholarsh 10(1):11-19.

[3] Chiegboka I (2015) Establishing a national framework and guidelines for professional development and recognition programme in Nigeria as a necessity for nursing clinical excellence. West Afr J Nurs [serial on the Internet] [cited May 18, 2018]; 26(1): 82-87.

[4] Dovlo D (2004) Using mid-level cadres as substitutes for internationally mobile health professionals in Africa. A desk review. Human Resources for Health [serial on the Internet]

[cited May 18, 2018]; 27-12.

[5] Dunn L (1997) A literature review of advanced clinical nursing practice in the United States of America. J Adv Nurs [serial on the Internet]. [cited May 14, 2018]; 25(4): 814-819.

[6] Federal Ministry of Health (2014) Task-shifting and task-sharing policy for essential health care services in Nigeria. http://www.health.gov.ng/doc/TSTS.pdf.

[7] Federal Ministry of Health (2018) FG, partners to scale up family planning access. http://www.health.gov.ng/index.php/component/content/article/78-featured/465-fg-partners-to-scale-upfamily-planning-access.

[8] Gessessew A, Barnabas G, Prata N, Weidert K (2011) Task shifting and sharing in Tigray, Ethiopia, to achieve comprehensive emergency obstetric care. Int J Gynecol Obstet [serial on the Internet] [cited May 18, 2018]; 113(1): 28-31.

[9] Gordon JM, Lorilla JD, Lehman CA (2012) The role of the clinical nurse specialist in the future of health care in the United States. Periop Nurs Clin 7(3):343-353.

[10] Hamric AB, Spross JA, Hanson CM (2009) Advanced practice nursing: an integrative approach. Saunders Elsevier, St. Louis.

[11] Iwasiw C, Goldenberg D, Andrusyszyn MA (2008) Curriculum development in nursing education. Jones & Bartlett Publishers.

[12] Iwu EN, Holzemer WL (2014) Task shifting of HIV management from doctors to nurses in Africa: clinical outcomes and evidence on nurse self-effcacy and job satisfaction. AIDS Care 26(1):42-52.

[13] Iwu E, Ezebuihe I, Caroline O, Umaru E, Gomwalk A, Moen M, Riel R, Johnson J (2010) Task shifting-a strategic response to human resource for health crisis: qualitative evaluation of hospital-based HIV clinics in North Central Nigeria. International AIDS Conference, Vienna.

[14] Madubuko G (n.d.) Nurse practitioner/advanced nursing practice development in West Africa: a proposal. https://international.aanp.org/Content/docs/WestAfrica.pdf.

[15] Mullan F, Frehywot S (2007) Non-physician clinicians in 47 sub-Saharan African countries. Lancet [serial on the Internet] [cited May 18, 2018]; 370(9605): 2158-2163.

[16] National Association of Clinical Nurse Specialists (2004) Statement on clinical nurse specialist practice and education. NACNS.

[17] Ojo AA, Onasoga OA (2009) In: Current trends & issues in nursing in Nigeria pri RoyalBird ventures Ltd., Mushin, Lagos.

[18] Oloo A (2003) Upgrade skills in health care. The East African. http://www.nationaudio.com/News/DailyNation/09112003/Letters/Letters1.html.

[19] Sanne I, Orrell C, Fox M, Conradie F, Ive P, Orrell C, et al (2010) Nurse versus doctor management of HIV-infected patients receiving antiretroviral therapy (CIPRA-SA): a randomised non-inferiority trial. Lancet [serial on the Internet] [cited May 18, 2018]; 376 North American Edition (9734): 33-40.

[20] Shumbusho F, van Griensven J, Lowrance D, Turate I, Weaver M, Binagwaho A, et al (2009) Task shifting for scale-up of HIV care: evaluation of nurse-centered antiretroviral treatment at rural health centers in Rwanda. PLoS Med [serial on the Internet] [cited May 18, 2018]; 6(10): e1000163.

[21] Sun C, Larson E (2015) Clinical nursing and midwifery research in African countries: a scoping review. Int J Nurs Stud [serial on the Internet] [cited May 18, 2018]; 52(5): 1011-1016.

[22] The Nigerian Medical Association (2005) Communique issued at the end of the meeting of the National Executive Council of the Nigerian Medical Association held from 26-28 August,

2005 in Maiduguri, Borno State. http://www.nigeriannma.org.

[23] Udegboka N, Moses JH (2009) Reduction of client waiting time through task shifting in northern Nigeria. International AIDS conference on HIV pathogenesis, treatment and prevention, Cape Town.

[24] Ugochukwu CG, Nnabuenyi AI, Ndubuka C (n.d.) Advanced Practice Nursing challenges in developing countries: perception of nurses in selected health care facilities in SouthEast Nigeria. http://www.commonwealthnurses.org/conference2014/Documents/ChikaUgochukwu. pdf.

[25] University of Nigeria Teaching Hospital (2018) Specialized education and training. http:// www.unthenugu.com.ng/education_training.html.

[26] World Health Organization (WHO) (2008) Task shifting: rational redistribution of tasks among health workforce teams: global recommendations and guidelines. WHO, Geneva. TTR-Task Shifting.pdf. Accessed 11 May 2014.

第17章　澳大利亚临床护理专家的角色与实践

The Role and Practice of CNS in Australia

Dale Pugh　Elizabeth Scruth　著

摘　要

在澳大利亚，仅有某些州和地区设有临床护理专家角色。尽管临床护理专家的角色由注册护士担任，但该角色本身不受澳大利亚护理和助产委员会的监管。这意味着该"头衔"不受国家法律保护，尽管护士执业职称受保护。用人单位制订的就业奖励和工作职责描述中阐明了角色和实践范围。虽然不是所有州和地区都有临床护理专家，但是其他高级实践角色提供类似和水平相当的"专家"护理和助产护理，包括临床护理顾问角色。临床护理顾问角色也不受澳大利亚护理和助产委员会的监管。在某些州，临床护理专家负责直接护理患者，而在其他区域临床护理专家承担专家咨询和支持的角色。对多个临床护理专家角色的综述揭示了职位描述中所述的对临床专业领域的高级、专家性和专业知识的需求。并非所有地区都要求具备高等学历的护士才能成为临床护理专家。本章介绍的职位实践范畴大致包括了用于评估、计划、组织、实施、评价的高级和专业的最佳实践临床技能。其他关键要素包括对患者和家属的教育、对其他护士和同事的教育，以及基于研究、政策评估和宣传来参与循证实践的发展。

关键词

澳大利亚，临床护理专家，临床护理顾问，高级实践，执业护士，护理，助产

一、临床护理专家角色和实践的简史

（一）历史回顾

澳大利亚临床护理专家是随着护理行业新职位和明晰职业阶梯的职业结构改革，于 20 世纪 80 年代后期出现（Health Department of WA）。本章将介绍澳大利亚护士协会和医疗保健系统，详细阐述临床护理专家的历史，以及根据高级护理实践的不同背景探讨临床护理专家角色的定义。该角色的概念将从主要职责、职责范围、实践领域、教育要求和所需要的能力等几个方面阐述。通过多个岗位的实例来呈现上述内容。最近发表的一份关于高级实践护士的白皮书，进一步区别临床护理专家角色与其他高级实践护士角色（Australian College of Nursing，n.d.）。

澳大利亚由 6 个州和 2 个领地组成，人口约 2400 万。广袤的土地意味着平均每平方公里仅有 2 人，大多数人口居住在沿海地区（Australian Government，n.d.）。澳大利亚的医疗保健系统和医疗费用的构成是复杂的。医疗费用由各级政府、非政府组织、私人健康保险公司、个人支付尚未完全被补贴或报销的费用共同分担（Australian Government Department of Health）。澳大利亚的医疗保健系统由公立和私立提供者、机构、参与者及相关流程构成（Australian Institute Health and Welfare，2016）。联邦、州、地区和地方政府共同承担医疗保健系统的发展、运转和管理。澳大利亚政府的资助包括一项全民公共健康保险计划。该计划于 1984 年推出，旨在提供免费或补贴公立医院服务和卫生专业人员（包括医疗实践人员）的治疗。医疗保险制度延伸到医院护理、医疗和药物等三个领域。医疗保健服务根据《国家医疗保健协议》（*National Healthcare Agreement*）获得资金，但主要由各州负担（Australian Institute Health and Welfare，2016）。医疗保健机构和设施位于大都市、郊区、农村和偏远地区。与上述背景环境相对应，医院的规模和能力也有所不同，从提供全方位服务的大型三级医院，包括规模和医疗服务范畴不断缩小的儿科和产科医院，到地区医院和卫生服务站，其中通常为患者提供综合服务，再到有或没有执业医生的小型乡村医院，乃至单一的护士机构。私立机构包括私立医院、联合医疗机构、医疗机构和药房（Australian Institute Health and Welfare，2016）。选择私立医院就诊的个人可以申请私人健康保险，以全额或部分支付医疗费用

（Private healthcare Australia，n.d.）。获得私人健康保险的个人可能有资格获得返还部分费用（Australian Government Department of Health）。当前突显的一个问题是个人选择不购买保险或取消保单给公共卫生服务带来了较大的压力（Lannin，2019）。

医疗保健和资金方面的最新发展始于2013年的国家残疾保险计划（NDIS，n.d.）的实施。NDIS是一项重大改革，旨在通过保险计划提供对残疾人的支持（Buckmaster和Clark，2018）。NDIS由联邦、州和地区政府资助（Buckmaster，n.d.）。NDIS计划将资金用于"胜任力建立"的护理支持服务，包括由护士进行培训以促进个体独立和协助个体居家生活的护理服务（NDIS）。

（二）澳大利亚的护理

澳大利亚的护理历史悠久，殖民时代的早期护理实践与大英帝国类似（Grehan，2004）。在接下来的几十年中，出现了许多护理的关键性里程碑。1868年，一群"Nightingale"护士来到悉尼医院工作，这成为护士培训的起源（Grehan，2004）。护士注册于1901年首次引入塔斯马尼亚岛，到1920年，其余各州也相继引入（Grehan，2004）。以医院为基础的培训一直持续到将护士培训转交到第三方。这项工作始于1984年，并于20世纪90年代初至中期完成（Australian Government Department of Health，n.d.–a，n.d.–b）。1992年，澳大利亚和新西兰签署了相互认可协议，进一步扩展到各州和新西兰之间的相互认可（Council of Australian Governments，n.d.），允许护士更自由地在澳大利亚或新西兰工作，而无须再申请单独国家的个人注册。2000年，首批两名执业护士开始在澳大利亚从业（Australian College Nurse Practitioners，n.d.）。2010年的国家法律和注册制度使得护士跨州和地区的流动变得容易（Australian Health Practitioners Regulatory Authority，2009）。

澳大利亚各州和地区的各种临床环境都提供护理和助产服务。2010年开始，澳大利亚的护理实践受到国家注册系统的监管（Duffield等，2011）。护理实践需符合《2009年健康从业者监管国家法律法案》（*Health Practitioners Regulation National Law Act 2009*）（Australian Health Practitioners Regulatory Authority，2009）。澳大利亚护士可以注册为新护士、注册护士、执业护士和助产士，从2000年开始，注册为助产士可以直接进入助产课程的学习，不再需要先成为注册护士。截至 2019 年 9 月 30 日的注册数据显示，注册护士 301 069 名，同时注册护士和助产士 25 889 名，执业护士 1904 名（Nursing and Midwifery Board of Australia，n.d.）。各州和地区颁发的行业或就业文件界定了护理和助产士职位的实践范围和相关水平。该文件被定义为"一个定义了特定职业（护理或者行业）的最低就业状态的全面的行业协议"（Roche 等，2013）。

（三）临床护理专家角色的历史

在 20 世纪 80 年代后期，临床护理专家的角色首次出现在澳大利亚，职业框架的发展在各个州的就业文件中都有体现，如 1986 年新南威尔士州护士文件（Duffield 等，1995）。在西澳大利亚，职业框架提供了管理、临床、教育和研究等四个护理实践方向。每个护士可以在四个方向深入发展并成为专业。每个方向可以区分不同层次，从低到高表示知识、技能水平和实践范围的提升。例如，在西澳大利亚州，1 级指注册护士，2 级指临床护士、教学护士或片区管理者，3 级指临床护理专家或护士长（Health Department of WA，1990）。虽然实践临床护理专家这一职位的各个州或地区的职业框架不同，但都发挥了相应的作用，其中南澳大利亚州这个职位被称为临床护理顾问（clinical nurse consultants，CNC）（Dunn 等，2006）。多年来，虽然角色和名称发生着变化，但职业框架为临床方向的晋升提供了机会，而不仅仅局限在管理或教育方向的发展（Appel 等，1996）。

二、临床护理专家的定义

（一）高级护理实践

早在 2002 年，人们就已经认识到关于高级实践护士角色没有定义或概况的问题。随着许多学者和专业护理组织研究和课程的发展，高级实践护士的岗位认知也发生着变化。澳大利亚护理和助产委员会将高级护理实践定义为一种融合了专业领导、教育、研究和系统支持的护理实践。实践应该包括相关专业知识、评判性思维、复杂的决策和自主实践，并且是有效和安全的。高级实践护士可以在全科或专科环境中工作，他们有责任和义务管理有复杂医疗保健需求的人（NMBA，2020）。

2019 年，澳大利亚顶级护理机构澳大利亚护理学院（Australian College of Nursing，ACN）发布了关于高级护理实践（ACN，n.d.）的白皮书。在参考了三篇高水平的护理文献后（Gardner 等，2016，2017a 和 b；CAN，n.d.：6），该文件将高级护理实践定义为"在注册护士实践范围内充分体现经验、教育和知识的实践"。它既不是一个名称，也不是一个角色，它是一种临床实践级别，涉及临床、卫生系统、教育和护理研究领域的知识和技能的认知和实践整合。在此级别执业的护士是护理和保健领域的领导者。高级护理实践是通过硕士水平的教育实现的。ACN进一步将护理专家定义为"具有研究生教育和专业领域实践的临床医务人员"（ACN，n.d.：16）。

澳大利亚已经确定了为护理和助产设立的高级护理实践职位。这些职位包括执业护士、临床护理顾问、临床护理协调员、护理临床实践顾问、临床护士和临床护理专家（Gardner 等，2016）。这些角色的实践范围，除了执业护士职位由法律定义和保护外，其他的职位尽管名称不同，但有相似之处。在某些职位中，可能有不同的职位级别和对应的不同薪酬（Roche 等，2013）。

（二）临床护理专家

不是所有州和地区都有临床护理专家的职位，但都有高级护理实践的职位（Gardner 等，2016）。临床护理专家的职位一部分是由州或地区的就业文件定义（Duffield 等，2011），然后再由雇用临床护理专家的卫生服务部门进行详细说明，并反映在相应的工作说明中。因此，澳大利亚不存在对临床护理专家角色的统一定义，许多具体准确性的描述可以呈现这个角色。

在新南威尔士州（New South Wales，NSW），临床护理专家或临床助产专家（1级）的职位被定义为能针对特定实践领域、特定人群或特定服务领域，应用高水平临床护理知识、经验和技能提供复杂护理或助产服务方面的护理，并且接受直接督导程度最低的注册护士或助产士。1级临床护理专家至少具有注册后资格，并且获得此认证后至少在相应的临床领域工作12个月，或具有4年的注册护士工作经验，其中3年是在指定的临床领域。2级临床护理专家，具有注册后认证，并且至少在相应临床领域工作3年。新南威尔士州的临床护理专家在提供需要高级临床技能的复杂护理方面具有更大的决策自主权、更丰富的专业知识和更强的判断力（NSW Government，2017）。值得注意的是，新南威尔士州的临床护理专家的职位与美国临床护理专家的职位不同（Duffield 等，2011）。

在维多利亚州（Victoria，VIC），该州企业谈判协议（Enterprise

Bargaining Agreement，EBA）中对一所三级医院中临床护理专家的角色描述进行了定义。临床护理专家是其专业领域的临床专家，承担着支持服务的提供，以及自我和他人专业发展的职责（Royal Children's Hospital Melbourne，2016）。

昆士兰注册护士/助产士分类框架没有规定临床护理专家的职位，相反，这个州雇用临床护理顾问。临床护理顾问负责协调专科的临床实践（Queensland Government Queensland Health，n.d.）。其他地方也雇佣临床护理顾问，包括新南威尔士州（Fry 等，2012）、西澳大利亚州、维多利亚州（Victorian Government，2016—2020）、塔斯马尼亚州（Tasmanian Government，2018）、澳大利亚北领地，以及澳大利亚首都领地。临床护理专家被认为是一种高级实践角色。有人认为临床护理顾问的角色与美国临床护理专家的角色"显著相似"（Elsom 等，2006），也有其他一些作者认为其是"相当"于英国和美国的临床护理专家角色（Elsom 等，2006；Roche 等，2013）。临床护理顾问和临床护理专家的相似性在西澳大利亚州中并不适宜，后者角色不同。临床护理专家为同一地点的患者群体提供专家服务，如重症监护或外科病房，而临床护理顾问为患者群体提供专业领域的咨询，如伤口管理或疼痛管理。

在相关文献中，与澳大利亚高级实践相关的一个主题是职位和角色头衔的模糊性（Duffield 等，1995），以及定义角色的困难（Dunn 等，2006）。从表 17-1 和表 17-2 的内容明显可以看出，对于那些具有临床护理专家职位的州和地区，其定义存在差异。

三、临床护理专家实践的概念和模型

澳大利亚对临床护理专家实践的概念或模型进行的研究不多，但有限的研究概述了临床护理专家的作用，以及分析了其角色属性和实践范围（Duffield 等，1995；Appel 等，1996；Dunn 等，2006；Gardner 等，2016）。这项研究的局限性在于，它不是最近进行的，而且大多数研究都是在新南威尔士州一个州进行的（Duffield 等，1994，1995；Appel 等，1996；Luck 等，2015）。由于各州和地区有不同的高级护理实践模式，其中可能不包括临床护理专家的作用，因此在澳大利亚背景下，临床护理专家的作用概念化有一些困难。

表 17-1　临床护理专家职位定义域在不同州和地区的总结（1）

	西澳大利亚州	澳大利亚北领地	昆士兰州	新南威尔士州
按照职业文件定义临床护理专家	• 文件中未注明，但大多数临床护理专家归类为高级注册护士3级（如果他们提供一个全国性的服务是高级注册护士4级） • 负责扩展的专业实践角色，这可能包括但不限于下列出的标准 • 作为卫生专业人员的组长/协调员内多学科的多学科作用 • 行政区域内多学科病房/单元的临床/专业责任，提供复杂或三级服务 • 扩大临床实践和（或）管理/领导管理的作用 • 使用高级问题解决策略，影响、管理和协调患者护理。高于国家注册护士3级所需的解决问题技能（WA Health System-ANF, 2018）	• 文件中未注明，但是卫生部门定义了护理和助产[a] • 在提供直接的患者护理和合理的临床咨询和建议方面具有很大的自主权，这些咨询和建议适合于确定的实践领域，影响他人的决策。是他人的资源 • 应用专业知识、技能、属性和能力，在与个人、家庭、团体和社区的治疗和护理关系中。该专业知识是否被团队认可，是否为其他人提供资源，并在团队领导下进行一致同意的监督和管理下进行一致同意的独立实践（Northern Territory Government, 2018）	• 文件中未注明；详情见临床护理顾问同职位 • 临床护理顾问同是一名注册护士/助产士，在临床专科协调临床实践（Queensland Health, 2015）	• 1级：护士/助产士应用高水平的临床护理知识、经验和技能提供复杂的护理或协助产护理，针对一个特定的实践领域，一个确定的人群或服务，有最少的直接监督 • 2级：包括临床护理专家/临床助理护士1级角色标准，并通过以下额外的角色特征区别于临床护理专家1级 • 行使扩大的决策自主权 • 在提供需要先进临床技能的复杂护理方面，运用专业知识和判断力，并承担以下角色之一： • 在病房/单元/服务中，领导护理专业的临床实践和服务的发展 • 在中小型卫生设施/部门导护理专业的临床实践和服务 • 在中小型卫生机构开展专科临床实践 • 一个完整护理片段的主要病例管理

225

（续表）

	西澳大利亚州	澳大利亚北领地	昆士兰州	新南威尔士州
				• 涉及住院患者和社区服务的延续专业护理的初级病例管理 • 注册护士/助产科执业范围内获授权的扩展角色（New South Wales Government, 2017）
区分临床护理专家的岗位 a	是	是：护士/助产士专业（临床）	否	是
根据工作描述的主要职责或目的	提供高质量的患者护理，制定标准、实施临床实践改革，启动研究和质量控制活动；在专业领域和指定领域内提供咨询服务	负责提供健全的专业建议，并评估、计划、审查和协调全面的患者护理和（或）在整个医疗保健专业领域内的个人、团体或社区的病例管理（Northern Territory Government, 2018）	不适用	运用专业的临床知识、复杂的患者/患者护理管理技能和领导技能，确保科室具备在三级医院相关实践中提供与专业临床实践相关的服务资源，从而最大限度地为患者提供健康结果（New South Wales, 2018）
选择标准，以指导适合的职位	在 NMBA b 的注册护士类别中注册有资格	在临床护理/助产相关领域拥有丰富的知识、技能和经验	不适用	在 AHPRA 有执业资格的注册护士

（续表）

	西澳大利亚州	澳大利亚北领地	昆士兰州	新南威尔士州
根据每项工作描述的主要职责或目的	提供高质量的患者照护，制订标准，实施临床质量实践的变革，启动研究和质量改进活动；在专业领域和指定领域内提供咨询服务（Royal Perth Hospital，2018）	负责为医疗保健专业领域内的个人、团体或社区提供全面的专业建议，并对全面的客户护理和（或）病例管理进行评估、计划、随访和协调（Northern Territory Government，2018）	不适用	运用专业的临床知识、照护复杂患者／客户所需的照护技能及领导技能，以确保在三级医院环境中，为实现最佳照护而提供与专业临床实践相关的服务所需的资源（New South Wales，2018）
适合该职位的选择标准	• 澳大利亚护理和助产委员会认证的注册护士 • 在专业领域具有丰富的知识、经验和领导力 • 在护理工作中具有相关人力资源应用的知识和能力 • 具备质量改进方面的知识和应用能力 • 具备研究原理知识以支持基于循证实践 • 具备良好的人际交往和沟通能力 • 具备机会均等、残疾服务和职业安全与健康相关立法职责的当前知识（Royal Perth Hospital，2018）	• 在临床护理／助产相关领域拥有丰富的知识、技能和经验 • 有完善的护理／助产领导力和管理知识、技能和经验 • 掌握成人学习原则的知识和应用。有小组教学和基于原则进行评估的经验（Northern Territory Government，2018）	不适用	• 有执业资格的澳大利亚健康从业者管理机构认证的注册护士 • 注册后认证及认证后经过至少3年以上专业领域的工作经验 • 作为多学科团队中的一部分，在处理复杂情况时，能够表现专业并遵守伦理原则 • 具备分析问题，并能应用一系列方法来制订解决方案，以避免未来危机发生的能力 • 能够积极主动地与医疗从业者、同行和机构沟通，了解他们的需求，以优化服务，并在有需要时能够发挥作用

（续表）

	西澳大利亚州	澳大利亚北领地	昆士兰州	新南威尔士州
				• 具有识别和改进临床服务的能力 • 具备在当前工作和专业发展中应用和分享专业知识以优化服务的能力（New South Wales Government, 2018）
教育需求及从事专业工作时长	可以是研究生学位，但不是强制性的；重要的是经验，实际的时长并未指定	研究生学位或可以在专业领域实践的同等工作经验（Northern Territory Government, 2018）	不适用	1级：具备注册后的相关资质及注册后在相关临床领域至少12个月的工作经验；或注册后4年的工作经验，包括3年相关专业领域的工作经验 2级：被任命该职位的注册护士/助产士进行相关注册护士/助产士进行相关认证，并在研究生注册后的专业领域最少3年的临床工作经验（NSW Government, 2017）
直接患者照顾	无		不适用	是

表 17-2　临床护理专家职位定义域在不同州和地区的总结（2）

	澳大利亚首都领地	维多利亚州	塔斯马尼亚州	南澳大利亚州
按照职业定义文件定义临床护理专家	文件中未注明；但是注册护士 / 注册助产士 / 注册助产士可能具有以下称呼 • 临床护士或助产顾问 • 护士或助产教育人员，护理管理者 • 护士协调员 • 高级实践护士 • 临床护理协调员 (Australian Capital Territory, 2017)	一个注册护士不仅具有临床岗位基本资格和具备 12 个月的临床护理经验，并且负责临床护理工作；或最少 4 年注册后的工作经验，包括 3 年专家领域的工作经验 (Victorian Government, 2016—2020)	• 文件中未注明；但包括对临床护理顾问的描述 • 在临床科室协调护理工作的护士，可以为有复杂护理要求的特定患者/客户提供直接护理，并负责临床科室的护理标准 (Tasmanian Government, 2016)	文件中未注明；但是包括了临床护理顾问；助产士顾问的描述；4 级高级护士/助产士顾问 (South Australian Government, 2016)
区分临床护理专家的岗位[a]	否	是	是	是
根据职位描述工作的主要职责或目的	不适用	临床护理专家是护理专业领域的临床专家，承担提供支持服务，提供和自我及他人专业发展活动的专业责任		
选择标准，以指导适合的职位	不适用	在 AHPRA 进行护理注册		

（续表）

	澳大利亚首都领地	维多利亚州	塔斯马尼亚州	南澳大利亚州
根据每项工作描述的主要职责或目的	不适用	CNS 是护理专业领域的临床专家，有责任开展专科活动，以为自我发展及他人专业发展提供支持		
适合该职位的选择标准	不适用	• 澳大利亚健康从业者管理机构认证的注册护士 • 在专业实践中持续进行行业发展的资质 • 具备完成关键职责的能力 • 具备良好的人际交往能力 • 具有高效的工作关系 • 具备合理安排工作的能力和灵活性 • 恪守给予所有患者及其家属安全、高质量护理的誓言（Royal Children's Hospital, 2018）		
教育需求及从事专业工作时长	不适用	• 专科护理领域的研究生资质，以及 12 个月的临床工作经验 • 最少 4 年以上基础注册经验，包括 3 年的专业经验（Royal Children's Hospital, 2018）		
直接患者照顾	不适用	是。在 EBA[c] 中被定义为负责临床护理工作，从而提供直接护理		

a. 当前的《2016 年塔斯马尼亚协议》解释说，正在对 CNS 职位进行审查

b. 澳大利亚护理和助产委员会

c. 企业谈判协议

（一）主要职责和职责范围

一篇回顾西澳大利亚、新南威尔士和维多利亚三个州临床护理专家职位描述的综述详细介绍了临床护理专家角色的主要职责。西澳大利亚州对于临床护理专家职位的描述往往是通用的，但对实践范围进行了说明。在西澳大利亚州的一家三级医院（Royal Perth Hospital，2018），临床护理专家的主要职责包括"监督优质护理服务的提供，制订实践标准，实施临床实践变革，发起研究和质量改进"。在其专业领域／指定领域为医院或健康机构所有的患者提供咨询服务。临床护理专家的职责范围详见表17-3。

表17-3　临床护理专家的职责范围：西澳大利亚的一家三级医院 [a]

1	领导和管理多学科病房／单元团队
2	在医院和卫生服务专业领域，为医疗、护理和合作的卫生保健人员提供临床领导和咨询
3	在医院和卫生服务专业领域内提供优质和整体的患者护理
4	开展和分析研究以确定临床管理趋势，促成并实施最佳实践，以支持在专业领域提供适当的临床护理和管理
5	保持良好的人际沟通能力和领导力，以在相关专业领域为患者护理提供合理的指导
6	促进和指导多学科团队进行决策
7	应用循证方法制订专业领域的标准和政策，在医院和卫生服务中进行高效的实践和变革开创新方法和新技术
8	制订政策并监管其是否符合相关行业公认标准和立法要求
9	根据国家安全和质量卫生服务标准，协调和实施质量改进
10	管理人力和物力资源以提高患者的护理质量
11	执行和维护支持员工持续发展的绩效管理系统
12	制订、实施、评估与专业领域、医院和社区需求相关的教育和培训计划
13	为该领域提供公共关系职能，包括调查和处理政府部门提出的问题、问询和患者投诉

a. 皇家珀斯医院工作描述表：临床护理专家
https://rph-healthpoint.hdwa. health.wa.gov.au/directory/CORPORATESERVICES/CorporateNursing/Nursing%20Job%20 Description%20Forms%20JDFs/SRN%204%20Clinical%20Nurse%20Consultant%20-%20 SAFE%20RP603057%20April%202017.pdf. Accessed 10 Jan 2018

维多利亚（Royal Children's Hospital，2018）的临床护理专家职位列出了许多具有"关键职责"的实践领域，包括直接和全面的护理、系统支持、教育、研究和质量及专业领导。在实际护理方面，临床护理专家应该能够"对患者进行全面评估"，并解释来自这些评估的数据，以开展和实施护理。职责范围延伸到专业领域执行的特定程序。

临床护理专家需要结合护理需求进行协调和合作，并确保与其他服务部门的合作，以优化满足患者的需求。临床护理专家应将他们的专业知识转化为该专业领域的教育项目。

社区门诊手术室临床护理专家（NSW Government Health，2018）的主要职责是应用临床专科知识和技能为复杂患者或客户提供照护。该角色需要具备领导力，以确保临床领域有提供照护所需的恰当资源，并最大限度地提升该领域患者人群的健康结局。该职位的工作描述全面列出了主要职责。在临床护理方面，临床护理专家需利用前沿和专业的最佳实践、临床技能对患者照护进行评估、计划、组织、实施和评价。临床护理专家需要运用专业知识和判断，以提供需要高级临床技能的复杂护理。临床护理专家还有责任促成一个鼓励协作的工作环境，以实现积极正向的患者结局和工作文化。与前两个临床护理专家职位不同，对其他人员的继续教育也是职责之一。

南澳大利亚州的一项研究确定了护理专家角色的组成（Dunn 等，2006）包括临床、教育、专业发展、管理和研究。临床角色包括操作、咨询、社区延续性照护、出诊和直接的患者护理、药物管理和监测。提供教育的对象包括患者、家属和工作人员。专科护士参加了正式和非正式的专业发展机构，包括参加专业组织和委员会。管理角色则更加广泛，包括患者护理和患者转介、人力资源管理、设备管理、数据和预算管理。

（二）直接护理与非直接护理

在维多利亚就业文件中阐述的临床护理专家的角色进一步说明了一种临床护理专家模型，即"高级实践的强大模型"，以下作者在工作中详细介绍了这一模型（Gardner 等，2013）。该模型包含对高级实践护士的实践范围进行全面描述的五个维度：①直接的整体护理；②系统支持；③教育；④研究；⑤出版和专业引领。第一个维度可以在维多利亚临床护理专家的角色中看到，即对患者进行个案管理的职责。这与新南威尔士州的情况类似，即临床护理专家负责"床旁的临床实践"。在西澳大利亚，该职位由为患者提供直接护理的临床护士担任。相比之下，西澳大利亚的临床护理专家通常不需完成每一班次的患者护理，而是由该角色为特定的患者人群或临床领域（如重症监护患者）提供专家建议。

（三）实践范围

临床护理专家角色概念的进一步阐释可以从他们的临床实践领域中一探究竟。医院雇用的临床护理专家通常被指定在某个临床病房或专科领域工作，可以在有大量的患者病例，或在没有大量病例的情况下为特定患者的护理提供专家建议。在西澳大利亚州，临床护理专家通常被应用于各主要的临床领域，包括重症监护、冠心病护理、儿科、肿瘤科、骨科和手术室。据 2006 年南澳大利亚的一项研究报道，临床护理专家主要在大型医院被聘用（Dunn 等，2006）。社区环境中会雇用社区临床护理专家，包括社区中的专业领域，如社区的精神健康。

许多其他的角色虽然不一定以临床护理专家命名，但由于实践范围的性质和这一实践所需的资质，亦属于更广泛的高级实践领域。第一个例子是性健康护士的实践。澳大利亚性健康和人类免疫缺陷病毒护士协会（Australasian Sexual Health and HIV Nurses Association，ASHHNA）是澳大利亚性、生殖健康和人类免疫缺陷病毒护士的最高专业组织，制订了许多实践和专业能力。该协会（ASHHNA）指出，高级注册护士是一名拥有专业知识、全面的决策技能和临床能力的护士，可以在更大和更自主的范围内执业的护士。此外，性健康和生殖健康和（或）获得性免疫缺陷综合征方面的高级注册护士也体现了以下要求：①高水平的理论知识水平；②研究生的教育背景（ASHHNA）。在这个专业领域的一些实践环境中，性健康护士需要一定的诊疗能力。例如，在昆士兰州，中央昆士兰大学提高的一个短期的课程可以帮助性健康护士获得按照《药物治疗方案 - 性健康方案（包括生殖健康）》[*Drug Therapy Protocol—Sexual Health Program*（*including reproductive health*）]、相关的《健康管理规定》（*Health Management Protocol*）和《1996 年昆士兰健康条例（药物和毒药）》[*Queensland Health*（*Drugs & Poisons*）*Regulation* 1996] 进行安全用药的必要能力。

昆士兰州政府发起并管理了农村和偏远地区执业（RIPRN）的注

册护士课程，旨在教育护士应用必要的前沿决策力和技能（Queensland Government Queensland Health）在偏远地区的相关专业领域进行实践。在澳大利亚，1181 名注册护士得到了护理和助产委员会的认可，可以按照 RIPRN 课程给药（Nursing and Midwifery Board，2019）。

四、临床护理专家的实践能力

澳大利亚护理和助产委员会（2016）为注册护士提供了一套能力标准，构成了各州和地区注册护士的基本能力。这些能力标准并不适用于临床护理专家的角色。各专业护理机构为专科护士实践制订了许多能力标准。2008 年，20 份澳大利亚胜任力文件被确认发布（Chiarella 等，2008）。两个当前的例子是姑息治疗专科护理实践能力标准（Canning 等，2005）和乳腺癌专科护理实践能力标准（Yates 等，2007）。

五、效果测量和评价方法

对护理工作的效果测量和评估通常与住院护理相关的国家标准相一致。相关的标准包括：①临床护理；②患者参与；③预防和控制医源性感染；④药物安全；⑤整体护理；⑥安全沟通；⑦输血管理；⑧识别并应对急性恶化（Australian Commission on Safety and Quality in Healthcare，2017）。这些标准详细说明了确保安全和高质量护理的关键环节和标准，包括通过注册、认证和专业发展要求对医疗从业者进行管理。关键的绩效指标和相关报告符合相关标准相，如跌倒管理、压疮管理和药物安全。临床护理专家和其他高级实践护士可以在政策和实践标准制订中发挥关键作用，包括开展必要的培训，最大限度地减少每个标准相关的伤害。

六、临床护理专家教育水平

有报道称临床护理专家的角色需要接受正规的专科教育（Daly 和 Carnwell，2003）。临床护理专家职位的教育要求包括两类，一些州规定需具备研究生资格，另一些州要求需获得相关专业研究生资格，但并不强制要求。在澳大利亚，研究生资格可以是获得研究生证书、研究生文凭和硕士或博士水平的资格证书。2016 年开展的一项针对 5662 名调查对象的高级护理实践的研究提供了注册后资格的程度的见解（Gardner 等，2016）。

尽管研究结果没有区分临床护理专家的职位，但 19% 的受访者拥有硕士学位，只有 0.7% 拥有博士学位。约 10% 的人拥有医院颁发的证书。

七、专业认证

澳大利亚的国家法律允许两种级别护士的注册和管理：注册护士和登记护士（AHPRA，2009）。唯一注册的高级护理实践角色是执业护士（Duffeld 等，2011）。尽管临床护理专家的角色由注册护士担任，但其本身不受澳大利亚护理和助产协会的监管。这意味着该头衔不受国家法律保护。除了执业护士以外的一些护理职位也需要资格认证。例如，昆士兰《卫生服务条例》（*Health Service Directive*）要求"计划从事特定执业范围的护士和助产士需要经过认证，并在当前文件发布的范围内执业"（Queensland Health Service Directive，2020）。

澳大利亚没有针对临床护理专家的专业护理或助产组织，也没有针对这些职位的专业认证要求。角色的管理和相关实践范围主要取决于受雇的卫生服务机构。尽管如此，澳大利亚的一些专业领域已经对资格认证进行了探索和发展。例如，澳大利亚危重病护理学院在 1998 年发起了资格认证模型（Chiarella 等，2008），在 2015 年发表的最新版中提出（Australian College of Critical Care Nurses，2015），危重病专科护士的执业资格可授予其专科实践水平等同或高于《重症专科护士能力标椎》（*Competency Standards for Specialist Critical Care Nurses*）的重症护理护士（Duffeld 等，2011）。澳大利亚精神健康护理学院也为精神健康护士提供资格认证。一旦获得认证，说明这位精神健康护士将是一名具备执业注册、教育能力、实践能力、专业发展能力和职业操守的专科护士（The Australian College of Mental Health Nurses，n.d.）。

八、展望未来：挑战与机遇

尽管存在着与临床护理专家对应的角色，如临床护理顾问，但在澳大利亚并非所有的州和地区都有临床护理专家职位。由于缺乏护理监管机构或单一专业组织对临床护理专家角色全国性的管理，以及在角色定义和职称方面行业文件的主导地位，所以这意味在近期对临床护理专家形成统一的定义难以实现。

许多关于专家和高级角色的文章对职位和角色的阐述各不相同，并造成对临床护理专家这一称谓的歧义和混淆（Duffeld 等，1995，2011；Elsom 等，2006）。这些职位和角色职责是由行业决定的，不是主要由专业决定的（Duffeld 等，2011）。虽然国家对于注册护士和执业护士有相应法规，但对其他专家和高级实践职位没有法规。有人认为，对临床实践的定义采取临时的和未经协调统一的方法可能导致大量的"高度专业化、规模较小和可能类似的实践领域"（Duffeld 等，2011）。这些作者认为，对临床护理专家角色和职位定位采取更统一的方法，可能会提高资源的利用率。2006 年对南澳专科护士进行研究的作者认为，"规范地描述和评估角色是确定这一角色对医疗保健的影响的基本前提"。最近的一项研究认为，需要进一步的研究来更清楚地阐明临床护理专家这一角色，因为临床护理专家和临床护理顾问之间的边界是模糊的（Luck 等，2015）。

2006 年一项研究表明，虽然已经有非官方证据来支持澳大利亚的护理专家角色，但需要经验证据来证明临床、教育成果和产出（Dunn 等，2006）。一项在澳大利亚开展的最新的重要研究（Gardner 等，2016）对高级实践护士的实践方向和角色发展提供了一些指导，同时也指出临床护理专家的具体职务尚没有明确表达。尽管如此，研究表明高级护理实践可以被看作为一种"护理实践的级别"，而不是具体标明的角色或职位。作者在承认严格定义和概括高级护理实践角色困难的同时，认为通过开发高级护理实践模式则有可能解决这样的困局，包括在澳大利亚司法管辖区内实现标准化（Gardner 等，2016，2017a 和 b）。

另一个挑战是缺乏文献来强调和表明当临床护理专家参与护理时，对护理和医疗结局有何影响（Dunn 等，2006）。在阐述临床护理专家这一角色时，文献的重点一直放在角色定义、分类和概况方面，随着 2019 年澳大利亚护理学院白皮书的发布，澳大利亚高级护理实践领域得到了新的关注，这一缺陷可能会得到解决。ACN 声称，该白皮书为缺乏公平、及时的医疗保健服务的澳大利亚人口群体提供了一项改善卫生保健服务的策略。高级护理实践模式是一个解决这一领域需要的可行方案。进一步的研究将有利于衡量高级护理实践新的和扩大的作用和实践范围。

文献提供了一系列在澳大利亚背景下，患者和健康需求推动护理专家角色发展的例子。以下两个护理专家角色范例的出现被用来解决癌症患者复杂的健康需求。医院规定有复杂需求的患者必须由一名专科护士在内的多学科团队来照顾。在一项研究中表明，妇科肿瘤专科护士被多学科团队视为"团队中的黏合剂"。这项研究的一个关键发现揭示了参与者的观点，即缺乏专科护士的团队，不利于患者的照护（Cook 等，2019）。

九、临床护理专家实践范例

（一）澳大利亚乳腺专科护士

2003 年，澳大利亚国家乳腺中心（National Breast Centre，NBCC）启动了一个项目，旨在为乳腺专科护士（specialist breast nurse，SBN）定义一系列胜任力标准，以改善乳腺癌女性的预后（Yates 等，2007）。该胜任力补充了现有的乳腺癌护理能力标准。60 多名利益相关者参与了胜任力和教育标准的制订，其中包括临床上涉及专科领域的注册护士、担任管理和学术职位的护士。该团队还向医疗和辅助保健人员、澳大利亚患者权益倡导者进行了咨询。乳腺专科护士被定义为在整个护理过程中应用先进知识来管理患有乳腺癌的女性的注册护士，实践范围包括诊断、治疗、康复、随访和姑息治疗。护理范围被定义为支持性护理、协作性护理、协调护理、信息提供、教育和临床领导。

（二）澳大利亚的前列腺癌专科护士

在 21 世纪初，澳大利亚的前列腺癌发病率逐渐上升（Sykes，2011）。前列腺癌的治疗策略会对患者的生活质量产生重大影响。2002 年澳大利亚《国家临床卓越研究所改善泌尿系统癌症结果》（*National Institute of Clinical Excellence in Improving Outcomes in Urological Cancer Document*）文件中对护士在提供信息和支持方面的重要作用充分认可（Sykes，2011）。澳大利亚已经成立了癌症护理协调员，并确定了执业范围，包括心理社会评估和支持性护理。这推动了前列腺癌专科护士国家计划的发展和推出（Sykes，2011）。前列腺癌专科护士的核心能力包括：①系统层面的专业实践；②批判性思维和分析、质量改进和研究；③针对罹患癌症和其他疾病患者的护理，以及治疗相关的护理，从而提供和协调护理，包括评估、计划、实施、评价；④协作和治疗实践。澳大利亚的乐卓博大学开设了一门专门的课程为注册护士护理前列腺癌患者提供支持（La Trobe University，n.d.）。该课程是由护理和助产士学院提供的短期课程，包括生理学、病理生理

学、治疗选择和对患者及其家人的心理社会护理的全面概述。这是一门有
52 小时课时的在线课程，澳大利亚所有注册护士都有资格参加这门课程，
而且没有学士学位的最低要求（La Trobe University，n.d.）。

前列腺癌专科护士的职位在澳大利亚是一个新概念，评估这一角色对
患者和医疗保健系统的影响是很重要的。为了在澳大利亚全国范围内建立
该职位并评估成果，现已设立了一名国家项目管理者。

结论

本章介绍并讨论了临床护理专家角色，作为高级护理实践在澳大利亚
背景下的一个子集，本章重点介绍了角色、护士概况和执业范围的一些细
微差别。虽然所有的临床护理专家都是注册护士，但在国家法律中，临床
护理专家这一角色本身并不是一个可以注册的职位，因此，护理实践的名
称和范围不受护理和助产士委员会的监管，而是由各自的行业文件详细说
明，护理实践由雇主管理。如果专科护士选择获得认证以扩大执业范围，
那么专科学院可以进行监督（如果已经建立了这种监督机制）。

尽管研究生被视为支持拥有实践领域所需知识的声明和要求，但澳大
利亚的临床护理专家临床护理专家不一定要求有研究生资格。与此同时，
护理和助产委员会并没有对临床护理专家临床护理专家角色进行规范，虽
然专家团体已经定义了临床护理专家的角色，但临床护理专家的角色能力
并没有明确。证明临床护理专家角色的实践，或探索临床护理专家对患
者或医疗保健结局影响的文献研究是很少的，临床护理专家应进行探索实
证，以确保同时了解护理的作用和效果，对高级护理实践的有效性、价值
和这一护理领域的可持续性进行评估。一些涉及角色名称的文献体现了专
科知识但省略了临床一词，例如，在提供的两个例子中，即"乳腺专科护
士"和"前列腺癌专科护士"。虽然职称不同，但这些职位的主要目的是
提供高水平的技能和知识，为患者提供专业和全面的护理。在澳大利亚最
高护理机构重新关注高级护理实践的过程中，澳大利亚护理学院不仅对护
士和实践提出了挑战，还邀请政府和卫生组织将护理实践视为解决澳大利
亚弱势群体医疗服务不平等问题的可行选择（图 17-1）。

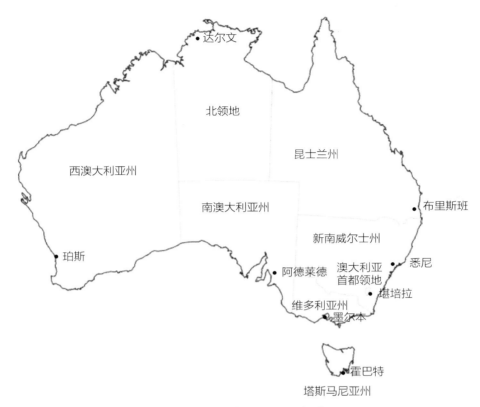

达尔文

北领地

昆士兰州

西澳大利亚州

南澳大利亚州

布里斯班

新南威尔士州

珀斯

悉尼

阿德莱德

澳大利亚
首都领地

维多利亚州

堪培拉

墨尔本

霍巴特

塔斯马尼亚州

▲ 图 17-1　澳大利亚州 / 领地

参考文献

[1] Appel A, Malcolm P, Nahas V (1996) Nursing specialisation in New South Wales. Australia Clinical Nurse Specialist 10(2):76-81.

[2] Australian College Nurse Practitioners (n.d.) History. https://www.acnp.org.au/history. Accessed 26 July 2020.

[3] Australian College of Nursing (n.d.) A new horizon for health services: optimizing advanced practice nursing. https://www.acn.edu.au/wp-content/uploads/white-paper-optimising-advancedpractice-nursing.pdf. Accessed 2 Feb 2020.

[4] Australian College of Critical Care Nurses. (2015) Practice standards for specialist critical care nurses. ACCCN. https://www.acccn.com.au/documents/item/934.

[5] Australian Commission on Safety and Quality in Healthcare (2017) National Safety and Quality Health Service Standards: guide for hospitals. ACSQH, Sydney.

[6] Australian Capital Territory (2017) ACT public sector nursing and midwifery enterprise

agreement 2017-2019. https://www.cmtedd.act.gov.au/__data/assets/pdf_fle/0003/1266186/Final-DraftNursing-Midwifery-Agreement-2017-2019.pdf.

[7] Australian Government (n.d.) About Australia. https://www.australia.gov.au/about-australia/factsand-fgures. Accessed 18 Mar 2018.

[8] Australian Government Department of Health (n.d.-a) The Australian health system. https://www.health.gov.au/about-us/the-australian-health-system#cost-of-health-care-in-australia. Accessed 2 Feb 2020.

[9] Australian Government Department of Health (n.d.-b) Appendix IV: history of the commonwealth involvement in the nursing and midwifery workforce. https://www1.health.gov.au/internet/publications/publishing.nsf/Content/work-review-australian-government-health-workforceprograms-toc~appendices~appendix-iv-history-commonwealth-involvement-nursing-midwifery-workforce. Accessed 2 Feb 2020.

[10] Australian Health Practitioners Regulatory Authority (2009) Health Practitioners Regulation National Law Act 2009. https://www.ahpra.gov.au/About-AHPRA/What-We-Do/Legislation.aspx. Accessed 18 Mar 2018.

[11] Australian Institute Health and Welfare (2016) How does Australia's health system work? https://www.aihw.gov.au/getmedia/f2ae1191-bbf2-47b6-a9d4-1b2ca65553a1/ah16-2-1-how-doesaustralias-health-system-work.pdf.aspx. Accessed 18 Mar 2018.

[12] Buckmaster L, Clark S (2018) The National Disability Insurance Scheme: A chronology. https://www.aph.gov.au/About_Parliament/Parliamentary_Departments/Parliamentary_Library/pubs/rp/rp1819/Chronologies/NDIS. Accessed 26 July 2020.

[13] Buckmaster L (n.d.) Paying for the National Disability Scheme. https://www.aph.gov.au/About_Parliament/Parliamentary_Departments/Parliamentary_Library/pubs/BriefingBook45p/NDIS. Accessed 26 July 2020.

[14] Canning D, Yates P, Rosenberg JP (2005) Competency standards for specialist palliative care nursing practice. Queensland University of Technology, Brisbane. https://www.health.qld.gov.au/__data/assets/pdf_fle/0023/141188/compstand.pdf. Accessed 10 Mar 2018.

[15] Cashin A, Stasa H, Gullick J, Conway R, Cunich M (2014) Clarifying clinical nurse consultant work in Australia: a phenomenological study. Collegian 22:405-412.

[16] Central Queensland University (n.d.) Sexual and reproductive health—nurse authorisation course. https://www.cqu.edu.au/courses/sexual-and-reproductive-health-nurse-authorisation-course. Accessed 7 Feb 2020.

[17] Chiarella M, Thoms D, McInnes E (2008) An overview of the competency movement in nursing and midwifery. Collegian 15:49-53.

[18] Cook O, McIntyre M, Recoche M, Lee S (2019) Our nurse is the glue for our team—multidisciplinary team members' experiences and perceptions of the gynaecological oncology specialist nurse role. Eur J Oncol Nurs 41:7-15.

[19] Council of Australian Governments (n.d.) Trans-Tasman mutual recognition agreement. https://www.coag.gov.au/about-coag/agreements/trans-tasman-mutual-recognition-arrangement-arrangement-between-australian. Accessed 7 Feb 2020.

[20] Daly WM, Carnwell R (2003) Nursing roles and levels of practice: a framework for differentiating between elementary, specialist and advanced nursing practice. J Clin Nurs 12(2):158-167.

[21] Duffeld C, Pelletier D, Donoghue J (1995) A profle of the clinical nurse specialists in one Australian state. Clin Nurse Spec 9(3):149-154.

[22] Duffeld CM, Gardner G, Chang AM, Fry M, Stasa H (2011) National regulation in australia: a

time for standardisation in roles and titles. Collegian. 18;45-49.

[23] Duffeld CM, Pelletier D, Donoghue J (1994). Role overlap between clinical nurse specialists and nursing unit managers. JONA 24(11), 34-63.

[24] Dunn S, Pretty L, Martin M, Gassner L (2006) A framework for description and evaluation of the nurse specialist role in South Australia. Collegian 13(1):23-30.

[25] Elsom S, Happell B, Manias E (2006) The clinical nurse specialist and nurse practitioner roles: room for both or take your pick? Aust J Adv Nurs 24(2):56-59.

[26] Fry M, Duffeld C, Baldwin R, Roche M, Stasa H, Solman A (2012) Development of a tool to describe the role of the clinical nurse consultant in Australia. J Clin Nurs 22:1531-1538.

[27] Gardner C, Chang A, Duffeld C, Doubrovsky A (2013) Delineating the practice profle of advanced practice nursing: a cross sectional survey using the modifed strong model of advanced practice. J Adv Nurs 69(9):1931-1942. https://eprints.qut.edu.au/56458/. Accessed 2 Feb 2020.

[28] Gardner G, Duffeld C, Doubrovsky A, Adams M (2016) Identifying advanced practice: a national survey of a nursing workforce. Int J Nurs Stud 55:60-70.

[29] Gardner G, Duffeld C, Doubrovsky A, et al. (2017a) The structure of nursing: a national examination of titles and practice profles. INR Jun 64(2):233-241.

[30] Gardner G, Duffeld C, Gardner A, Batch M (2017b) The Australian advanced practice nursing self-appraisal tool. https://doi.org/10.6084/m9.fgshare.4669432.

[31] Grehan M (2004) From the sphere of Sarah Gampism: the professionalism of nursing and midwifery in the colony of Victoria. Nurs Inq 11(3):192-201.

[32] Health Department of WA. WA Nurses' Career Structure Evaluation Committee (1990) Report of the Nurses' Career Structure Evaluation Committee.

[33] Jamieson L, Mosel Williams L (2002) Confusion prevails in defning advanced practice nursing. Collegian 9(4):29-33.

[34] La Trobe University (n.d.). https://www.latrobe.edu.au/short-courses/nursing. Accessed 25 Apr 2018.

[35] Lannin C (2019) Private health insurance at a 'tipping point', with Australians dropping cover in droves. Australian Broadcasting Commission. https://www.abc.net.au/news/2019-08-01/private-health-insurance-heading-for-the-emergency-ward/11371286. Accessed 2 Feb 2020.

[36] Luck L, Wilkes L, O'Baugh J (2015) Treading the clinical pathway: a qualitative study of advanced practice nurses in a local health district in Australia. BMC Nurs 14:52.

[37] NDIS (n.d.) Supports funded by the NDIS. https://www.ndis.gov.au/understanding/supportsfunded-ndis. Accessed 26 July 2020.

[38] Northern Territory Government (2018) Public sector nurses and midwives' 2018-2022 enterprise agreement. https://www.fwc.gov.au/document/agreement/AE501953.

[39] NSW Government (2017) Public Health system nurses' and midwives (state) award. http://www.nswnma.asn.au/wp-content/uploads/2013/07/Public-Health-System-Nurses-and-MidwivesState-Award-2017-1-July-2017.pdf. Accessed 10 Mar 2018.

[40] NSW Government Health (2018) Clinical nurse specialist job description. https://nswhealth.erecruit.com.au/ViewPosition.aspx?id=385670. Accessed 25 Feb 2018.

[41] Nursing and Midwifery Board of Australia. (2016) Registered Nurse Standards for Practice. fle:///C:/Users/Dale%20Pugh/Downloads/Nursing-and-Midwifery-Board---Standard---Registered-nurse-standards-for-practice---1-June-2016.PDF.

[42] Nursing and Midwifery Board of Australia (2020) Advanced nursing practice and specialty areas within nursing: Fact sheet. fle:///C:/Users/Dale%20Pugh/Downloads/Nursing-and-

MidwiferyBoard---Fact-sheet---Advanced-nursing-practice-and-specialty-areas-within-nursing---May-2020.PDF. Accessed 26 July 2020.

[43] Nursing and Midwifery Board of Australia (n.d.) Registrant data: reporting period: 01 July 2019 to 30 September 2019. https://www.nursingmidwiferyboard.gov.au/About/Statistics. aspx. Accessed 6 Feb 2020.

[44] Private healthcare Australia (n.d.) Benefts for you 2015. https://www.privatehealthcareaustralia. org.au. Accessed 18 Mar 2018.

[45] Queensland Health (2015) Nursing and Midwifery Structure. https://www.qnmu.org. au/DocumentsFolder/QNMU%20DOCUMENTS/General/About%20Us/Nursing%20 classification%20FINAL%20CORRECT.pdf.

[46] Queensland Government Queensland Health (n.d.) Remote and isolated practice (scheduled medications) registered nurse course. https://www.health.qld.gov.au/cunninghamcentre/html/ courses/022. Accessed 8 Feb 2020.

[47] Queensland Government (2020) Credentialling and defning the scope of clinical practice. Queensland Health Service Directorate. https://www.health.qld.gov.au/__data/assets/pdf_ fle/0038/670979/qh-hsd-034.pdf.

[48] Roche M, Duffeld C, Wise S, Fry M, Solman A (2013) Domains of practice and advanced practice nursing in Australia. Nurs Health Sci 15:497-503.

[49] Royal Children's Hospital Melbourne (2016) Clinical nurse specialist: application guide. https://www.rch.org.au/uploadedFiles/Main/Content/nursing/CNS%20Application%20 Guide%20 V1%20June%202016%20(002).pdf. Accessed 26 Feb 2018.

[50] Royal Children's Hospital (2018) Position Description: Clinical Nurse Specialist. https://www. rch.org.au/uploadedFiles/Main/Content/nursing/CNS%20Position%20Description%20V2.pdf.

[51] Royal Perth Hospital (2018) Job description: clinical nurse specialist. Rph nursing division.

[52] South Australian Government (2016) Nursing and Midwifery (South Australian Public Sector) Enterprise Agreement. Appendix 7—career structure. http://www.sahealth.sa.gov.au/wps/ wcm/connect/public+content/sa+health+internet/about+us/about+sa+health/our+workforce/ enterprise+bargaining/nursing+and+midwifery+ea+negotiations+2016. Accessed 10 Mar 2018.

[53] Sykes J (2011) Future directions for the prostate cancer specialist nurse in Australia. Int J Urol Nurs 5(3):139-145.

[54] Tasmanian Government (2018) https://www.tic.tas.gov.au/award_history/nurses_tasmanian_ public_sector_award_2005.

[55] Tasmanian Government (2016) Nurses and midwives (Tasmanian state service) agreement. http://www.tic.tas.gov.au/__data/assets/pdf_fle/0019/371251/T14480_of_2017_Nurses_and_ Midwives_TSS_Agreement_2016.pdf. Accessed 10 Mar 2018.

[56] The Australasian Sexual Health and HIV Nurses Association (n.d.) Competency Standards for sexual and reproductive health and HIV nurses. http://ashhna.org.au/wp-content/ uploads/2014/12/ASHHNA_Competency-Standards-for-sexual-and-reproductive-health-and-HIV-nurses.pdf. Accessed 7 Feb 2020.

[57] The Australian College of Mental Health Nurses (n.d.) What is credentialing. http://www. acmhn. org/credentialing/what-is-credentialing. Accessed 4 Feb 2020.

[58] Victorian Government (2016-2020) Nurse and midwives (Victoria public Health sector Enterprise agreement). http://www.anmfvic.asn.au/~/media/fles/ANMF/EBA%202016/ Nurses-andMidwives-Vic-PS-SIE-EA-2016-2020-amended. Accessed 25 Feb 2018.

[59] Western Australian Government (2016) WA Health System—Australian Nursing Federation —Registered Nurses, Midwives, Enrolled (Mental Health) and Enrolled (Mothercraft) Nurses —Industrial Agreement. http://forms.wairc.wa.gov.au/Pages/AwardsAgreements/Agreements. aspx?agreements=w. Accessed 10 Mar 2018.

[60] WA Health System - Australian Nursing Federation (2018) Registered Nurses, Midwives, Enrolled (Mental Health) and Enrolled (Mothercraft) Nurses Industrial Agreement. https:// ww2.health.wa.gov.au/-/media/Files/Corporate/general-documents/Awards-and-agreements/ Nurses-Registered-and-Enrolled-Mental-Health/Australian-Nursing-Federation-Registered-Nurses-Midwives-Enrolled-and-Enrolled-Nurses-Industrial-Agreement-2018.pdf.

[61] Yates P, Evans A, Moore A, Heartfeld M, Gibson T, Luxford K (2007) Competency standards and educational requirements for specialist breast nurses. Collegian 14(1):11-15.

第 18 章　新西兰临床护理专家的角色与实践

Clinical Nurse Specialist Role and Practice in New Zealand

Glynis Cumming　Rachael Haldane　Jan Ipenburg　著

摘　要

自 20 世纪 70 年代以来，许多因素影响了新西兰临床护理专家真正融入临床工作。在过去的 20 年里，临床护理专家（CNS）的角色激增，现在是新西兰两个高级护理实践角色中最常见的角色。临床护理专家的角色不受职称保护，但在注册护士执业范围内受到监管。个人的临床护理专家角色由其雇用机构决定，这导致了对临床护理专家角色的功能和本质混淆。目前缺乏的是一个明确的由临床护理专家的医疗机构、临床护理专家护理组织和新西兰护士管理委员会共同商定的全国性的定义、能力评估和教育途径。发展反映角色多样性的临床护理专家模式，对于充分发挥临床护理专家的潜力至关重要。

关键词

临床护理专家，高级护理实践，护理专家，执业范围，新西兰

缩略语

ANP	advanced nursing practice	高级护理实践
CCP	clinical career pathway	临床职业生涯路径
CNS	clinical nurse specialist	临床护理专家

DHB	District Health Board	地区卫生委员会
MECA	Multi Employment Collective Agreement	多方就业集体协议
MOH	Ministry of Health	卫生部
NCNZ	Nursing Council of New Zealand	新西兰护理委员会
NENZ	Nurse Executives of New Zealand	新西兰护理高管
NP	nurse practitioner	执业护士
NS	nurse specialist	护理专家
NZ	New Zealand	新西兰
NZNA	New Zealand Nursing Association	新西兰护理协会
NZNO	New Zealand Nursing Organisation	新西兰护理组织
PDRP	professional development recognition pathway	专业发展认证途径
RN	registered nurse	注册护士
SCN	specialty clinical nurse	专业临床护士

新西兰临床护理专家的角色需要在二元文化和怀唐伊条约的独特背景下加以考虑，政府和毛利人（土著民）之间的创始文件被载入立法（Ministry of Justice，2016）。因此，护理和临床护理专家角色体现了伙伴关系、保护和参与的原则，为文化安全提供了一个框架，旨在减少健康方面的不平等（NZNO，2011）。

政府根据人口数据向 20 个地区卫生委员会（District Health Boards，DHB）提供资金，每个地区卫生委员会负责执行政府规划和实现政府确定的国家目标。新西兰有一个由公共和私人资助的双重医疗体系（New Zealand Parliment，2009），大多数临床护理专家职务都在 DHB 内，机构和护理工作的一个关键重点是确保所有护士都在其执业范围内工作，以便为实现卫生目标和改善新西兰人口的健康福祉做出贡献。

虽然新西兰有许多关键的利益相关者组织在不同程度上影响着护理工作，但除了护士外缺乏连贯的专业护理和政府规划来促进除执业护士以外的高级护理角色的发展。其中一些关键组织，包括新西兰护理委员会（Nursing Council of New Zealand，NCNZ）、国家护理组织（National Nursing Organisation，NNO）、新西兰护理高管（Nurse Executives New Zealand，NENZ）、新西兰护理组织（New Zealand Nurses Organisation，NZNO）、护理学院和卫生部。

一、临床护理专家角色：新西兰历史

20世纪70年代早期，新西兰进行了为期18个月的首个临床护理专家角色试点项目。这项试点项目的目的是发展一种为日益复杂的患者提供高级护理的角色（Jollands，1975）。这项研究的结果旨在发展一种职业框架认可临床专家在床边的重要性。对这一项目试点的评估证明了临床护理专家角色的好处，并建议增加临床护理专家职位（Jollands，1975）。

在接下来的20年里，医疗保健经历了重组和改革，造成了一个动荡的环境。在此期间，高级护理实践角色，包括临床护理专家的角色，是以一种特别的方式发展的，这导致了嵌入临床/融入临床有限（Christensen，1999；Isles，2005）。虽然临床职业生涯路径（Clinical Career Pathway，CCP）的概念早在1976年就进行讨论，但直到1989年新西兰护理协会才引入了高级认证，其中明确排除了专家资格认证（New Zealand Nurse Association，1976）。这是一个自愿的过程，提供了职业认证，但并不反映护士雇用条件的变化（Isles，2005；Bloomer，2010）。1991年，随着《雇佣合同法》（*Employment Contract Act*）的出台而进行的政治改革，由于集体谈判制度的废除，护理行业进一步分化。

到20世纪90年代末，临床护理专家角色在新西兰开始激增，1998年，部长级特别工作组报告强调了临床护理专家角色的重要性和对改善患者预后的贡献。此外，他们还建议护士管理委员会认可和支持CNS这一角色（MOH，1998：28）。这份重要的报告继续倡导新西兰护理委员会发展全国一致的护理职称相关联的能力，以便特定职称的所有护士都可以被认可具有特定能力（MOH，1998：38）。新西兰护理高管在1998年的立场声明中强化了这一观点，其中提出了两个高级护理实践角色：临床护理专家和执业护士（NENZ，2014）。

在新西兰护理高管和卫生部并列的情况下，护士领导研讨会建议只批准一个受监管的高级护理实践职位，即执业护士（Christensen，1999）。对此，新西兰护理委员会制订了注册后教育框架（NCNZ，2001），规定了专科和高级护理实践的标准，但没有明确地将这些与职称相对应。执业护士的角色随后在 2001 年得到规范（NCNZ，2017）。文献表明，护理组织和新西兰护理委员会的重点一直是执业护士角色的发展（Roberts，2009）。

尽管他们把重点放在执业护士 NP 角色上，但 NP 的数量增长缓慢，2017 年只有 242 名 NP 在执业（NCNZ，2015）。相比之下，临床护理专家职位持续激增，2015 年仅地区卫生委员会就雇用了约 1500 名临床护理专家，占注册护士数量的近 6%，是 2007 年的 2 倍（Coleman，2015）。有趣的是，这些数据是由卫生部长 Coleman 整理的，因为护士管理委员会每年收集注册护士 RN 和 NP 的数量，但不收集临床护理专家的统计数据。

二、新西兰对临床护理专家角色的定义

国际上和新西兰关于临床护理专家的角色存在混乱和缺乏明确性（Carryer，2014；Holloway，2011），虽然护理学者、卫生部、护理组织和机构组织都承认高级护理实践这一角色（MOH，1998；NENZ，2014；NZNO，2015；South Island Alliance，2018），但尚未就全国性定义达成共识（Isles，2005；Roberts，2009；Carryer，2014；Holloway，2011；Cumming，2008）。在定义专业水平的实践和临床护理专家的独特作用方面存在混淆，这导致了对专业临床护士、护理专家和临床护理专家等职务的不同解释。临床护理专家角色的概念是从灰色文献中确定的（表 18-1）。这些概念包括高级护理实践、专科护理，以及知识、研究、循证实践和领导力。

三、临床护理专家实践的概念化模式

目前，新西兰还没有一个全国性的模式来定义临床护理专家实践和三个影响范围，包括组织、护理实践和患者 / 家庭（National Clinical Nurse Specialist Competency Task Force，2010）。一些地区卫生委员会已经对护理角色进行了审查，并开发了自己的实践模式，其中包括一名专科护士或临床护理专家。由 Holloway（Holloway，2011）、南坎特伯雷地区卫生委员会（South Canterbury District Health Board，2017）和国家护理组织（National Nursing Organisation，2004）开发的框架以专科和研究生学位为

表 18-1　独立专业团体提供的定义概述

专业团体	年　份	临床护理专家角色定义
新西兰护理组织	2011	定义高级护理实践，包含执业护士和临床护理专家的角色。ANP 的范围是以在不断扩展的护理边界实践的自主权而区分的。它牢固地植根于护理这一独特的知识体系中。在高级护理实践中，护士应用来自护理学和其他学科的科学理论，以及当前能够清楚地阐明选择护理行动合理理由的研究
新西兰护理组织多方就业集体协议	2015	把重点放在提供护理上，提供专科护理 / 助产护理和专业知识，包括提供护理和支持其他工作人员管理特定的患者群体 / 专科实践领域。研究、评估、制订和实施特定实践领域的护理 / 助产实践标准。领导制订具体实践领域的路径、方案和指南
国家职业发展工作小组	2005	提供专科护理、教学、专科护理协作、循证实践研究的实施。描述在此角色中识别其临床护理专家的高级护理实践
国家护理组织	2014	在特定实践领域工作的专家护士，具有先进的知识和技能，提供指导。通常有额外的教育资格和指定的处方资质
新西兰护理高管	2014	临床护理专家是使用先进的专业临床知识在指定的一个或多个专科内执业的注册护士。临床护理专家在患者 / 患者护理实践、护理标准、护理人员和组织 / 系统等 3 个护理领域中其中一个领域范围内工作，具有高深的专业知识和护理知识。关键角色包括临床专业知识、协作、咨询、教育、研究和领导力
南岛联盟	2018	定义与疾病或健康问题管理相关的特定技能或干预措施的专业实践领域。ANP，专科护理可能包括指定的医疗责任、诊断和治疗方案的实施。取决于患者需求的延伸角色、教育。可能涉及领导和政策

ANP. 高级护理实践

基础，在分层框架中呈现护理角色。新西兰护理组织的护理模式文件建议临床护理专家应在其实践的全部范围内工作，这是目前的注册护士实践范围（NZNO，2011）。

　　由 Holloway 制订的新西兰护理专家框架（New Zealand Nursing

Specialist Framework，NZNSF）是认可专业标准的国家程序的基础（Holloway，2011）。在此之前，各个专业小组都在开发自己的框架，几乎没有一致性（Cassie，2011）。新西兰护理专家框架是建立在能力而不是资格的基础上的，有三个组成部分，即角色充分性（实践水平）、角色合法性（合法专业）和角色支持（专业护理小组制订和授权标准）。Holloway建议，护理专家可以展示所需的能力，但不持有特定临床护理专家职称，这造成了专业实践和临床护理专家角色的进一步混淆（Holloway，2011）。

四、临床护理专家实践能力

尽管部长特别工作组敦促新西兰护理委员会发展临床护理专家能力，但现在仍未开展（Roberts，2009；Cumming，2008；Jacobs，2000）。2007年，多方就业集体协议（multi-employer collective agreement，MECA）为包括临床护理专家在内的高级护士制订了角色描述。2009年首届全国临床护理专家论坛上对参与者的调查结果显示，临床护理专家角色构成与多方就业协议的描述相匹配（Cumming，2012）。然而，虽然许多机构已采纳MECA的角色描述，但此描述未能显示临床护理专家角色深度和广度（图18-1）。

在Roberts（2009：2）开展的研究中，主题分析显示了临床护理专家实践的四个领域，即领导者、临床专家、协调员和教育者。她明确指出临床护理专家的作用超出了护理委员会RN的范围，并敦促NCNZ为临床护理专家制订单独的实践范围。这得到了当前研究的支持，该研究阐释了ANP角色的实践领域，包括直接护理、系统支持、研究、教育和专业领导（Carryer等，2018）。一个重要的发现是NP和临床护理专家之间的相似特征，两者都位于高级实践范围内。Carrier（2018）还建议，雇主应基于服务需求选择创建这两个ANP角色中的任意一个。

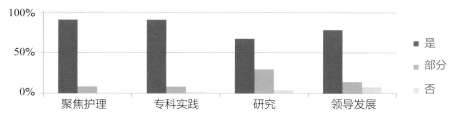

▲ 图 18-1　角色构成：临床护理专家实践如何与多方就业集体协议定义相匹配

五、临床护理专家教育及资格认证

护理委员会负责制订护理执业范围的标准，以及监督和护理教育课程的认证。现仅有的临床护理专家正式认证要求是持有现行的注册护士执业证书（Nursing Council of New Zealand，2016），其中涵盖了经批准的护理资格和现有新西兰护理委员会认证的注册护士综合能力评估。专业发展与认可项目（Professional Development Working Party，PDRP）包括合格、精通和专家注册护士，以及高级护理级别。虽然现阶段没有强制要求临床护理专家完成任何级别的专业发展和认可项目，一些雇主却强制要求临床护理专家拥有高级护士级别的水平并参与相关工作（New Zealand Nursing Organization，College of Nursing Aoteroa NZ，2012；PDRP Document Review Project Team，2017）。

新西兰卫生部的规划（Minister of Health，2016）是大力提倡护理人员队伍的教育发展。卫生部为研究生学习分配了专门的资金支持来满足日益复杂的医疗保健需求和健康不平等问题。2007 年成立的新西兰健康劳动力组织（Health Workforce NZ）旨在减少护士获得研究生教育资金的障碍。Barnhill 等（2012）的文献支持了这一观点，认为高级护理实践的一个关键方面是研究生教育。研究生教育促进了高级护理实践的核心组成部分，包括批判性思维、增强自信心和探索对护理实践更广泛的理解。

对于临床护理专家的职位，目前缺乏全国统一的教育资格认证。雇主从个人角度判断此职位的先决条件导致产生了条件不一致的情况。Roberts（2009）回顾了 15 个职位描述，其中显示了对于研究生学位的不同要求。作者发现只有 60% 的雇主要求护士是研究生在读或持有某种形式的研究生资格。研究生护理教育的发展势头良好，Carryer 等（2014）的研究报道称，43%（$n=420$）的临床护理专家受访者拥有硕士学位。现阶段，主要利益相关者的文件现阶段都反映出临床护理专家至少要持有研究生学位（Nursing Executives of New Zealand，2014；South Island Alliance，2018；South Canterbury District Health Board，2017）。

研究生课程是根据 2003 年公布的《卫生从业人员能力标准》（*Health Practitioners Competence Assurance Act*）和新西兰护理委员会对注册护士执业范围能力的要求而制订的（Health Workforce New Zealand，2017）。目前，仅有一个新西兰护理委员会认可的硕士学位课程用于注册执业护士（Nursing Council of New Zealand，2017）。虽然，新西兰没有为临床护理专家提供正式的研究生教育课程，但许多人已经接受了与执业护士相同的硕士教育。

注册护士的处方权

Jacobs 和 Boddy（2008）称，首次涉及注册护士的处方权的讨论发生在 1992 年。在 1998 年，允许注册护士有限度地来开具处方的设想得到了护理学界和医学界的广泛关注。执业护士的角色在 2005 年享有了授权处方的地位（Walton，2006）。2014 年起，新西兰护理委员会规定所有新的执业护士必须开具处方（Nursing Council of New Zealand，2014）。随后在综合讨论了其他注册护士的处方问题后，卫生部在 2015 年达成协议，将为具备特定资格和经验的注册护士、初级保健和专科实践工作的注册护士提供有限的处方权（Ministry of Health，2016）。这些处方权没有分配给任何特定的头衔，而是分配给在一个合作团队中的工作参与者（New Zealand Nursing Organization，2013）。糖尿病专科护士（diabetes nurse specialists，DNS）在 2011 年进行了第一个注册护士处方的试点工作（Philips 和 Wilkinson，2015）。这项试验被证明在临床运用上是安全和有效的，无不良事件报告（Budge 和 Snell，2013）。

目前，新西兰护理组织自 2018—2023 年护理规划的一个局限性是缺乏对临床护理专家作用的认识。然而，新西兰护理学会已经将处方权确定为高级护理实践的一个重要领域，并需要为其提供足够的支持与资金保障（New Zealand Nursing Organization，2018）。虽然新西兰护理组织缺乏对临床护理专家角色的认可，新西兰护理组织首席执行官 Musa 却令人惊讶地表示，"拥有处方权将使临床护理专家能够充分在工作中发挥其作用"（Unknown，2018）。

六、结果测量和评估

在日益复杂的医疗系统中，医疗服务面临着提供及时、可及和公平的医疗服务（Ryall，2007）的压力越来越大。临床护理专家展示在医疗环境中的价值和地位至关重要。目前，关键绩效指标是由雇主在临床护理专家工作描述中决定的。然而，在新西兰的文献中，临床护理专家提供的干预服务对于患者预后的改善已经开始逐步展现，下列例子便可以证明这一点。由临床护理专家领导的青光眼诊所的审计结果显示，首次专家预约的等待名单上的人数和等待时间有明显减少（Slight 等，2009）。同样，在眼科服务中，临床护理专家通过对黄斑变性进行抗血管内皮生长因子的玻璃体内注射，提高了成本效益和视网膜医疗的可及性，并且并发症降到最低（Samalia 等，2016）。一位老年病学专科护士（gerontology nurse specialist，GNS）利用老年病学评估工具来识别初级保健中的高危老年人。虽然这项研究在预期结果方面没有明显的结果（如入院率），但它确实使老年病学专科护士能够为那些有风险的人启动更多的多学科转诊和护理协调干预（King 等，2018）。这些例子说明了临床护理专家为改善健康结果所做的一些贡献，并强调了临床护理专家展示其在实践和发表研究方面的重要性。

七、展望未来：挑战与机会

围绕在临床护理专家所扮演角色的不确定性并不局限于新西兰（Isles，2005；Cumming，2008）。新西兰护理组织（NZNO MECA）（New Zealand Nursing Organization，2007）的主要目的之一便是减少护理职称的数量。然而，专科临床护士（specialty clinical nurse，SCN）和临床护理专家的头衔相似性在一定程度上增加了混淆（Roberts 等，2011）。新西兰护理委员会制订关于拓展注册护士能力职责范围的指导方针则进一步增加了雇主和护士的困惑。这些指导方针囊括了教育要求、综合能力，以及雇主所需要具备的特定医疗管理框架。虽然新西兰护理委员会在制订这些扩展能力职责范围的指南方面做了大量工作，但并没为临床护理专家提供同样水平的明确职称责任划分。

因此，推动发展的机会在于主要利益相关者、护理组织、雇主和临床护理专家在定义临床护理专家角色方面达成共识。我们必须利用国际临床护理专家实践模式、本地文献来展开讨论（European Specialist Nurses Organization，2015；Tazim Virani 等，2012）。然而，我们面临的挑战是如何让各方就临床护理专家的定义（Roberts，2009），经批准的研究生教育资格途径和能力评估达成一致，类似于执业护士提供的内容。这将加强临床护理专家角色的清晰度，并为雇主、高等教育机构、临床护理专家和消费者提供明确的定义（Roberts，2009；Cumming，2008）。

国家临床护理专家小组的发展

第一届临床护理专家国家论坛于 2009 年举办。对参会者进行的一项调查表明，临床护理专家希望有一个全国性团体和明确的实践责任范围。2013 年，在临床护理专家会议上，参会者签署了一份关于发展全国临床护理专家团体的宪章。由此，成立工作委员会来领导一个独立的全国性团体，后来演变为新西兰临床护理专家协会（CNSSNZ，2015）。随着新西兰临床护理专家协会（Clinical Nurse Specialist Society New Zealand，CNSSNZ）的发展，有机会作为一个专业机构支持整个新西兰的临床护理专家。在与临床护理专家和主要利益相关者的接触中又有其独特的机会和挑战。该协会的总体目标是提高知名度，让临床护理专家在应对上述挑战时拥有发言权。协会将采取与国际上类似的做法，即采用循证的方法来解决这些问题。

八、临床护理专家实践的范例

质量倡议：临床护理专家范例

在整个儿童健康领域，儿童经历了许多引起焦虑和痛苦的程序，包括静脉注射针头的置入，其必要的准备程序包括使用适合儿童年龄的语言进行沟通，利用游戏来分散注意力并吸引儿童，以及适当的止痛（Bray 等，2015）。通常，局部麻醉药膏用来麻痹注射部位，但这种干预有其自身的并发症，价格昂贵，并可能需要 1 小时才能达到最佳效果。

RW 是一名儿科肿瘤临床护理专家，她观察到儿童因静脉注射和接触置入性端口而感到疼痛。RW 在一篇发表在《澳大利亚儿童保健通讯》（*Children's Healthcare Australasia newsletter*）上的文章中发现了一种可以替代目前使用的局部麻醉剂来麻痹注射部位的做法。这篇文章报道了一种手持设备的使用，它几乎可以立即（10 秒）冷却和麻痹注射部位，从而使患者在静脉注射时减少疼痛。

RW 意识到这可以极大地改善患者的体验，她联系了澳大利亚医院的医学影像团队，该团队已成功使用此设备进行了 5000 多次插管。她还联系了澳大利亚的经销商，该经销商表示愿意借出一台设备进行试用，并对员工进行使用教育。根据收集到的信息，RW 与包括质量协调员在内的相关关键利益方对该设备进行了讨论。她们决定在一个儿科病房进行该设备的试点研究。RW 与护士教育者密切合作，在实施试点前制订了教育计划。

在使用之前，该设备由医学物理和生物工程部门、感染预防和控制小组进行评估。他们编写了安全使用和清洁该设备的说明，并且设计了一个定性的评估调查，以记录父母 / 儿童对该设备的体验。在静脉插管、静脉穿刺、接触植入性端口和注射之前，将冷却装置应用于各部位。调查总体结果表明，该装置通过减少与治疗有关的疼痛和减少等待时间，从而正面改善患者和家属体验。

RW 对该设备进行了经济分析，并估计这种做法的改变有可能为每 1000+ 次应用节省 8750 美元。成功的试点研究结果和预测的成本节约促进该设备被引入整个儿科部门和更广泛的医院试用。

这一质量举措与该组织的愿景密切相关，即为患者提供更好的治疗结果。这也支持了区域联盟伙伴和中央政府政策的总体承诺，即提高护理质量、安全性和患者体验，同时确保公共卫生系统资源的最佳价值（South Island Alliance，2018；Minister of Health，2016）。RW 在一些全国性会议上介绍了这一质量举措。因此，该设备正不同程度地被其他 DHB 和新西兰私营医疗部门引进。

这个例子说明了 RW 在满足新西兰儿童保健护理知识和技能框架中所体现出的高级实践能力（College of Child and Youth Nurses NZNO，Royal New Zealand Plunket Society，2014）。这方面的例子包括在确定需求的同时倡导服务发展，提供一个促进儿童和家庭的安全、保障和最佳健康的环境，以及正向的治疗关系。

结论

自 20 世纪 70 年代首次引入临床护理专家以来，一些因素影响了临床护理专家角色在新西兰的引入。在过去的 20 年里，临床护理专家的数量稳步增长。现在它是新西兰两个高级护理实践角色中最常见的一个。在新西兰，临床护理专家面临的一个关键挑战是解决临床护理专家角色的不被认可（Cumming，2008；Roberts 等，2011）。Litchfield（2002），预测成立"专业精英"的负面效应，此负面效应是在创造了一个单一的受监管的 NP 角色后，通过发展分级制度的护理范例而导致的（Nursing Council of New Zealand，2017；New Zealand Nursing Organization，2018）。现在至关重要的是临床护理专家要挑战一些人的看法，即执业护士角色是护理实践的顶峰（Holloway，2011；Carryer 等，2018；Roberts 等，2011；Ministry of Health，2002），而临床护理专家是通往执业护士的基石。

随着临床护理专家角色的成长和发展，卫生部关于发展临床护理专家角色能力的建议（1998）得到了新西兰护理委员会的认真考量。研究支持临床护理专家在新西兰应该被视为是一个高级护理实践角色（Roberts，2009；Carryer 等，2018），然而其缺乏关键利益相关者认可的明确的国家定义、能力评估和教育途径。众所周知，在新西兰约有 1500 名临床护理专家。这些护士的认证任务将需要新西兰护理委员会提供大量的资源和承诺。最后，我们面临的挑战是创建一个反映临床护理专家角色深度和多样性的模式，否则，该角色的全部潜力将无法得以实现。

参考文献

[1] Barnhill D, McKillop A, Aspinall C (2012) The impact of postgraduate education on registered nurses working in acute care. Nursing Praxis in New Zealand. 28(2): 27-36.

[2] Bloomer H (2010) The canterbury and west coast district health boards' professional development and recognition programme for nurses: a comparative study of participants and non-participants [Dissertation]. University of Otago, Christchurch.

[3] Bray L, Snodin J, Carter B (2015) Holding and restraining children for clinical procedures within an acute care setting: an ethical consideration of the evidence. Nurs Inq 22(2):157-167.

[4] Budge C, Snell H (2013) Registered nurse prescribing in diabetes care: 2012 managed national roll out. Health Workforce New Zealand, New Zealand Society for the Study of Diabetes, Palmerston North.

[5] Carryer J (2014) Clarifying nursing titles—editorial letter. Kai Tiaki Nursing New Zealand 20(8):3.

[6] Carryer J, Wilkinson J, Towers A, Gardner G (2018) Delineating advanced practice nursing in New Zealand: a national survey. Int Nurs 65:24-32.

[7] Cassie F (2011) So you are a nurse specialist—What does that mean again? Health Central NZ.

[8] Christensen J (1999) Integrating the terminology and titles or nursing practice roles: quality, particularity and levelling. Nurse Praxis in New Zealand. 14(1):4-12.

[9] College of Child and Youth Nurses NZNO, Royal New Zealand Plunket Society (2014) New Zealand child health nursing knowledge and skills framework. New Zealand Nursing Organisation, Wellington.

[10] Cumming G (2008) From a generic to a gynaecological oncology clinical nurse specialist: an evolving role [Dissertation]. Otago Polytechnic, Dunedin.

[11] Cumming G (2012) Clinical nurse specialist survey: understanding the issues facing clinical

nurse specialists New Zealand. Kai Tiaki: Nursing New Zealand: 26.

[12] European Specialist Nurses Organisation (2015) Competences of the clinical nurse specialist (CNS): common plinth of competences for the common training framework of each specialty. European Specialist Nursing Organisation, Brussels.

[13] Health Workforce New Zealand [HWNZ] (2017) HWNZ postgraduate nursing training specifcation. Ministry of Health, Wellington.

[14] Holloway KT (2011) Development of a specialist nursing framework for New Zealand [PhD]. Sydney University of Technology, Sydney.

[15] Isles V (2005) The development and role of the clinical nurse specialist in New Zealand [Dissertation]. Otago Polytechnic, Dunedin.

[16] Jacobs S (2000) Credentialing: setting standards for advanced nursing practice. Nursing Praxis in New Zealand. 16(2):38-46.

[17] Jacobs S, Boddy JM (2008) The genesis of advanced nursing practice in New Zealand: policy, politics and education. Nursing Praxis in New Zealand. 24(1):11-23.

[18] Jollands E (1975) Clinical specialist trial. New Zealand Nursing Journal. (Oct):23-4.

[19] King A, Boyd M, Raphael D, Jull A (2018) The effect of a geontology nurse specialist for high needs older perolpe in the community on healtcare utilisation: a controlled before-after study. Biomed Central Geriatr. 18-22.

[20] Litchfeld M (2002) Nurse practitioner role limits the profession. Kai Tiaki Nursing New Zealand. (Nov):20-3.

[21] Minister of Health (2016) New Zealand health strategy future direction 2016. Ministry of Health, Wellington. p42.

[22] Ministry of Health [MOH] (1998) Report of the ministerial taskforce on nursing: releasing the potential of nursing. Ministry of Health, Wellington.

[23] Ministry of Health [MOH] (2002) Nurse practitioners in New Zealand. Ministry of Health, Wellington.

[24] Ministry of Health [MOH] (2016) Registered nurse prescribing. Ministry of Health, Wellington.

[25] Treaty of Waitangi [Internet]. Ministry of Justice. 2016 [cited 26/05/2018]. https://www.justice.govt.nz/about/learn-about-the-justice-system/how-the-justice-system-works/the-basis-for-all-law/treaty-of-waitangi/.

[26] Coleman J (2015) More opportunities for specialist nurses [press release]. Ministry of Health, Wellington.

[27] National Clinical Nurse Specialist Competency Task Force (2010) Clinical nurse specialist core competencies: executive summary 2006-2008. National Association of Clinical Nurse Specialists, Harrisburg.

[28] National Nursing Organisation [NNO] (2004) National framework for nursing professional development & recognition programmes & designated role titles. New Zealand Nursing Organisation.

[29] New Zealand Nurse Association (1976) Policy statement on nursing in New Zealand. New Zealand Nurses Association, Wellington.

[30] New Zealand Nursing Organisation [NZNO] (2007) District Health Boards/NZNO nursing and midwifery multi-employer collective agreement. New Zealand Nursing Organisation, Wellington.

[31] New Zealand Nursing Organisation [NZNO] (2011) Beyond 2020: a vision for nursing. New

Zealand Nursing Organisation, Wellington.

[32] New Zealand Nursing Organisation [NZNO] (2013) Nursing council wants community and specialist nurses to prescribe. Kai Tiaki Nursing New Zealand 19(2):5.

[33] New Zealand Nursing Organisation [NZNO] (2018) NZNO strategy for nursing 2018-2023. Advancing the health of the nation. Hei oranga motuhake m ō ng ā wh ā nau, hap ū , iwi. New Zealand Nursing Organisation, Wellington.

[34] New Zealand Nursing Organisation [NZNO], College of Nursing Aoteroa NZ (2012) Articulating the difference between PDRP level 4 RN roles and those advanced practice roles requiring not only nursing expertise but also positional authority. New Zealand Nursing Organisation, Wellington.

[35] New Zealand Parliment (2009) New Zealand health systems reforms. Wellington: Parliament Library.

[36] Nursing Council of New Zealand [NCNZ] (2001) Framework for post-registration nursing practice education. New Zealand Nursing Council, Wellington.

[37] Nursing Council of New Zealand [NCNZ] (2014) Nurse practitioner: changes coming into effect on 1 July 2014. New Zealand Nursing Council, Wellington.

[38] Nursing Council of New Zealand [NCNZ] (2015) The New Zealand nursing workforce: a profle of nurse practitioners, registered nurses and enrolled nurses 2014-2015. Wellington.

[39] Nursing Council of New Zealand [NCNZ] (2016) Competencies for registered nurses. New Zealand Nursing Council, Wellington.

[40] Nursing Council of New Zealand [NCNZ] (2017) Competencies for the nurse practitioner scope of practice. New Zealand Nursing Council, Wellington.

[41] Nursing Executives of New Zealand [NENZ] (2014) Position statement: advanced clinical practice roles. Nursing Executives New Zealand.

[42] District Health Boards/NZNO nursing and midwifery multi-employer collective agreement 2015-2017, NZNO (2015).

[43] PDRP Document Review Project Team (2017) National framework and evidential requirements: New Zealand nursing professional development & recognition programmes for registered and enrolled nurses. Nurse Executives New Zealand.

[44] Philips H, Wilkinson J (2015) Non-prescribing diabetes nurse specialist views of nurse prescribing in diabetes health. Nursing Praxis in New Zealand. 31(1):5-17.

[45] Roberts J (2009) The characteristics of the clinical nurse specialist role in new zealand [Dissertation]. Eastern Institute of Technology, Taradale.

[46] Roberts J, Floyd S Thompson S (2011) The clinical nurse specialist in New Zealand: how is the role defned. Nursing Praxis in New Zealand. 27(2):24-34.

[47] Ryall HT (2007) Better, sooner, more convenient: health discussion paper. Ministry of Health, Wellington.

[48] Samalia P, Garland D, Squirrell D (2016) Nurse specialists for the administration of anti-vascular endothelial growth factor intravitreal injections. NZ Med J 129(1438):32-38.

[49] Slight C, Marsden J, Raynel S (2009) The impact of a glaucoma nurse specialist role on glaucoma waiting lists. Nursing Praxis in New Zealand. 25(1):38-47.

[50] South Canterbury District Health Board (2017) South Canterbury district health board: a framework for the clinical nursing workforce. South Canterbury District Health Board, Southland.

[51] South Island Alliance (2018) Advanced nursing roles—differentiation and development. Work

Force Development Hub.

[52] Tazim Virani & Associates (2012) Strengthening the role of the clinical nurse specialist: background paper. Canadian Nurses Association, Ottawa.

[53] Unknown (2018) New Zealand: new laws empower nurses to utilise full scope—Editorial. Australian Nurs Midwifery J 25(8):44.

[54] Walton L (2006) Nurse practitioner prescribing. Health Policy Monitor.

附录 临床护理专家在全球范围内实践的挑战和机遇

Challenges and Opportunities for CNS Practice Globally

Janet S. Fulton　　Vincent W. Holly　**著**

摘 要

临床护理专家是一种高级护理实践角色。该角色拥有专业的知识、复杂问题的决策能力，以及在某一专业领域扩展实践的高级技能。本书描述了在 14 个选定国家内的临床护理专家角色和实践，并确定了临床护理专家的实践是如何被不同现实背景所影响的。临床护理专家的角色在一些国家已经确立，而在其他国家则处于不同的发展阶段。无论建立的程度如何，有证据表明，临床护理专家正在对人们的健康和福祉产生正面影响。书中探讨了临床护理专家实践、教育和管理的共同特征。共性领域包括角色定义、实践能力和对改善临床与财政结果的预期。而临床护理专家较大的差异则映射在国家的教育和监管结构。本书的特约作者从他们各自国家的角度出发，指出了临床护理专家角色持续发展和成功的机遇与挑战。最后一章总结和反思了来自北美洲、欧洲、亚洲、非洲和大洋洲等地理区域的各章作者提供的信息。

关键词

临床护理专家，高级实践护士，高级护理实践，高级实践注册护士，全球，国际

一、背景

在全球范围内，护理作为一种职业的发展遵循了不同的路径。地方性、区域性和国家性的政策、政治、规范和传统都对任何国家的护理工作开展起到了一定的影响。尽管如此，护理工作仍在不断响应一个共同的标准，即我们所服务的公众的健康和福祉。护理实践通过预防或减少疾病带来的伤害与风险，缓解痛苦的症状，促进身体和认知功能，并最大限度地提高生活质量，来保证对我们人类同胞的关怀和安慰。护理干预措施在科学基础上是普遍的，在应用上却是独特的。所有的护士，无论学历、职称或专业证书如何，都致力于完成同样的使命。

为了满足公众对更广泛、更高级和更复杂的护理干预的需要，护理专业正在创造高级水平的临床医生。高级实践护士的角色在一些国家已经确立，更多的国家正在发展中，而在其他国家则刚刚萌芽。高级实践护士拥有专业的知识、复杂问题的决策能力和更高级的技能，可以扩大实践范围。这是由护士获得执业资格的国家和环境背景所决定的（International Council of Nurses，2020）。高级实践护士是已完成护理课程的毕业生，持有作为全科注册护士执业法律或其他要求的证书。在全科执业范围的基础上，高级实践护士需要完成高级护理角色的课程并获得护理学研究生学位。在其无法取得护理研究生学位的情况下，过渡课程可以填补全科教育和高级实践教育标准之间的空白。全球范围内对高级护理实践角色的准备和认可程度有所不同。

普及度最高的高级护理实践角色是临床护理专家、执业护士和麻醉护士。在一些国家，助产士被认为是高级实践护士，但这取决于教育准备和实践范围。在一些国家和地区，包括澳大利亚、英国等，使用临床护理顾问的称号来指定与临床护理专家实践一致的实践角色（International Council of Nurses，2020；Bryant-Lukosius 和 Wong，2019）。

国际护士理事会对"专科护士"的定义是具有超过全科护士的水平，并被授权在具有高级专业知识的某一专业领域执业的护士（International Council of Nurses，2009）。这些专科护士有丰富的经验，完整的专业课程、模块和（或）在职培训。执业范围可能包括临床、教学、管理、研究和顾问能力。然而，虽然不是高级实践角色，但专科护士的角色被认为是成为临床护理专家角色的一个步骤（International Council of Nurses，2020）（附图 –1）。

　　高级护理实践角色的出现是护理专业履行社会职责，满足公众对护理服务需求的一个基本和重要举措。在推进发展高级角色的过程中，我们应该承认所有护士对我们所服务的人群的健康所做出的重要贡献，支持我们各个级别和不同角色的医疗同行，并为更多的护士寻求教育晋升的途径。

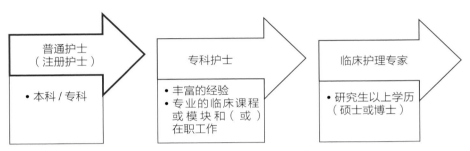

▲ 附图 –1　从全科护士到临床专科护士的进展（ICN，2020）

二、角色定义、实践能力、结果

　　临床护理专家是一个高级实践角色。其角色被定义为一个人的一系列预期功能，并以特定社会环境下的行为模式为特征（Fulton，2020）。护理工作有许多不同的功能角色，如高级实践护士的角色，以及教育者、管理者和信息学家的角色等。实践是应用特定角色的知识和技能来实现预期结果的行为。实践能力是一个人在该角色中用来实现预期结果的行动陈述。与其他高级角色一样，临床护理专家的角色是由临床护理专家特定的实践能力来指导的，这些能力描述了预期的实践行为。角色能力是由专业组织和其他对角色的功能和预期结果有深入了解的利益相关者开发的。高级实践护士角色的能力是通过研究生阶段正式的学术准备，包括知识的获得、技能的发展和在监督下的临床经验积累（Fulton，2020）。

　　临床护理专家的实践能力是按实践领域组织而成的。1998 年，美国全国临床护理专家协会采用严格的迭代式程序，提出并认可了临床护理专家在三个领域的实践，包括直接患者护理、高级护理实践和系统层面的改善以提升预后效果（Baldwin 等，2009；National Association of Clinical Nurse，2019）。广泛的文献综述结果支持了一个 3D 模型，该模型确定了临床护理专家实践的三个实质性领域，包括管理复杂和脆弱人群的护理、教育及支持护理和跨学科工作人员，以及促进医疗系统内的变革和创新（Lewandowski 和 Adamle，2009）。在芬兰，临床护理专家的实践分为四个领域，包括高级临床实践、实践发展、咨询和员工教育、组织领导和学术研究（见第 9 章）。加拿大护士协会将临床护理专家的实践能力分为四个领域，包括临床护理、系统领导、护理实践提升和研究评估（Canadian Nurses Association，2014）。英国的《高级护理定位声明》（*Position Statement on Advanced Level Nursing*）为所有高级实践角色确定了四个领域，包括直接临床护理、领导和合作实践、提高发展实践质量、自我提升及人才培养（UK Department of Health，2010）。除了美国的全国临床护理专家协会，其他专业组织均未制订与实践领域相对应的临床护理专家实践结果声明（National Association of Clinical Nurse Specialists，2019）。实践结果声明确立了期望，并为临床护理专家、其他服务提供者、雇主和公众提供一个基础以评估临床护理专家对健康预后的贡献，同时也确立临床护理专家在医疗保健中的作用价值。

三个国家拥有专业的临床护理专家组织，其中包括美国的全国临床护理专家协会、新西兰的临床护理专家组织、日本的注册护士专家协会。在其他许多国家，临床护理专家理事会是更宽泛的护理组织中的独立单位，或被归纳在致力于提升高级护理实践角色利益的单位中。国际护士理事会的执业护士 / 高级护理实践人脉网络就是一个例子。它便是在一个更广泛的组织国际护士理事会中专门为高级实践角色临床护理专家特别设立的单位。

附表 –1 是本书讨论的各国临床护理专家的描述、能力、教育和资格认证的总结。

三、教育标准

每个高级实践角色，包括临床护理专家，都应该有一套统一的为毕业生提供实现其角色胜任力的课程体系。通过正规的高等教育，临床护理专家学会分析、综合和应用护理知识、理论和研究证据，能够通过直接护理服务、间接的系统性改变、专科护理能力和护理专业技术的提升来改善患者的预后。理想情况下，研究生课程侧重督导临床实践，旨在实现临床护理专家初级胜任力所需的知识和技能。

在全球范围内，临床护理专家教育是受一个国家（或地区）的护理教育结构影响的。土耳其也有结构化教育途径。"护理专家"在土耳其被指定用于临床护理专家这一实践角色。土耳其的专科护士必须取得硕士学位，学位课程要求包括特定课程、专业课程研究、临床实践课时。培养目标为提供直接照护、协助其他护士专业发展，并能够与其专业技能相关的同行、机构和组织进行学术交流（见第 14 章）。

在加拿大、芬兰和美国，临床护理专家要求硕士或博士的研究生学位。培养重点在患者护理，护理实践和系统 / 领导力领域。在澳大利亚、新西兰和英国，由于研究生教育机会有限，主要通过多种多样的通科教育配置资源培养临床护理专家。例如，在澳大利亚，研究生资质可以是研究生证书（基于医院）或研究生学历（硕士或博士学位）。在加拿大，研究生教育和临床护理专家角色已经存在多年，但仍然没有特定的临床护理专家教育计划（见第 6 章）。

在尼日利亚，临床护理专家角色正在逐渐兴起，其培养主要通过医院内的护理项目实现。如果要申请研究生学位，护士必须首先完成 5 年的学士学位课程。由于高级临床实践的机会有限，大多数拥有研究生学历的护士都在学术界工作。专科实践由全科人员提供，这一举措被称为任务转移。任务转移指为有经验的护士提供专业课程和（或）培训，提供更多获得专科护理的机会，用以帮助改善选定人群的健康结果。获得性免疫缺陷综合征人群的任务转移是尼日利亚专科护士满足高度护理需求的典型案例。总之，将任务转移到专科护士是护理从全科护士到高级实践护士的体现（见第 16 章）。

一些国家正在努力实施护理学术教育项目。例如，德国直到 2004 年才设立护理学士学位。虽然德国大多数高级实践护士的执业角色与临床护理专家相当，但高级护理实践的研究生课程并未标准化，课程内容和深度各不相同。由于缺乏具有高级临床实践工作经验的教师，德国进一步扩大高级实践教育的发展受到了阻碍（见第 11 章）。

鉴于护士教育体系的多样性，临床护理专家教育的标准需要广泛和灵

附表 –1 　有代表性的国家和地区的临床护理专家定义、能力要求、教育水平和资质概述

有临床护理专家执业注册的国家和地区		
国　　家	定　　义	胜任力要求
澳大利亚	临床护理专家并不存在于所有的州和地区，也有其他高级角色提供相似类型和级别的"专家"护理，包括临床护理顾问	• 没有国家法定定义的胜任力要求 • 临床护理专家的范围和实践通常包括专科的直接临床护理、患者和家庭教育，通过研究和政策评估发展循证实践和宣传
加拿大	临床护理专家是拥有护理学研究生学历，在临床专科领域拥有更高水平的专业知识的注册护士（Canadian Nurses Association）	• 临床护理专家的胜任力（共 64 项能力）分为四类：临床护理、系统领导、推动护理实践、评估和研究
芬兰	临床护理专家被定义为经验丰富的硕士或博士准备注册护士，其执业的中心重点是高级临床护理	• 胜任力涵盖患者、护理、组织和学术领域。正在进行临床护理专家的实践胜任力描述的开发
法国	临床护理专家（在法语中，该术语在法语中被翻译为"infirmière spécialiste clinique"，意思是"临床护理专家"）。在护理团队中强调了这一职能的变革力量，为改变护理组织与护士的实践	• 评估患者的健康状况，作为确定患者病症的医疗咨询的依据 • 根据对患者健康状况的整体评估，制订和实施患者的护理计划 • 设计、实施、预防和治疗性教育行动 • 与所有利益相关者合作，组织患者护理和健康途径 • 通过行使临床领导力，实施开展评估和改进专业实践的行动 • 研究、分析，产生专业和科学的数据

教育水平	资质认定	备　注
因各州和地区而异	临床护理专家和临床护理顾问的角色均不受澳大利亚护理和助产理事会的监管。政府护理职位的级别和范围在各自的行业文件和协议中有相关规定。每个州或地区的工作范围和基本标准都与职位要求相一致。临床护理专家的工作描述展示了共同的范围和实践责任	在澳大利亚，研究生资格可以是研究生证书（基于医院）或研究生文凭、硕士或博士学位
护理学硕士学位；没有专门针对临床护理专家角色和胜任力的研究生课程	监管发生在省/地区一级，由护理学院或协会管理。产权保护并不一致	缺乏特定的临床护理专家计划导致有需要领域的临床护理专家出现短缺。特别是在高级领域，缺乏有限的专业认证选择
护理学硕士或博士学位。硕士水平的教育使护士为高级临床护理角色和实践做好准备。没有针对高级实践的国家课程。博士教育不是以临床为重点，而是为更好地实现临床护理专家的角色中的学术方面做好准备	高级护士提供者没有立法或监管机制或受保护的头衔	临床护理专家的角色开发和实施性研究正在迅速扩大
模块化课程，历时几年，由在职护士完成相关工作，这有利于内容的整合	最终认证由国际性的同行评审团组织完成	高级执业护士在以下四个干预领域之一获得认证： • 预防及稳定慢性病和初级保健中的常见症状 • 肿瘤学和血液肿瘤学 • 慢性肾病、透析、肾移植 • 精神病学－心理健康

有临床护理专家执业注册的国家和地区		
国　家	定　义	胜任力要求
爱尔兰	临床护理专家被定义为临床实践中的护士专家，在爱尔兰国家资格认证机构框架中接受了与其专业实践领域相关、被正式认可、已达到 8 级或以上注册后文凭	基于角色的核心概念，临床护理专家的核心胜任力是所有在专科水平上执业的人所共有的。核心概念是：以客户为中心，患者 / 客户主导，教育和培训、审计和研究，以及咨询的能力。具体胜任力是指那些被确定为具体的实践角色和环境的能力
日本	临床护理专家是为有复杂护理问题的个人、家庭和团体提供高效、高水平的护理（Japanese Nursing Association）	胜任力是通过教育计划和监督临床的经验获得的；但没有适用于所有专科的护理专家的标准核心胜任力
新西兰	高级护理实践包括临床护理专家和执业护士的角色。高级护理实践的范围以在护理扩展边界边缘的自主实践而不同。它牢固地植根于独特的护理知识体系。在高级护理实践中，护士利用科学理论、借鉴护理等学科及当前的研究，为所选择的护理行动提供合理性（New Zealand Nursing Organization）	临床护理专家在直接护理方面提供专业护理和专业知识，并支持其他工作人员管理特定患者 / 特殊实践领域。临床护理专家研究、评估、制订和实施专业实践领域的护理实践标准。临床护理专家领导特定实践领域路径、协议和指南 的 开 发（New Zealand Nursing Organization，Multi-Employer Collective Agreement）
土耳其	使用"专科护士"这一名称。专家（专科）护士专门从事与其专业相关的研究生教育，其文凭已在各部委注册。完成研究生教育的护士被称为护理专家	护士专家的胜任力包括：直接临床护理、护士关于临床护理的咨询、支持护理专业发展、患者教育及个人、机构和组织有关专业知识和伦理问题的顾问

教育水平	资质认定	备　注
自 2010 年以来的教育框架包括学历和专业经验。临床护理专家必须有注册后 5 年的经验，2 年的专业领域实践，以及具有与专业领域相关的爱尔兰国家资格认证机构的 8 级以上注册后文凭	要成为临床护理专家，需要满足在爱尔兰国家资格认证机构框架下为设立临床护理专家的职位要求。临床护理专家的审判责任由护理和助产服务管理的卫生服务执行办公室负责	临床护理专家的执业范围已经扩大，包括解释和应用高级的护理理论和研究，更高层次的决策和执业自主权，这与他们的教育水平和临床经验相一致
临床护理专家均已攻读硕士学位；日本高校护理课程协会认证了培养未来临床护理专家的学生教育课程	临床护理专家没有单独的许可或监管认可。日本护理协会认证个人临床护理专家	美国临床护理专家是日本临床护理专家发展的典范（Japanese Association of Certified Nurse Specialists，http://jpncns.org/）
推荐研究生教育。雇主可能会要求特定的教育水平／凭证	临床护理专家没有正式的认证机制；在注册护士执业范围内进行监管	1998 年，卫生部承认临床护理专家是医疗团队的重要成员，并建议护理委员会认可这一角色。目前临床护理专家始终遵循 2006 年的多方就业集体协议（Clinical Nurse Specialist Organization of New Zealand，https://www.cnssnz.org/）
专科护理教育由拥有学士学位后的护理硕士或博士学位提供	护理专家是土耳其官方认可的头衔	专科教育由大学研究生课程提供；认证课程是可用的，但不是学术课程，持续时间、内容和充分性各不相同

有临床护理专家执业注册的国家和地区		
国 家	**定 义**	**胜任力要求**
英国	英国目前没有对临床护理专家角色的具体定义。苏格兰是唯一一个正式确定临床护理专家角色的英国地区，该角色被定义为"获得额外知识、技能和经验，同时拥有专业和（或）学术认证的注册后资格的注册护理专业人员（如果可用）"。他们以高级水平进行执业，并且可能对护理事件或特定的客户/群体负责任（Information Services Division,Scottish Government）	国家就临床护理专家的角色胜任力没有达成一致。许多专业已经发展出以专业为中心的胜任力。基于工作角色的现有能力，如个案管理、咨询专家、以程序为重点的专家、临床教育、医师扩展人员（在监督下工作）、临床护理协调员
美国	作为高级实践护士的临床护理专家，负责诊断、治疗并为患者提供的延续性管理；为照顾患者的护士提供专业知识和支持；帮助推动整个行业的实践变革；确保使用最佳实践和循证护理来实现最佳的患者治疗效果（American Nurses Association）	临床护理专家的核心胜任力由全国临床护理专家协会定义
新兴起临床护理专家的国家和地区		
中国	虽然临床护理专家的头衔在中国已被引入为高级实践角色，但目前专科护士更为普遍	临床护理专家目前没有一致的核心胜任力。专科护士胜任力包括专科实践技能、临床教学技能、临床研究能力，以及组织、管理和协作的能力
德国	高级实践护士的角色没有得到很好的确立或描述。大多数高级实践护士角色与3个领域的临床护理专家相当，指导患者护理、护理与护理人员及组织	职位描述中确定的胜任力包括指导和培养、咨询、循证实践、领导力、协作、伦理决策
尼日利亚	经过挑选的护士群体扩大了专业领域的实践，这些领域对于解决人口中占主导地位的健康问题至关重要	由于缺乏正式的高级临床角色，大多数受过研究生学历教育的护士受雇于学术界
沙特阿拉伯	没有正式的定义；通俗易懂的定义是获得硕士学位的护士，比注册护士工作级别更高，责任更大	没有国家达成一致的胜任力，目前使用英国护士顾问的四个领域：专家临床实践、领导力、研究和教育

教育水平	资质认定	备　注
建议拥有硕士学位	没有监管或法律认证。临床护理专家职称不受保护	缺乏监管造成患者安全的风险；然而，没有什么可以妨碍临床护理专家的实践发展和满足患者对高级护理需求的创新方法
需要研究生教育（硕士或博士学位）。课程必须包含临床护理专家核心胜任力，并为作为临床护理专家的毕业生实践做好准备	临床护理专家在州一级受到监管。多个护理机构提供作为临床护理专家的专业认证	临床护理专家被认为是四个高级实践护士角色之一，其他角色是执业护士、助产士和麻醉护士（National Association of Clinical Nurse Specialists，www.nacns.org）
专科护士接受在职培训。临床护理专家的硕士学位于 2010 年被提出	专科护士目前没有国家级准入标准。专业证书可由国家或省级政府或护理学会颁发	以大学为基础的学术护理课程逐渐出现。目前不到 20% 的护士获得护理学位
建议进行基础培训以外的教育。然而，现有的项目很少。高级实践护士没有标准化的课程	产权保护不可用；高级实践护士用于区分高级护理角色和其他非学术型的护士；但是，高级实践护士角色之间没有区别	以大学为基础的学术型护理课程出现缓慢。学术课程于 20 世纪 90 年代首次设立
护理专业实践的三种途径：医院文凭、"任务转移"专业培训和大学学位（以专业为重点的硕士）	所有护理项目的毕业生是要经过尼日利亚护理和助理委员会专业的注册和许可	正在开展大规模和高级的护理实践，以解决人口健康问题；需要符合教育和资格认证的正式标准
该国教育机会有限。沙特护士被支持出国接受高等教育。目前在沙特阿拉伯执业的临床护理专家和其他高级实践护士在美国、英国和澳大利亚接受教育	沙特卫生专业委员会登记在沙特阿拉伯执业的护士；不规范护理实践或保护护理职称。没有临床护理专家或其他高级实践护士的官方认证	临床护理专家是对在特定人群中工作的临床护士的职位描述，其问责制高于普通护士

活，但是也有共同的要素。第一，临床护理专家的教育应该是通识教育之后的教育，并在授予学位的大学或学校获得。获得硕士或博士学位的研究生应该被优先考虑（ICN，2020）。第二，教育计划应使毕业生达到高级实践的水平，包括理论和科学的护理内容、相关学科的科学知识、应用知识指导临床实践、实现临床护理专家的实践能力。第三，临床护理专家的教育必须包含专业重点。例如，在日本，日本高校护理专业协会对临床护理专家的硕士教育项目进行了认证，并承认了 13 个专科：肿瘤学、精神心理健康、社区健康、老年医学、儿童健康、女性健康、慢性病护理、重症护理、感染控制、家庭健康、家庭护理、遗传学和灾难护理（见第 12 章）。临床护理专家的专业选择应该反映社区的需求，让大学来开发专业课程，以满足社区对高级护理服务的需求。例如，当一个地区或管辖区的母婴死亡率不断上升时，应更加重视培养母婴护理方面的临床护理专家，让其在这一方面较差的社区中工作。第四，毕业生应准备在与临床护理工作、推进护理实践和系统领导有关的领域进行实践（NACNS，2019；Canadian Nurses Association，2014）。第五，每个课程都应包括评估和研究方法的知识和应用。毕业生应展示驾驭其实践结果并分析、综合和呈现数据的能力，以证明他们对患者的临床护理和医疗保健系统的价值（Fulton 等，2015；Bryant-Lukosius 和 Kiekoetter，2020）。

四、资格认证和实践范围

证书是一种用于支持个人权威、地位和（或）特权的证据形式。护理证书可以包括学位、专业证书、专业技能培训（如心肺复苏）、某些类型的继续教育等。政府机构和私人组织可能会要求护士持有特定的证书以获得执照或以其他方式获得政府或私人机构的认可。由于高级实践护士（包括临床护理专家）的执业范围超出了普通的护理实践，因此需要额外的证书来证明在扩大范围内执业的权限。在一个专业领域培养临床护理专家的项目中，研究生学历是基础证书。

护理组织提供的专业证书是在某一专业实践领域内获得能力的证明。专业护理组织代表了特定领域的专业知识，因此是验证能力的权威机构。例如，肿瘤护理协会通过其认证机构和肿瘤护理认证公司，为癌症护理专业领域的护士提供多种不同的认证。每项考试都有教育和经验资格要求（Oncology Nursing Certification Corporation，n.d）。从批准的临床护理专家项目毕业后，可立即从美国护士协会和美国护士资格认证中心获得认证（American Nurses Credentialing Center：Certifications，n.d.）。日本护理协会认证的考生在获得研究生学位 6 个月后才有资格参加临床护理专家的考试（见第 12 章）。

获得执业所需的证书、颁发证书的机构、获得证书的程序因国家和司法管辖区而异。在美国，许多司法管辖区都要求有专业认证才能获得法律认可，并在更高的水平上执业（见第 5 章）。虽然需要法律认可才能执业，但由护理组织颁发的专业认证，涉及专业认证委员会的考试，与法律许可不同。

认证考试费用高昂，并且并非所有专业都能参加。临床护理专家应该尽可能地获得专业认证，但由于缺乏普遍的认证途径和专业选择有限，要求专业认证以获得法律承认或认可作为临床护理专家执业，目前是不切实际或不可能作为全球标准的。

在全球范围内，政府对高级实践的认可机制并没有得到好的发展，在法律上认可普通护士和高级护士的程序有很大差异。例如，沙特阿拉伯不规范护理实践，也不保护护士头衔（见第 15 章）。在澳大利亚，唯一受监管的高级实践角色是执业护士；临床护理专家和助产士角色不受监管（见第 17 章）。在英国，对临床护理专家没有具体的认证要求，也没有监管准则。实践的范围和教育水平各不相同，实践中的角色也不一定是高级护理（见第 7 章）。在土耳其，专科护士由卫生部注册，该部承认在批准的专科领域接受过通识教育的护士（见第 14 章）。在日本，日本护士协会在已批准的专业领域对个人临床护理专家进行认证，而日本大学护理专业协会则对培养临床护理专家的教育项目（已被公认的专业领域）进行认证。日本法律不要求作为专家的认证，也没有单独的临床护理专家执照（见第 12 章）。在美国，普通护士是由州政府颁发执照的。目前，美国正在努力为包括临床护理专家在内的高级实践护士提供类似的许可。虽然美国已经提出了颁发高级实践护士执照的国家标准，但尚未在所有 50 个州实施，而且一些州已经修改了拟议的标准（见第 5 章）。

执照是对在指定范围内进行自主执业的法律认可。全科护士的执照包括一个自主的执业范围。高级实践护士执照，包括临床护理专家，授予扩大执业范围的权利。在许多国家，授予高级实践资格不是一个优先事项。然而，随着各个国家在教育机会和高级实践能力的建设方面的进步，应该包括对高级实践护士（包括临床护理专家）的法律认可机制。

在缺乏国家认可的法定执业范围的情况下，雇主决定临床护理专家的绩效预期。专业能力应用来构建基于雇主的工作描述。鉴于临床护理专家的实践在全球范围内缺乏法律认可，以及实现法律认可的困难，迫切需要专业护理组织去制订临床护理专家的能力，以指导临床护理专家的实践并建立对临床护理专家工作绩效的期望。

五、研究与评价

迫切需要对临床护理专家的角色和实践进行研究。全国临床护理专家协会制订的临床护理专家能力已经得到验证，相应的实践结果声明也已得到验证（National Association of Clinical Nurse Specialists，2019；Fulton 等，2015），但还需要国际倡议来制订和验证临床护理专家的实践能力和结果声明。明确定义的能力和结果将为准备从事临床护理专家实践的课程提供信息，并为衡量、监测、评估和传播临床护理专家的成果提供一个框架。

需要理论模型和框架来支持研究，明确识别实践的领域，并展示实践能力和临床结果之间的联系。现有的许多涉及临床护理专家的实践和结果的研究缺乏理论基础，而且在最初、有限参与的研究之外，很少有完善的研究得到开展。

作为临床专家，临床护理专家的工作流程往往是无形的，因为专家工作在做得好的情况下很大程度上是无形的。临床护理专家的工作已被确定为衔接工作（Fulton 等，2019）。衔接工作涉及对人、技术和组织等社会各方之间的交叉点的巧妙管理。衔接工作是看不见的，因此不被承认或是被低估。临床护理专家有责任进行研究，以帮助识别和理解临床护理专家细微的专业工作，以及对个人、护理实践和医疗保健系统的贡献。

除了研究之外，还需要评估措施和方法。本书中的各章均展示了临床护理专家实践的例子。这些例子充分展示了临床护理专家对临床和财政成果的贡献，然而目前没有关于衡量、监测、评估或传播临床护理专家工作成果的描述，需要数字计数和分类描述等简单测量来证明临床护理专家的实践和相关结果。将数据与能力和结果声明结合起来以验证临床护理专家的专业范围，以及对患者、雇主和公众的重要作用。

临床护理专家在研究和评估其实践方面的一个挑战是缺乏对全科护理实践的明确阐述。临床护理专家尽管可以进行范围更广的实践，但主要仍然是在传统护理的框架内进行护理实践，当这种实践不包括由医生进行的诊断和程序时，使得在实践中解释高级护理实践就变得更加具有挑战性，也更有理由让临床护理专家来衡量、评估和传播实践结果。

国际护士理事会支持国际护理实践分类（International Classification for Nursing Practice，ICNP）倡议的工作，期望提供可用于记录世界各地护士的临床观察和干预的术语（国际护士理事会增加了新内容并更新了 2020 年国际护理实践分类）。国际护理实践分类还提供了一个框架，用于分享有关护理的数据和比较不同环境下的护理实践。临床护理专家需要联系国际护理实践分类以寻求帮助，并制订描述临床护理专家实践的术语和框架。

六、组织支持与倡导

包括临床护理专家在内的高级实践护士的国家和国际网络，将有助于促进临床护理专家的作用在更广泛的全球实施。定义、能力、结果声明、教育 / 课程和资格认证的国家和国际标准，将有助于建立一个支持性的框架，以推进临床护理专家的作用和实践。国际护士理事会及其执业护士 / 高级实践护士网络是推动全球临床护理专家实践的重要资源。该网络的目标是通过以下方式成为从事执业护士或高级实践护士角色的护士和其他感兴趣的人（如政策制定者、教育者、监管者、卫生健康规划者）的国际资源。

1. 提供广泛的有关实践、教育、角色发展、研究、政策和监管发展、适当活动的相关且及时的信息。

2. 提供一个分享和交流专业知识和经验的论坛。

3. 支持护士和国家引入或发展执业护士和高级实践护士的作用和做法。

4. 获取与该领域有关的国际资源（ICN，n.d.）。

除了国际网络外，高级实践角色的代表国家 / 组织也提供了领导和倡议。拥有少量高级实践护士的国家和正在发展这一角色的国家可以与其他国家合作，在其社会和政治背景下推进临床护理专家和其他高级角色的选择。无论其角色如何，高级实践护士联盟提供了更多的成员、共享的资源，以及作为高级实践的共同身份。

每个高级护理实践角色都是护理工作中独一无二的职能角色。任何在角色之间制造竞争的结果都会削弱每个角色的贡献。当在与更大的高级护理实践网络合作的同时，必须保留临床护理专家的角色。因为面对多重全球健康的挑战，需要多种高级角色。

在一些国家，包括加拿大、日本、新西兰和美国，都有支持临床护理专家的国家组织。这些组织建立了标准、指南和施实方针，以推进临床护理专家的作用。此外，这些组织还代表临床护理专家的实践利益并影响国家的政策决定。在没有专业临床护理专家组织，但拥有大量临床护理专家群体的国家，临床护理专家应该组建一个专业的护理组织，并制订目标和策略来促进临床护理专家角色的提升，并认识到临床护理专家实践的独特贡献。

临床护理专家必须通过在医疗保健组织、专业护理协会和政府的决策论坛上具有政治悟性、知名度和影响力，在护理专业和公共政策领域继续保持强有力的领导和倡导作用。这需要开展更多的工作使临床护理专家参与到影响临床护理专家实践的立法宣传工作中。在影响健康和医疗服务系统的机构与组织（包括公共和私人）的管理层中需要临床护理专家的领导。临床护理专家可以通过与护理组织的合作，加强他们的声音，形成一个统一的响应。

七、结语

未来有望实现高级实践护理和临床护理专家的作用。50多年前，护理专业创建临床护理专家角色的动力是为了满足护理方面对临床护理专家的需求。临床护理专家为复杂和病重的患者提供专业的临床护理，并在专科护理方面发挥领导作用。临床护理专家通过教学、指导和教育护士，设计和评估护理计划，以及支持护士和护理人员的专业发展，从而促进护理工作和专业的发展。此外，临床护理专家在系统内工作，改变护理服务的方式，制订护理计划，提高质量，并消除最佳实践的障碍。本书中的范例展示了临床护理专家对公众健康和福祉的重要贡献。无论在哪里进行护理实践，无论在哪个国家或社区，都需要推动护理专业的发展，以改善健康状况。作为高级实践护士，无论在哪里，无论以什么样的方式，临床护理专家负责领导护士并推动护理实践。临床护理专家是真正意义上的为全球健康做贡献的角色。

参考文献

[1] American Nurses Credentialing Center: Certifcations (n.d.). https://www.nursingworld.org/ourcertifcations/. Accessed 13 Aug 2020.

[2] Baldwin KL, Clark AP, Fulton JS, Mayo A (2009) National validation of the NACNS clinical nurse specialist core competencies. J Nurs Scholarsh 41:193-201. https://doi.org/10.1111/j.1547-5069.2009.01271.x.

[3] Bryant-Lukosius D, Kiekoetter S (2020) Nurse-sensitive outcomes. In: Fulton JS, Goudreau KA, Swartzell KL (eds) Foundations of clinical nurse specialist practice. Springer Publishing Company, New York, pp 45-69.

[4] Bryant-Lukosius D, Wong FKY (2019) International development of advanced practice nursing. In: Tracy MF, O'Grady ET (eds) Advanced practice nursing: an integrative approach. Elsevier, St. Louis, MO, pp 129-141.

[5] Pan-Canadian core competencies for the clinical nurse specialist. Canadian Nurses Association. 2014. https://cna-aiic.ca/~/media/cna/fles/en/clinical_nurse_specialists_convention_handout_e.pdf. Accessed 13 Aug 2020.

[6] Fulton JS (2020) Evolution of the clinical nurse specialist role and practice in the United States. In: Fulton JS, Goudreau KA, Swartzell KL (eds) Foundations of clinical nurse specialist practice. Springer Publishing Company, New York, pp 1-19.

[7] Fulton JS, Mayo A, Walker J, Urden L (2015) Core practice outcomes for clinical nurse specialists: a revalidation study. J Prof Nurs 32:271-282. https://doi.org/10.1016/j.profnurs.2015.11.004.

[8] Fulton JS, Mayo A, Walker J, Urden LD (2019) Description of work processes used by clinical nurse specialists to improve patient outcomes. Nurs Outlook 67(5):511-522.

[9] ICN nurse practitioner/advanced practice nurse network. Aims and objectives. (n.d.). http://icnapnetwork.org/. Accessed 13 Aug 2020.

[10] International Council of Nurses (2009) Framework of competencies for the nurse specialist. https://siga-fsia.ch/fles/user_upload/08_ICN_Framework_for_the_nurse_specialist.pdf. Accessed 13 Aug 2020.

[11] International Council of Nurses (2020) Guidelines on advanced practice nursing. https://www.icn.ch/system/fles/documents/2020-04/ICN_APN%20Report_EN_WEB.pdf. Accessed 6 Aug 2020.

[12] International Council of Nurses adds new content and updates the International Classifcation for Nursing Practice (ICNP) (2020). https://www.icn.ch/news/international-council-nurses-addsnew-content-and-updates-international-classifcation-nursing. Accessed 13 Aug 2020.

[13] Lewandowski W, Adamle K (2009) Substantive areas of clinical nurse specialist practice: a comprehensive review of the literature. Clin Nurse Spec 23:73-90.

[14] National Association of Clinical Nurse Specialists (2019) Statement on clinical nurse

specialist practice and education, 3rd edn. Reston, VA: National Association of Clinical Nurse Specialists: Author 41(2), 193-201.

[15] Oncology Nursing Certifcation Corporation (n.d.). https://www.oncc.org/. Accessed 13 Aug 2020.

[16] Advanced level nursing: a position statement. UK Department of Health. 2010. https://assets. publishing.service.gov.uk/government/uploads/system/uploads/attachment_data/fle/215935/ dh_121738.pdf. Accessed 13 Aug 2020.

读书笔记

读书笔记